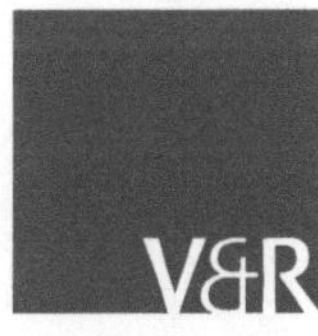
V&R

Ingeborg Volger

Tiefenpsychologische Paartherapie und -beratung

Ein Leitfaden für die Praxis

Vandenhoeck & Ruprecht

Bibliografische Information der Deutschen Nationalbibliothek:
Die Deutsche Nationalbibliothek verzeichnet diese Publikation in der Deutschen Nationalbibliografie; detaillierte bibliografische Daten sind im Internet über https://dnb.de abrufbar.

Umschlagabbildung: Gabriele Lennarz, Dämmerung

Satz: SchwabScantechnik, Göttingen
Druck und Bindung: ⊕ Hubert & Co. BuchPartner, Göttingen
Printed in the EU

Vandenhoeck & Ruprecht Verlage | www.vandenhoeck-ruprecht-verlage.com

ISBN 978-3-525-45029-1

Inhalt

Einführung

Partnerschaften und Ehen sind heute mit hohen Anforderungen konfrontiert, da die Partner und Partnerinnen in sie große Erwartungen und Sehnsüchte setzen. Partnerschaften waren über lange Zeit Versorgungsgemeinschaften, die die ökonomische und gesellschaftliche Situation der Familie absichern sollten. Dies bedingte über Jahrhunderte hinweg eine eklatante Asymmetrie zwischen den Geschlechtern, indem die Frauen in der Regel in ökonomischer und rechtlicher Abhängigkeit von ihrem Mann lebten. Mit der zunehmenden Auflösung von Orientierung gebenden Institutionen und Werten und der Zunahme von Wahlmöglichkeiten veränderte sich auch im Zusammenhang mit der fortschreitenden ökonomischen Eigenständigkeit der Frauen die geschlechtsspezifische Machtdynamik. Partnerschaften müssen nicht mehr aus ökonomischen Gründen aufrechterhalten werden, die Verfolgung des persönlichen Glücks wird denkbar. So wird das Beziehungsleben mit Sehnsüchten besetzt, die von realen Partnern kaum einzulösen sind. Nicht nur das seit der Romantik etablierte Bild von Partnerschaft, das Gefühle in den Mittelpunkt der Beziehung rückte, wurde bedeutsam, der Partner soll nun auch zahlreichen anderen Anforderungen genügen. So werden weitreichende Hoffnungen mobilisiert, gemeinsam mit der geliebten Person die eigenen Lebensziele und Ideale verwirklichen zu können, vom Partner die Liebe und Anerkennung zu erhalten, die bisher schmerzlich vermisst wurde, und die Suche nach der eigenen Identität zu befördern. Zumeist wird diese Idealisierung von Partnerschaft nicht als Ausdruck und Projektion innerer Themen gesehen, sondern als reale Lebensmöglichkeit. Umso ernüchternder sind die Enttäuschungen, wenn auf die große Sehnsucht das Scheitern folgt.

Unter psychoanalytischer Perspektive ist die meist unbewusste Hoffnung, mit einem Partner biografisch bedingte alte Verletzungen zu heilen und gemeinsam eine neue Paaridentität zu entwickeln, ein »normales« und progressives Motiv der Partnerwahl. Damit einhergeht allerdings auch die ebenfalls unbewusste Wiederholung alter Beziehungsthemen, die nun die Partnerschaft mit kaum lösbaren Konflikten beschweren. In diesem Spannungsfeld zwischen der Hoffnung auf die Lösung alter Konflikte und deren gleichzeitiger Reinszenierung in der Paarbeziehung leben Paare oft in großer Konflikthaftigkeit, Enttäuschung und Entfremdung miteinander. Viele von ihnen suchen dann Unterstützung und Hilfe bei der Klärung ihrer Probleme in einer Paartherapie oder -beratung. Innerhalb derartiger Prozesse wird den Beteiligten oft sehr schmerzhaft bewusst, dass sie den Partner oder die Partnerin vorwiegend aus ihrer persönlichen inneren Sicht und Bedürfnislage wahrgenommen haben und weniger als eigenständige Person. Damit werden Differenzen offenkundig, die bisher auf vielfältige Weise ignoriert oder bekämpft wurden, nun aber integriert werden müssen, um eine neue Paardefinition entwickeln zu können. Dies ist ein anspruchsvoller, oft auch schmerzhafter Weg für das Paar, der eine Kenntnis der eigenen inneren Welt ebenso voraussetzt wie die des Partners und auf dem darüber hinaus eine Sprache gefunden werden muss, um darüber zu kommunizieren.

Tiefenpsychologische Paartherapie und -beratung unterstützt Paare in diesem Verstehens- und Entwicklungsprozess. Vor dem Hintergrund eines differenzierten diagnostischen Modells werden mit dem Paar die Besonderheiten seiner Paardynamik erarbeitet und ein Verständnis für deren individuelle Erscheinungsform entwickelt. Damit zielt tiefenpsychologische Beratung darauf ab, dem Paar einen Zugang zu inneren Themen und Prozessen zu ermöglichen, die selbst tiefe Beziehungskrisen als nachvollziehbare Entwicklungen verständlich machen. Auf der Basis dieser Erfahrung von Sinnhaftigkeit werden dann gemeinsam Veränderungsmöglichkeiten ausgelotet und der mühsame Prozess der Aufgabe alter Positionen und Verhaltensweisen angeregt und begleitet.

Vonseiten des Therapeuten oder der Beraterin erfordert die tiefenpsychologische Arbeit mit Paaren ein profundes Wissen über paardynamische Prozesse und deren psychodynamische Hintergründe. Sie beinhaltet zugleich eine besondere methodische Kompetenz, da die Arbeit in einem triadischen Setting sehr anspruchsvoll ist. Therapeutinnen und Berater müssen in der Lage sein, sich gleichzeitig in die innere Welt zweier unterschiedlicher Menschen hineinzuversetzen, ohne dabei ihre Allparteilichkeit aufzugeben. Zugleich müssen sie bereit sein, sich von den unterschiedlichen Beziehungsangeboten der Partner berühren zu lassen, um die in Szene gesetzten Beziehungsthemen als gemeinsame Themen des Paares verstehen zu können. Und schließlich bedarf es vieler therapeutischer Fertigkeiten, um die Empathie- und Sprachfähigkeit der Partner so weitgehend zu verbessern, dass es ihnen gelingt, die erlebte Unterschiedlichkeit immer wieder kommunikativ zu überwinden.

Das vorliegende Buch gibt allen Paartherapeutinnen und -beratern einen theoretischen und praxisorientierten Leitfaden an die Hand, wie der Prozess tiefenpsychologischer Paartherapie und -beratung gestaltet werden kann.

In den Kapiteln eins und zwei findet sich ein Überblick über unterschiedliche tiefenpsychologische Konzeptualisierungen von Paardynamik und Kommunikation innerhalb von Paarbeziehungen.

In Kapitel drei wird das tiefenpsychologische Therapie- und Beratungskonzept ausführlich dargestellt und seine Anwendung mit vielen konkretisierenden Beispielen veranschaulicht.

In Kapitel vier werden am Beispiel einer Falldarstellung die verschiedenen Phasen des beraterisch-therapeutischen Prozesses mit ihren jeweils spezifischen Zielen und Anforderungen mithilfe ausführlicher Stundenprotokolle dargestellt.

In Kapitel fünf und sechs werden, ebenfalls mit differenziertem Fallmaterial, die für die tiefenpsychologische Arbeit mit Paaren zentralen Konzepte von Übertragung, Abwehr und Widerstand veranschaulicht.

Das letzte Kapitel widmet sich der Bedeutung der Persönlichkeit des Therapeuten bzw. der Beraterin. Hier sind zu wesentlichen, Therapie und Beratung beeinflussenden Aspekten nicht nur theoretische Ausführungen zu finden, sondern auch gezielte Fragestellungen für die persönliche Selbstexploration.

Die Kapitel sind so aufgebaut, dass sie ein Thema jeweils abschließend behandeln. Da die dargestellten Themen auf grundlegenden Prämissen der psychoanalytischen Theorie beruhen, kann es dabei zu Überschneidungen mit anderen Kapiteln kommen. An verschiedenen Stellen beziehe ich mich auf Ausführungen, die bereits in anderen Veröffentlichungen entwickelt wurden, etwa Volger (1999, 2002, 2021) sowie Volger und Merbach (2010).

Wie aus dem Titel des Buches ersichtlich ist, unterscheidet das hier vorgestellte Konzept nicht zwischen tiefenpsychologischer Paartherapie und -beratung. Im Gegensatz zur Arbeit mit Einzelnen ist eine inhaltliche Unterscheidung der beiden Formate bei der Arbeit mit Paaren nicht möglich. Abgrenzungskriterien zwischen tiefenpsychologischer Einzelberatung und tiefenpsychologischer Kurzzeittherapie beziehen sich in erster Linie auf die Frage, inwieweit das Gesundheitssystem für die Behandlung einer Störung aufzukommen hat. Daraus ergeben sich verschiedene Implikationen, wie beispielsweise die Erstellung von Diagnosen durch den Therapeuten und ein hoher Professionalisierungsgrad des Psychotherapeutenberufs mitsamt eines geschützten Titels.

All dies spielt im Kontext der Arbeit mit Paaren keine Rolle, da es sich bei der Bezeichnung »Paartherapeut« nicht um einen geschützten Titel handelt, keine feste Weiterbildungsordnung existiert und es bisher für tiefenpsychologische Paartherapie keine Kassenfinanzierung gibt. Die dort vorgesehene

Möglichkeit des »Einbezugs einer Bezugsperson« würde dem hier vorgestellten Therapie- und Beratungskonzept nicht entsprechen, da sie von der Markierung eines Indexpatienten ausgeht und nicht von der Gleichwertigkeit der Partner. Das professionelle Selbstverständnis der in diesem Arbeitsfeld tätigen Kolleginnen und Kollegen wird eher durch den eigenen Professionalisierungsprozess bestimmt. So bezeichnen sich Psychotherapeuten, die mit Paaren arbeiten, als Paartherapeuten, während Sozialarbeiterinnen, Pädagogen, Psychologinnen etc. ohne psychotherapeutische Weiterbildung sich eher als Paarberater definieren. Dies findet sich auch im institutionellen Kontext wieder: Kolleginnen und Kollegen, die in einer Beratungsstelle arbeiten, sind in der Selbst- und Fremdwahrnehmung eher Paarberater, während diejenigen in freier Praxis sich, abhängig von der jeweiligen Grundprofession, als Paarberater und/oder Paartherapeutinnen bezeichnen. Inhaltliche Unterschiede in der Arbeit von Paartherapeuten und Paarberatern kann ich nach meiner langjährigen Tätigkeit als Supervisorin nicht definieren.

Dieses Buch ist aus der jahrelangen Zusammenarbeit und Diskussionen mit den Kolleginnen und Kollegen des Evangelischen Zentralinstituts für Familienberatung in Berlin entstanden. An dieser Stelle möchte ich meinen Kolleginnen Sabine Hufendiek und Annelene Mayer sowie meinen Kollegen Martin Merbach und Achim Haid-Loh danken, die in den letzten Jahren dieses Konzept der Paarberatung maßgeblich mit- und weiterentwickelt haben.

Ganz besonders danke ich Gabriele Lennarz, Friedrich-Wilhelm Lindemann und Martin Merbach. Durch ihre kontinuierliche Unterstützung haben sie mir geholfen, dieses Buch zu schreiben, und durch ihre Anregungen, es zu verbessern.

Gabriele Lennarz, mit der ich alle psychoanalytischen Fragestellungen diskutieren konnte, danke ich für ihre umfassende Unterstützung und Begleitung und ihre Bereitschaft, ihr Bild »Dämmerung« für die Gestaltung des Umschlags zur Verfügung zu stellen.

Friedrich-Wilhelm Lindemann danke ich für seine stetige Unterstützung meines Schreibens, die lebendigen Falldiskussionen und die wertvollen Anregungen, die der Lesbarkeit des Buches zugutekamen.

Martin Merbach, mit dem ich über Jahre der Zusammenarbeit das hier dargestellte Konzept diskutiert und präzisiert habe, danke ich für den kontinuierlichen Austausch und seine konstruktive und zugleich kritische Durchsicht und Diskussion des Manuskripts.

In einem Bereich, in dem es um Männer und Frauen, Klientinnen und Klienten, Therapeutinnen und Therapeuten, Beraterinnen und Berater geht, ist die Realisierung einer gendersensiblen Sprache nicht ganz einfach, da sie die

Lesbarkeit des Textes beeinträchtigen kann. Ich werde im Folgenden mal die männliche, mal die weibliche Form benutzen. Dies betrifft alle Textpassagen, in denen nicht eindeutig Männer oder Frauen gemeint sind. Die Verwendung von Paarberater(in) bzw. Paartherapeut(in) wird ebenso in lockerer Folge abgewechselt.

Hinweis: Die Pfeile ➡ verweisen auf Falldarstellungen, die Ausrufezeichen (!) markieren tiefenpsychologisches Fallverstehen, die Köpfe verweisen auf Anregungen zur Selbstexploration.

1 Paardynamik aus tiefenpsychologischer Perspektive

1.1 Liebesbeziehungen: Ersehnt und voller Konflikte

Mit dem Übergang zur Moderne entwickelten sich neue Beziehungsformen zwischen Männern und Frauen: Nicht mehr Wirtschafts- und Standesinteressen bestimmten die Partnerwahl, sondern die freie Entscheidung zweier Personen, die eine enge gefühlsmäßige Bindung zueinander suchen und in dieser die Sehnsucht nach Liebe und Glück verwirklichen möchten. So hoffen wir, einen Partner zu finden, mit dem wir uns innig verbunden fühlen, mit dem erotische, leidenschaftliche Liebe erlebt werden kann, einen Partner, der mit uns die Welt erobert und das Leben gestaltet, der uns in unserem Inneren und unserem Wesen versteht, unsere Werte teilt und uns mit Achtung und Empathie begegnet. Konflikte sind zwar potenziell denkbar, im Grunde aber nicht vorgesehen, da eine harmonische Gemeinsamkeit gesucht wird, in der der Partner zur selben Zeit dasselbe möchte wie wir.

In dieser Vorstellung wird deutlich, dass die Suche nach Verbundenheit und Anerkennung, nach Harmonie und Frieden von Sehnsüchten geleitet wird, die mit den Urbeziehungen in Verbindung stehen. Aktualisiert werden Wünsche des Kindes, in der Beziehung zu den Eltern eine sichere und schützende Bindung zu erhalten und von ihnen mit den eigenen Wünschen und Bedürfnissen wahrgenommen und im persönlichen Wesen erkannt zu werden. Je weniger diese Wünsche und Sehnsüchte in den frühen Beziehungen gestillt werden konnten, umso größer ist die Hoffnung, sie in einer anderen Beziehung erfüllen zu können. Die Paarbeziehung eignet sich daher in ganz besonderer Weise dazu, auf sie all jene Fantasien zu projizieren, in denen die Verheißung zwischenmenschlichen Glücks anklingt. Unter diesem Aspekt ist die Idealisierung von Paarbeziehungen ein verständlicher, normaler und sogar die Selbsterkenntnis befördernder Prozess, da er Auskunft gibt über die persönlichsten und intimsten Beziehungssehnsüchte.

In Paarbeziehungen wird aber nicht nur eine innige Bezogenheit gesucht, sondern auch ein Partner, mit dem Neues erkundet und gemeinsame Vorstellungen vom Leben gestaltet werden können. Auch diese Wünsche gehen zurück auf die Erfahrungen mit den frühen Bindungspersonen, die das Explorationsbedürfnis und den Autonomiewunsch des Kindes durch die Herstellung von Geborgenheit ermöglichen und wohlwollend begleiten. So wird beim Partner Sicherheit und Stabilität gesucht und darin zugleich die Voraussetzung für Expansion und Freiheit. In der inneren Welt stellt diese Bipolarität menschlicher Grundbedürfnisse kein Problem dar: Es liegt in der Natur des Menschen, dass er Bindung und Bezogenheit und zugleich Freiheit und Autonomie sucht. Nicht selten sind beide Bedürfnisse zugleich virulent, da der Autonomie-Abhängigkeits-Konflikt nie ganz befriedigend gestaltet werden kann. Eindeutigkeit und Widerspruchsfreiheit sind Gebote des Bewusstseins, deren Ausbalancierung nur mittels einer gut funktionierenden innerpsychischen Abwehr gelingt. So muss in Paarbeziehungen immer wieder darum gerungen werden, im Bedürfnis nach Bezogenheit genügend Freiraum zu finden und umgekehrt im Wunsch nach Autonomie genügend Bindung. In derselben Weise ist die emotionale Ambivalenz zwischen Liebe und Hass, beides Emotionen mit hoher energetischer Aufladung, ein zentrales Merkmal aller Beziehungen und muss immer wieder neu reguliert werden. Menschen wünschen sich klare Verhältnisse, da Ambivalenzen irritieren und verstören können. Zugleich sind wir voller Widersprüche, die zu ertragen nicht selten unsere psychischen Kapazitäten übersteigen.

Diese, jedem Menschen innewohnende Disposition findet in der psychoanalytischen Theorie einen konzeptuellen Rahmen. Im psychoanalytischen Verständnis sind Konflikte und Ambivalenzen Grundbedingungen des menschlichen Lebens, sie sind nicht zu vermeiden oder gar pathologisch, sie sind auch nicht dazu da, um gelöst und schließlich von ihnen befreit zu werden. Sie zeigen sich in allen unseren Beziehungen, insbesondere aber in der Liebe und unseren Partnerschaften. Denn das ist das Kernproblem aller Beziehungskonflikte und -störungen: Wir suchen und ersehnen eine konflikt- und ambivalenzfreie Partnerbeziehung und sind konfrontiert mit dem Gegenteil, mit Spannungen, Gegensätzen und Unvereinbarkeiten, die zu Auseinandersetzungen, Streit, Krisen und oft zu Trennungen führen. Konflikte als Normalität anzuerkennen fällt sicher schwer, könnte aber dazu beitragen, dass ihr Auftauchen nicht als ausschließlich beunruhigend erlebt werden muss. Nicht das Vorhandensein von Konflikten stellt sich als Problem in Paarbeziehungen, sondern die mangelnde bis zuweilen vollständig fehlende Fähigkeit der Partner zu deren Regulation.

1.2 Konflikt und Paardynamik

Die Psychoanalyse hat nicht nur Theorien zur Persönlichkeitsentwicklung und zur Entstehung von Krankheiten entwickelt, sie bietet auch eine allgemeine Theorie zwischenmenschlicher Prozesse und Beziehungen, die innerseelische Vorgänge und deren Wirkung im Außen beschreibt (Kutter u. Müller, 2008). Dabei spielt der Konfliktbegriff eine zentrale Rolle. Eine grundlegende tiefenpsychologische Annahme beinhaltet, dass Konflikte für den Menschen konstitutiv sind. So gibt es keine zwischenmenschliche Situation, in der nicht unterschiedliche Bedürfnisse der Partner zu äußeren Konflikten führen können. Aber auch im Inneren des Menschen existieren unterschiedliche, oft konträre Bedürfnisse, die zu inneren Spannungen führen, da sie sich in ihrer Realisierung geradewegs ausschließen. Dabei geht es oft um den Konflikt zwischen selbstbezogenen und objektbezogenen Tendenzen. In der Psychoanalyse wird dieser Konflikt als Autonomie-Abhängigkeits-Konflikt bezeichnet und beschreibt die dem Menschen inhärenten Wünsche nach Autarkie und Selbstständigkeit einerseits und seinen Wunsch nach Bindung, Bezogenheit und Vereinigung mit dem Objekt andererseits. Andere Theorien, wie die Bindungsforschung, beschreiben diesen Konflikt als Bindungs- vs. Explorationsbedürfnis. Diese Bipolarität ist ein zentraler Aspekt unserer psychischen Verfassung und muss in jedem Lebensalter neu reguliert werden.

Unter günstigen Entwicklungsbedingungen können diese gegensätzlichen Strebungen in einem kontinuierlichen Prozess ausbalanciert und schlussendlich immer wieder zu einem Ausgleich gebracht werden. Dies ist zwar ein mühsamer und lebenslanger Prozess, trägt aber sowohl innerlich wie auch äußerlich zur Entwicklung einer stabilen Persönlichkeit bei. Diese ist in der Lage, Ambivalenzen zuzulassen, zu halten und angemessene und realisierbare Konfliktlösungen zu entwickeln. Über diese Fähigkeit zur Regulation innerer Konflikte, die die Fähigkeit zu Ambivalenztoleranz und zum Ausgleich von Gegensätzen bereithält, entwickelt sich Differenzierung und damit eine innerpsychische Bereicherung.

Neben den inneren und äußeren Konflikten sind die verinnerlichten Konflikte besonders geeignet, die Komplexität menschlicher Beziehungen abzubilden. Diese sogenannten Triebkonflikte etablieren sich innerpsychisch durch die Internalisierung von frühen Erfahrungen und Einschränkungen. Über diesen Prozess gestalten sie entscheidend die Persönlichkeit des Menschen und seine Beziehungsaufnahme zur Welt. In einem zunächst als äußerer Konflikt imponierenden Streit zweier Partner stehen sich dann zwei Menschen gegenüber, die im Kontext ihrer Biografie mit dem Thema oder der Kommunikation des Streits bereits vielfältige, oft schmerzliche Erfahrungen gemacht haben. Diese innerpsychische Konfliktdynamik des Menschen, das heißt, die Art und Weise, wie die Grundbedürfnisse zum Ausdruck gebracht und gelebt werden können (siehe Volger, 2021, S. 59 ff.), bestimmt, wie Partnerschaften gestaltet werden. So kann es sein, dass eine Paarbeziehung zum Auslöser für äußere Konflikte wird, weil die Partner durch ihre spezifischen Persönlichkeitseigenschaften innere Konflikte im Gegenüber anstoßen. Konflikte, die bereits in der Kindheit nicht befriedigend gelöst werden konnten, können sich auf diese Weise auch in aktuellen Beziehungen Bahn brechen und alte, meist unproduktive Konfliktlösungsmodi in Szene setzen. Insofern gibt es keine Auseinandersetzung zwischen Partnern, die nicht immer auch zugleich ein inneres Thema jedes Partners anstoßen würde.

Umgekehrt werden innere Konflikte, die durch seelische, intrapsychische Mittel nicht gelöst werden können, oft im Außen deponiert und in externalisierter Form mit dem Partner ausgefochten. Dies kann zum Beispiel der Fall sein, wenn im Partner Eigenschaften und Haltungen bekämpft werden, die im eigenen Inneren existieren, aber abgelehnt werden. Da es sich hier oft um unbewusste innere Konflikte handelt, ist es den Betreffenden nicht bewusst, dass es sich bei dem Streit um eine Externalisierung eigener intrapsychischer Themen handelt. Phänomenologisch inszeniert sich dann ein äußerer Konflikt, der nur aufgrund seiner Unlösbarkeit im Außen darauf verweist, dass innere Themen und Spannungen behandelt und zur Austragung gebracht werden sollen.

- Innere und äußere Konflikte sind konstitutiv für das menschliche Leben.
- Nähe- und Bindungswünsche stehen immer auch im Konflikt mit Wünschen nach Autonomie und Abgrenzung.
- In Paarbeziehungen können unterschiedliche Bedürfnislagen, unterschiedliche Bewältigungs- und Abwehrmechanismen und unterschiedliche Werthaltungen der Partner zu Konflikten führen.

1.3 Biografie und Partnerschaftsvorstellung

Wenn zwei Menschen sich kennenlernen und eine Partnerschaft eingehen, sind sie in der Regel entwickelte Persönlichkeiten mit je individuellen Haltungen, Überzeugungen, Stilen und Eigenarten. Sie kommen aus unterschiedlichen Familien, die ihre Persönlichkeit geformt haben. Sie haben vor dem Hintergrund ihres familiären und sozialen Gefüges unterschiedliche Erfahrungen gemacht und dementsprechend individuelle Be- und Verarbeitungsmechanismen entwickelt, um ihre Wünsche in der Welt platzieren zu können. So haben sie gelernt, wie sie ein Gegenüber für sich gewinnen können. Vor dem Hintergrund ihrer Erfahrungen mit Eltern und Geschwistern haben sie spezifische, ebenfalls unterschiedlich strukturierte Wünsche und Hoffnungen, aber auch Befürchtungen und Ängste mit Blick auf eine mögliche Partnerschaft entwickelt. Wie sie ihren Beziehungswunsch realisieren, ob sie aktiv auf die Suche gehen, ob sie hoffen, »gefunden« zu werden, oder aber sich selbst und anderen gegenüber eine vermeintliche Autarkie in Szene setzen, hat ebenfalls etwas mit ihrer Biografie zu tun. Begegnen sich zwei potenzielle Partner, finden sie wiederum Dinge aneinander attraktiv, die ebenfalls etwas mit ihrer Lebensgeschichte zu tun haben. Das können äußere Merkmale ebenso sein wie innere, also Charaktereigenschaften oder Vorlieben und Interessen. Umgekehrt kann auch die Abwesenheit von Merkmalen der Herkunftsfamilie einen Partner attraktiv erscheinen lassen. So kann ein Mensch, der aus einer sehr nüchternen und emotional kühlen Familie kommt, sich besonders von einem gefühlsbetonten Partner angesprochen fühlen. Oft sucht ein Mensch, der in seiner Familie viel Streit und Auseinandersetzungen erlebt hat, bewusst einen Partner, der nicht dazu neigt, laut und aggressiv zu sein. Wir sind bei der Partnerwahl also kein unbeschriebenes Blatt, wir wählen einen Partner nicht zufällig, sondern werden durch unsere biografischen Erfahrungen und deren Bewältigung unbewusst darin beeinflusst, ob und auf welche Weise wir welchen Partner suchen.

Die frühen Erfahrungen des Menschen sind in erster Linie Beziehungserfahrungen. Über die Beziehung zu Mutter und Vater lernt das Kind die Welt, seine Bedürfnisse und sein Gegenüber kennen. Die Erfahrungen mit diesen frühen Bezugspersonen bleiben nicht äußerlich, sondern werden internalisiert und bilden dauerhafte intrapsychische Strukturen. Entkoppelt von den ursprünglichen Beziehungserfahrungen werden sie zu grundlegenden Elementen der Persönlichkeitsentwicklung des Menschen. Diese intrapsychischen Repräsentationen früher Beziehungserfahrungen, die sogenannten Beziehungsrepräsentanzen, enthalten gefühlsbetonte Erinnerungen an real Erlebtes im Kontext von Beziehungen. Vor dem Hintergrund dieser biografischen Perspektive wird verständlich, dass in einer Partnerschaft, die die wichtigste Beziehung des Erwachsenenlebens ist, unmittelbar frühe Erfahrungen mobilisiert werden. Dies bedeutet, dass der Partner nicht »quasiobjektiv« wahrgenommen wird, sondern immer durch den Filter der innerpsychischen Repräsentanzen, die unter anderem gefühlsbetonte Erinnerungen an reale frühe Erfahrungen mit den Bezugspersonen der Kindheit enthalten. Aber nicht nur die inneren Repräsentanzen vom anderen (sogenannte Objektrepräsentanzen) werden aktualisiert, sondern auch Selbstrepräsentanzen, in denen sich das innere Bild der Beziehung zur eigenen Person widerspiegelt und zum Beispiel Fantasien über die persönliche Attraktivität oder aber Wertlosigkeit enthält.

Die Beschaffenheit dieser Repräsentanzen ist selbstverständlich in entscheidendem Maße geprägt von den frühen Beziehungserfahrungen zu den Eltern, in deren Kontext sich diese inneren Abbilder entwickeln. So unterscheiden sich die Beziehungsrepräsentanzen eines Menschen, der mit seinen frühen Bindungspersonen die Erfahrung gemacht hat, dass er auch mit unerwünschten Verhaltensweisen nicht als Person abgelehnt wird und bei ihnen Schutz in aufgewühlten inneren Zuständen findet, von denen eines Menschen, der gefühlsabweisende und kontrollierende Eltern hatte, die besonders an seinen Leistungen und Erfolgen Interesse zeigten, zu seinem Inneren aber keinen Zugang suchten.

Ein weiterer Aspekt der Beziehungsrepräsentanz umfasst die innere Repräsentation der Qualität der elterlichen Paarbeziehung. Sie stellt für das Kind das erste Modell gelebter Partnerschaft bereit. Dabei geht es nicht ausschließlich um real existierende Partner, sondern auch, wie im Fall von Alleinerziehenden, um die Repräsentation des abwesenden Elternteils in der Beziehung zum Kind. Wird dieser positiv konnotiert, bilden sich im Kind andere Repräsentanzen als bei strittigen Eltern, die schlecht vom getrennten Partner sprechen.

Das Kind erlebt die Eltern sehr früh als Paar und bekommt mit, ob sie in Harmonie oder Anspannung leben, ob sie sich gegenseitig unterstützen oder bekämpfen. Es beobachtet, in welcher Weise Konflikte bearbeitet werden und erlebt die Beziehungsstruktur der Eltern untereinander. Paare, die die elterliche Beziehung als belastet und destruktiv in Erinnerung haben, sind in der Regel bemüht, genau derartige Beziehungsformen zu vermeiden. Gleichwohl bewirkt das Fehlen alternativer innerer Bilder, dass das Paar in Konfliktsituationen leicht in vertraute, wenngleich abgelehnte Interaktionsmuster der Eltern geraten kann. Unter diesem Aspekt sind die Erfahrungen, die Menschen im Laufe ihrer biografischen Entwicklung mit triadischen Beziehungen gemacht haben, von essenzieller Bedeutung für die Konstruktion der Paarbeziehung, da die darüber erworbene triadische Kompetenz ebenfalls den Charakter und die Struktur der Partnerschaftsbeziehung bestimmt (siehe Kapitel 7.3).

- Partner werden nicht zufällig gewählt, sondern durch biografische Erfahrungen und deren Bewältigung beeinflusst.
- Indem eine Partnerschaft meist die wichtigste Beziehung des Erwachsenenlebens darstellt, werden unmittelbar frühe Erfahrungen mobilisiert.

- Daher wird der Partner immer auch durch den Filter der innerpsychischen Repräsentanzen wahrgenommen.
- Die Beziehungsrepräsentanzen umfassen nicht nur die unmittelbaren Erfahrungen mit den primären Bezugspersonen (Eltern), sondern repräsentieren ebenso die Qualität der elterlichen Paarbeziehung.
- Die triadische Kompetenz bestimmt in entscheidendem Maße die Fähigkeit zur Herstellung einer gelingenden Paarbeziehung.

1.4 Biografie und Persönlichkeitsstruktur

Die in der persönlichen Geschichte gemachten frühen Erfahrungen prägen in entscheidendem Maße die Persönlichkeit des Menschen. Im Zuge der Internalisierung dieser insbesondere mit Objektbeziehungen gemachten Erfahrungen entwickeln sich innere Strukturen. Diese stellen nicht lediglich innerpsychische Abbildungen des Erlebten dar, sondern werden durch einen individuellen Abwehr- und Bearbeitungsprozess assimiliert. Dadurch entstehen mentale Repräsentationen der äußeren Welt im innerseelischen Raum. Über diesen Prozess und die Entkoppelung von den ursprünglichen Beziehungspersonen bilden sich schließlich unter anderem die innerpsychischen Strukturen der Selbst-, Objekt- und Beziehungsrepräsentanzen, die sich in spezifischen innerpsychischen Haltungen und Überzeugungen, in persönlichen Kompetenzen und charakteristischen Persönlichkeitsmerkmalen des Betreffenden zeigen. Auch wenn es in den seltensten Fällen »reine« Persönlichkeitsstrukturen gibt und wir es in der Regel mit Mischstrukturen zu tun haben, so hat es sich zum Zweck der Hypothesenbildung doch als hilfreich erwiesen, die typischen Haltungen und Stile einzelner Strukturen voneinander abzugrenzen. Für das Verständnis von Paardynamik ist diese Perspektive besonders bedeutsam, da jede Persönlichkeitsstruktur vor dem Hintergrund der je speziellen Selbst- und Objektrepräsentanzen unterschiedliche Beziehungswünsche und -ängste entwickelt hat, die unmittelbar und ohne bewusste Einflussnahme die Partnerschaft in entscheidendem Maße prägen.

Da nach psychoanalytischem Verständnis die Entwicklung von Persönlichkeitsstrukturen immer das Ergebnis der Verarbeitung und Bewältigung innerer und äußerer Konflikte zum Ausdruck bringt, sind Persönlichkeitsstrukturen auch stets geprägt von Ambivalenzen, je nachdem, welcher Konfliktverarbeitungsmodus im Vordergrund steht. So kann bei all diesen Strukturen mehr oder weniger deutlich ein *aktiver* von einem *passiven Modus* unterschieden werden, der zu phänomenologisch sehr unterschiedlichen Erscheinungsformen führt. Diese theoretische Perspektive stellt eine wesentliche Voraussetzung für das Verständnis von Paarbeziehungen dar, wonach Ambivalenzspaltungen den Hintergrund für eine gestörte Paardynamik bilden (siehe Kapitel 1.9). Im Folgenden werden daher die einzelnen Persönlichkeitsstrukturen sowohl in ihren aktiven als auch passiven Verarbeitungsmodi beschrieben.

1.4.1 Depressive Persönlichkeitsstruktur und Partnerschaft

Menschen mit einer depressiven Persönlichkeitsstruktur haben häufig eine Einengung ihrer explorativen Impulse erfahren und konnten in der Folge wenig Autonomie entwickeln. Entsprechend löst jede Trennung oder Distanz zum anderen heftige Ängste aus, die vermieden werden sollen, indem alles Trennende verhindert wird. Mit der Autonomieeinschränkung geht die Angst einher, nicht geliebt zu werden, verbunden mit der Überzeugung, auch gar nicht liebenswert zu sein. Dies hat zur Folge, dass der Betreffende nicht offensiv für seine Wünsche und Bedürfnisse eintreten kann, sondern Zuneigung und Anerkennung durch Erfüllung der Erwartungen des Gegenübers zu erlangen sucht. Mit dieser submissiven Haltung neigt er dazu, sich selbst zu überfordern und ohne Kenntnis seiner Grenzen sich von anderen überfordern zu lassen. Die Angst vor dem Verlassenwerden und damit die Bestätigung der eigenen Wertlosigkeit führt zur *Anpassungsneigung und Unterwerfungshaltung,* die extreme, ja masochistische Züge bis zu völliger Erschöpfung annehmen können.

In der Partnerschaft dominiert die Angst, den Partner zu verlieren, wenn man sich seinen Wünschen und Bedürfnissen nicht unterordnet. Dies führt oft zu hierarchisch strukturierten Beziehungen und einer klaren Rollenverteilung mit Blick auf das Erleben und Vertreten autonomer Bedürfnisse in der Beziehung. Eine andere Möglichkeit der Bewältigung der Trennungsangst besteht in der Herstellung einer besonders liebevollen und empathischen Beziehungsform, in der dem Partner Wärme und Geborgenheit angeboten wird, seine expansiven Bedürfnisse allerdings beschnitten werden. In einer übersteigerten Variante wird der Partner in unangemessener Weise verwöhnt und gerät damit in eine kindliche Abhängigkeit, die dessen Autonomie beschneidet. Sowohl die Inszenierung der eigenen Abhängigkeitswünsche als auch die intensive Bestärkung der passiven Bedürfnisse des Partners sollen unbewusst vor potenziellen Trennungen schützen. Hintergrund für diese Haltung ist unter anderem die Blockierung der persönlichen autonomen Entwicklung, die zu einer chronischen Beeinträchtigung des Selbstwertgefühls führt und in dem Versuch der »Selbstverkleinerung« (Mentzos, 2009, S. 142) eine masochistische Lösung für diesen Konflikt sucht.

Eine andere Verarbeitung, die phänomenologisch zunächst nicht unmittelbar als depressiv imponiert, zeigt sich in einem *überkritischen, aggressiv getönten Verhalten* den Mitmenschen und der Welt gegenüber. Durch ständiges »Meckern« und Anklagen an den Partner werden Aggressionen, die in der masochistisch geprägten Haltung eher autoaggressiv verarbeitet werden, unmittelbar im Außen, insbesondere in der Partnerschaft, in Szene gesetzt. Hier handelt es sich um den Versuch, mittels der Verurteilung des Partners (oft der ganzen Welt) sich selbst in eine überlegene Position zu versetzen in der Hoffnung, die jeder depressiven Haltung inhärenten Selbstzweifel mit dieser Wendung der Anklage nach außen abzuwehren. Hier hätte der Partner eine zwar belastende, oft unerträgliche, gleichwohl stabilisierende Funktion, indem er sich als Adressat für die Feindseligkeit und Aggressionen zur Verfügung stellt, mit deren Hilfe die Beeinträchtigung des Selbstwertgefühls kompensatorisch abgewehrt werden soll. Damit wird unerträgliche Ohnmacht durch Angriff in Macht verwandelt.

1.4.2 Zwanghafte Persönlichkeitsstruktur und Partnerschaft

Zwanghafte Menschen haben ein ausgeprägtes Sicherheitsbedürfnis, was dazu führt, dass alles Spontane und Unkontrollierbare gefürchtet wird. In der Folge werden alle seelischen Funktionen intensiviert, mit deren Hilfe die Wahrnehmung der inneren Welt der Gefühle ebenso wie die Wahrnehmung der äußeren Welt kontrolliert werden können. Dazu dient in erster Linie die Vorherrschaft rationaler Denkprozesse, aber auch das Herstellen von Ordnung und Struktur in der Außenwelt. Die Angst vor dem Spontanen führt in ausgeprägten Fällen zum Vermeiden jeglicher Emotionalität und damit zu einem deutlich erschwerten Zugang zu inneren Prozessen. Insbesondere wird der Kontakt zu aggressiven Impulsen gefürchtet. Dies führt dazu, dass nicht nur im Außen eine gewisse Rigidität entsteht, sondern auch im Innen *starre Regulierungen* das Fehlen einer emotional getragenen Orientierung ersetzen.

Sosehr der zwanghafte Mensch bemüht ist, seine Aggressivität nicht zum Ausdruck zu bringen, so stellen sich umgekehrt aber oft bei seinen Mitmenschen ärgerliche Gefühle ein, da er sie durch seine Pedanterie und Zögerlichkeit quält. Dasselbe Phänomen zeigt sich bei übertrieben ordentlichen Menschen, die sich, oft im Verborgenen, mit Schmutz und Unordnung umgeben. Sowohl die passive Aggressivität als auch das Chaos markieren die Tendenz, dass immer auch das Gegenteil dessen, was im aktiven Modus bewältigt wird, innerseelisch vorhanden ist und zum Ausdruck kommen kann.

Vom Partner wird erwartet, dass er sich diesen Regulierungen der Lebensführung ebenfalls unterwirft. Darüber entstehende Konflikte können meist nicht produktiv ausgetragen werden, da nur eine geringe Einfühlung in den Partner möglich ist. Häufig kommt es in der Folge von Konflikten, in denen es darum geht, recht zu behalten, zu einem Beziehungsabbruch. Bezogenheit und Zuneigung als zentrale Werte einer Beziehung spielen eher eine untergeordnete Rolle. Häufig werden komplementäre Partner gesucht, die dann als Projektionsfläche für die eigenen abgewehrten Impulse dienen. Auf diese Weise kommt es zu Konstellationen, in denen beim Partner bekämpft werden muss, was zuvor auf ihn projiziert wurde.

1.4.3 Histrionische Persönlichkeitsstruktur und Partnerschaft

Der histrionische Mensch zeichnet sich durch eine Fülle sehr unterschiedlicher, sich oft widersprechender Haltungen und Verhaltensweisen aus, daher kann er nicht über phänomenologische Merkmale charakterisiert werden. Das Gemeinsame all dieser unterschiedlichen Erscheinungsformen ist der Modus der Verarbeitung innerer oder äußerer Konflikte. Dieser Modus besteht in dem Bestreben des Menschen, durch eine *unbewusste Inszenierung* die jeweilige Situation und/oder die eigene Person anders erscheinen zu lassen, als sie tatsächlich ist. Damit präsentiert der Betreffende sich in einem anderen, für ihn angenehmeren Licht, womit er die Unerträglichkeit seiner inneren Konflikte und Belastungen abmildern kann (siehe Mentzos, 2009, S. 97). Diese können das gesamte Spektrum schwer erträglicher Gefühlszustände betreffen, wie das Erleben von Minderwertigkeitsgefühlen, Verlustangst, Schuld- und Schamgefühlen oder Leere und Sinnlosigkeit. Vor diesem Hintergrund lassen sich sehr unterschiedliche Verhaltens- und Erlebensweisen konzeptuell miteinander verbinden.

Je nachdem, welche inneren Spannungen reduziert werden müssen, kann die unbewusste Inszenierung des histrionischen Menschen ihn kompetenter, mächtiger, schöner, besser und stärker erscheinen lassen, als er ist. Hier würde die Inszenierung durch Dramatisierung und Affektualisierung zu einem besonders starken Gefühlsausdruck führen. Umgekehrt kann aber auch Schwäche, Ohnmacht und Hilflosigkeit in Szene gesetzt werden, was phänomenologisch zu einem völlig anderen Erscheinungsbild führt und im Gegenüber entsprechend andere Reaktionen mobilisiert. Unabhängig vom jeweils in Szene gesetzten Thema erwartet der histrionische Mensch von seinem Partner viel Aufmerksamkeit und intensive Zuwendung sowie, je nach Inszenierung, Bewunderung oder aber Mitleid und Unterstützung. Kann der Partner diese Erwartungen nicht (mehr) erfüllen, kommt es zu schweren Enttäuschungen, die ebenfalls dramatisch in Szene gesetzt werden. Aufgrund des großen Inszenierungsbedürfnisses kann es zu häufigen Partnerwechseln kommen, da in einer dauerhaften Beziehung das große Bedürfnis nach Aufmerksamkeit meist nur ungenügend befriedigt werden kann. Häufig wird sie als monoton empfunden, was den Betreffenden mit seiner Angst vor Leere und Desorientierung konfrontieren kann.

1.4.4 Narzisstische Persönlichkeitsstruktur und Partnerschaft

Der narzisstische Mensch erlebt sich als stark und leistungsfähig, er fühlt sich kompetent und autark, ist von sich und seinen Möglichkeiten überzeugt und kann sich ein Scheitern kaum vorstellen. Über Ehrgeiz, Charme oder besonderes Engagement gelingen ihm oft beeindruckende Leistungen und Erfolge. Im Selbsterleben der Betreffenden bildet sich dies als Beweis ihrer Autonomie und Einzigartigkeit ab. Über diese Selbstidealisierung gelingt die Überzeugung, auf die Bewunderung anderer nicht angewiesen zu sein. Phänomenologisch zeigt sich diese *pseudounabhängige narzisstische Persönlichkeit* tatsächlich in ausgesprochen autarkem Verhalten, bei genauerem Hinsehen wird allerdings deutlich, dass sie mithilfe dieser Erfolge die Mitmenschen zu Bewunderung und Anerkennung nötigt, ohne sich ihrer Abhängigkeit (daher pseudounabhängig) bewusst werden zu müssen.

Die Partner des narzisstischen Menschen haben daher die Aufgabe, diesem Bedürfnis nachzukommen, was bedeutet, dass sie selbst möglichst wenig eigene Ansprüche und Wünsche in die Beziehung einbringen. Dies kann sich in sehr subtiler Weise zeigen, indem unter einer intakten Fassade wenig Interesse am Partner besteht. Es kann aber auch zu einer extremen Dominanz führen, in der vom Partner Unterordnung erwartet wird. In anderen Konstellationen finden sich zwei ähnlich strukturierte Partner, die sich gegenseitig bestätigen, darüber hinaus aber keine innere Bezogenheit haben. Oft handelt es sich bei den Partnern um eine *abhängige narzisstische Persönlichkeit,* die ein Gegenüber benötigt, das sich für Idealisierungen eignet. Der andere wird idealisiert, um dessen Zuwendung und Anerkennung zu sichern. Dafür ist der Betreffende bereit, auf seine eigene Autonomie zu verzichten und sich mit den Bedürfnissen des anderen so zu identifizieren, dass er sie für die eigenen Bedürfnisse hält. Mit dieser besonderen Selbstaufgabe unterstreicht er die hohe, beinahe überlebenswichtige Bedeutung des Partners, was zu intensiven Bindungen führen kann. Dass es sich bei diesen Menschen um eine Kehrseite der Grandiosität handelt, lässt sich phänomenologisch nicht erkennen, erst nach längeren therapeutischen Prozessen werden diese unbewussten Verbindungen sichtbar (Ermann, 2016).

1.4.5 Persönlichkeitsstrukturen prägen die Paardynamik

Dieser kurze Überblick verdeutlicht, dass Persönlichkeitsstrukturen vielfältige Funktionen haben können. Bei genauerer Analyse dienen sie immer auch als Schutz und Stabilisierungsmechanismus für den Betreffenden. Sie sollen das Selbst stützen und potenzielle innere und äußere Gefahren abwenden. Damit haben sie eine wichtige Funktion für die betreffende Person und müssen in jeder Paarberatung als etwas Gegebenes anerkannt werden, das das ganze Paarsystem einerseits stützt, andererseits aber auch belastet und vermutlich nicht veränderbar ist. Auf die Stabilität von Persönlichkeitsstrukturen hat auch die neurophysiologische Forschung aufmerksam gemacht (Roth, 2015), die betont, dass zentrale Persönlichkeitsmerkmale nicht nur in der Seele, sondern auch im Gehirn verankert sind.

Es können auch Entwicklungsbedingungen vorliegen, die nicht lediglich zur Ausbildung zwar einschränkender, gleichwohl geordneter Persönlichkeitsstrukturen führen, sondern schwerwiegende Persönlichkeitsstörungen zur Folge haben, wie etwa die Borderline-Persönlichkeitsstörung. Diese Partnerschaften sind stets von massiven Instabilitäten gekennzeichnet und changieren zwischen emotionaler Abhängigkeit und Verschmelzung einerseits und gewalttätigen Auseinandersetzungen andererseits. Die Partner derartiger Paarkonstellationen haben stets in ihrer Biografie traumatische Beziehungserfahrungen gemacht und/oder waren anderweitigen Traumatisierungen ausgesetzt. Die beraterisch-therapeutische Arbeit mit diesen Paaren setzt profunde traumatherapeutische Kenntnisse voraus.

- Durch Internalisierung früher Erfahrungen mit den Bezugspersonen entstehen innere Strukturen, die mentale Repräsentationen der äußeren Welt im innerseelischen Raum darstellen.
- In der Folge bilden sich Selbst-, Objekt- und Beziehungsrepräsentanzen, die sich in charakteristischen Persönlichkeitsmerkmalen niederschlagen.
- Jede Persönlichkeitsstruktur steht in Verbindung zu je charakteristischen Beziehungswünschen und -ängsten.
- Diese bestimmen entscheidend sowohl die Partnerwahl als auch die Gestaltung der Paarbeziehung.

1.5 Biografie, Bindungsstile und Bindungsrepräsentanzen

Die Gestaltung einer Beziehung hat nicht nur mit den Persönlichkeitsstrukturen der Partner zu tun, sondern auch mit deren Bindungsstilen. Seit der von Bowlby (1975, 1976, 1983) entwickelten Bindungstheorie hat eine intensive und breit angelegte empirische Forschung die Bindungsstile von Säuglingen, Kindern und Erwachsenen beschrieben. Die kindlichen Bindungsstile werden anhand einer von der amerikanisch-kanadischen Psychologin Ainsworth entwickelten Testsituation, der sogenannten Fremde-Situation, bestimmt, in der Kinder zwischen 12 und 18 Monaten einer kurzen Trennungssituation ausgesetzt werden. Dabei konnten vier verschiedene Bindungsstile voneinander unterschieden werden, die bis ins Erwachsenenalter hinein stabil bleiben: die sichere Bindung, die unsicher-vermeidende Bindung, die unsicher-ambivalente Bindung und die desorganisierte Bindung (Boll-Klatt u. Kohrs, 2018). Infolge der transgenerationalen Weitergabe der Bindungsrepräsentation an die nächste Generation werden diese Bindungsstile mit sehr hoher Wahrscheinlichkeit (70–80 Prozent) von den Bindungsstilen der Eltern bestimmt.

Kinder mit einem *sicheren Bindungsstil* haben die Erfahrung gemacht, dass ihre Schutz suchenden ebenso wie ihre autonomen und aggressiven Impulse wahrgenommen und angemessen beantwortet werden. Im Fremde-Situation-Test sind diese Kinder bei der Trennung von der Mutter irritiert, suchen sie und/oder protestieren heftig. Sie lassen sich von der Mutter trösten und können sich danach wieder von ihr lösen und ihr Spiel fortsetzen.

Kinder mit einem *unsicher-vermeidenden Bindungsstil* haben die Erfahrung gemacht, dass ihre Schutz suchenden Impulse konsequent nicht beantwortet wurden. Sie suchen in der durch den Test hergestellten Trennungssituation nicht die Nähe zur Mutter, sie erleben auch keine wahrnehmbare Belastung bei Abwesenheit der Mutter.

Kinder mit *unsicher-ambivalentem Bindungsstil* haben ebenfalls die Erfahrung gemacht, dass ihre Schutz suchenden Impulse nicht beantwortet wurden, sie sind aber aufgrund der Unsicherheit der Mutter an diese gebunden. Im Fremde-Situation-Test sind sie ausgesprochen ängstlich und bei Abwesenheit der Mutter extrem belastet. Gleichwohl lassen sie sich von der Mutter nicht wirklich beruhigen, sondern schwanken zwischen ihrem Nähewunsch und einem Widerstand gegen die Kontaktaufnahme mit der Mutter.

Kinder mit einem *desorganisierten Bindungsstil* zeigen im Fremde-Situation-Test keine konsistenten Verarbeitungsstrategien angesichts der Trennungssituation. Sie reagieren mit unvereinbaren Verhaltensweisen wie Erstarrung oder stereotypen Bewegungsabläufen, zur Mutter können sie keine Nähe herstellen.

Die in der Testsituation beschriebenen Verhaltensweisen sind auch Kennzeichen für überdauernde Merkmale der Beziehungsrepräsentanz der betreffenden Personen. Hier handelt es sich um einen Begriff der Psychoanalyse, der die inneren, affektbesetzten Vorstellungen der Beziehungen der Menschen untereinander erfasst und beschreibt, was man von ihnen zu erwarten hat. Die Bindungsrepräsentanz ist ein Begriff aus der Bindungsforschung und erfasst die innerpsychische Abbildung von Erfahrungen und deren Verarbeitung, die mit relevanten Bindungspersonen gemacht wurden. Der Bindungsstil beschreibt die Art und Weise, in der sich eine Person auf andere Menschen bezieht. Im Bindungsstil kommt die Qualität der Bindungsrepräsentanz zum Ausdruck.

Bei der retrospektiven Erfassung der Bindungsqualität Erwachsener ergaben sich ebenso wie bei den in vivo beobachteten Kindern vier Arten von Bindungsrepräsentanzen, die mit vier unterschiedlichen Bindungsstilen der erwachsenen Person korrespondieren. Bei diesen Untersuchungen wurden erwachsene Personen in einem halbstandardisierten Interview, dem Adult Attachment Interview (George et al., 1985), sowohl zu den Bindungserfahrungen ihrer Kindheit befragt als auch zur Bedeutung von Bindungsbeziehungen in ihrem Erwachsenenleben. Die folgende Darstellung der Bindungsstile von Kindern und der Bindungsrepräsentanzen von Erwachsenen orientiert sich an der Systematisierung von Strauß und Schwarze (2016, S. 107).

1.5.1 Autonome Bindungsrepräsentanz

Sicher gebundene Kinder zeigen wie bereits beschrieben im Fremde-Situation-Test einen deutlichen Kummer angesichts des Verlassenwerdens durch die Mutter, sie protestieren und rufen nach ihr. Bei der Wiedervereinigung suchen sie den Körperkontakt zur Mutter, lassen sich trösten und können sich, innerlich beruhigt, schließlich wieder ihrem Spiel zuwenden. Ein derartiges Verhalten ist möglich, weil die Kinder ihre Gefühle zulassen können und zugleich die Erwartung haben, dass sie durch ihr Rufen nach der Mutter ihr Kommen bewirken. Indem dies prompt einsetzt, bewahrheitet sich die kindliche Erwartung nicht nur mit Blick auf die mütterliche Präsenz, sondern auch mit Blick auf ihre Sicherheit und emotionale Beruhigung vermittelnde Funktion. Die Bindungsrepräsentanz dieser Kinder beinhaltet demnach die Überzeugung, dass ihre Gefühle, gleich welcher Art, von ihrem Gegenüber wahr- und ernst genommen werden und im Kontakt eine angemessene Reaktion erfahren. Über diese Erfahrungen vermittelt sich dem Kind eine Selbstrepräsentanz, in der es sich als wertvolle und geliebte Person erfahren kann und in seiner Objektrepräsentanz auf zuverlässige Bezugspersonen vertraut. Darüber entwickelt sich schlussendlich eine stabile innerpsychische Struktur, die es sicher gebundenen Personen ermöglicht, Konflikte und Ambivalenzen ohne Angst vor Verlust oder Schuldgefühlen zuzulassen.

Entsprechend ist der *autonome Bindungsstil einer erwachsenen Person* durch Selbstvertrauen, Empathie und Respekt gegenüber anderen und die Fähigkeit zur Frustrationstoleranz charakterisiert. So können sich sicher gebundene Menschen ohne massive Abwehr ihrer Biografie zuwenden und ihre Eltern in realistischer Weise mit ihren für ihre Entwicklung förderlichen, aber auch hinderlichen Haltungen wahrnehmen. Sie verfügen über ein breites emotionales Spektrum und können sowohl den Schmerz und die Trauer über ihnen widerfahrene Verletzungen zulassen als auch Freude und Dankbarkeit für liebevolle und unterstützende Haltungen der Eltern. Sie stehen in einem lebendigen und sicheren Kontakt zum eigenen Inneren und haben die Fähigkeit zur Reflexion ihres Erlebens und Handelns. Sie vertrauen ihren Bezugspersonen, haben ihnen gegenüber eine positiv getönte, zugleich realistische Sicht und müssen weder sich selbst noch anderen durch Idealisierung einen Wert verleihen (Köhler, 1992). In Partnerschaften können sie die guten und schlechten Seiten der Beziehung in emotional lebendiger Weise zulassen und sind bemüht, Konflikte und Schwierigkeiten auf eine angemessene Weise zu regulieren. Dabei sind sie sich ihrer Anteile am Zustandekommen von Konflikten bewusst und bereit, sich immer wieder intensiv um eine Beziehungsform zu bemühen, in der die Unterschiede und Eigenarten der Partner kommuniziert, ertragen, respektiert und zugleich begrenzt werden.

1.5.2 Unsicher-distanzierte Bindungsrepräsentanz

Unsicher-vermeidend gebundene Kinder reagieren in der Trennungssituation des Fremde-Situation-Tests nicht mit Kummer und Protest, sondern wirken unberührt und ignorieren das Verlassenwerden ebenso wie die Wiedervereinigung mit der Mutter. Ihre ganze Aufmerksamkeit ist auf Exploration ausgerichtet ebenso wie ihr Bemühen, schmerzvolle Zurückweisungen durch Vermeidung zu umgehen. Dies zeigt sich bei erwachsenen Personen beispielsweise in ihrem Kontakt zu ihrer Biografie. Diese Menschen haben wenige Erinnerungen an ihre Kindheit, gleichwohl neigen sie dazu, die Eltern zu idealisieren, allerdings ohne konkrete Erfahrungen beschreiben zu können, die diese positive Sicht verifizieren. Daneben stehen häufig Erinnerungen an Abweisungen, Vernachlässigungen oder direkte Aggressionen der Eltern, die in ihrer Wirkung auf die eigene Person bagatellisiert werden. Sie haben keine Erinnerung daran, sich angesichts fehlender Unterstützung und Bezogenheit der Eltern traurig, enttäuscht oder verärgert gefühlt zu haben, stattdessen sind sie der Überzeugung, durch eigene Stärke ihr Leben bewältigen zu müssen. Insgesamt messen diese Personen ihren frühen Erfahrungen mit ihren Eltern keine affektive Bedeutung zu, sie haben nicht den Eindruck, dass diese Einfluss auf ihre Entwicklung genommen haben.

Obwohl diese Personen im Laufe ihrer frühen Entwicklung viel Zurückweisung erfahren haben, zeigen sie keine offensichtlichen Anzeichen von Belastung oder Stress. So ist der *distanziert-beziehungsabweisende Bindungsstil einer erwachsenen Person* durch ein starkes Unabhängigkeitsstreben und ein Bedürfnis nach Stärke und Autarkie unter Vermeidung von emotionaler Berührung gekennzeichnet. Dies steht allerdings im Gegensatz zu einer inneren Anspannung, die den Betreffenden häufig nicht bewusst ist und sich eher dem Gegenüber vermittelt oder in physiologischen Parametern (z. B. erhöhtem Cortisolspiegel) nachgewiesen werden kann. Indem ihre Autonomie- und Explorationsimpulse unterstützt und gefördert, ihre Bindungsbedürfnisse aber enttäuscht wurden, entwickelte sich in der Folge eine Beziehungsrepräsentanz, in der das Bedürfnis nach Nähe und Geborgenheit als ängstigend und bedrohlich erlebt und durch entsprechende Impulse abgewehrt wird. In Partnerschaften kann das konsequente Vermeiden zu großer Nähe durch unterschiedliche Verhaltensweisen hergestellt werden. So kann ein Partner bevorzugt werden, der ebenfalls seine Autonomie betont, es können Streitsituationen inszeniert werden, es besteht ein chronisches Misstrauen dem Partner gegenüber oder aber dessen Bedürfnisse werden zugunsten der kompromisslosen Verfolgung der eigenen Wünsche ignoriert. Bei Belastungssituationen kommt es zu einem schnellen Rückzug, der gelegentlich bis hin zum Kontaktabbruch reichen kann. Im Bemühen, die eigene Autonomie aufrechtzuerhalten, wird die Bedeutung der Beziehung entwertet und stattdessen Sicherheit in Abgrenzung und Unabhängigkeit gesucht.

1.5.3 Verstrickte Bindungsrepräsentanz

Unsicher-ambivalent gebundene Kinder reagieren in der Testsituation auf die Trennung von der Mutter mit starken Gefühlen wie Wut und Angst, sie lassen sich allerdings im Gegensatz zu sicher gebundenen Kindern von der Mutter nicht beruhigen, sondern bleiben über lange Zeit auf dem erhöhten Erregungsniveau. So suchen sie einerseits die Nähe zur Mutter und sind andererseits zugleich distanziert und abweisend.

Durch diese Ambivalenz ist auch der *präokkupiert-verstrickte Bindungsstil einer erwachsenen Person* gekennzeichnet, indem diese Menschen sich einerseits nach Zuwendung und Nähe sehnen, sie aber andererseits in ihren Beziehungen entweder nicht zulassen oder verhindern. Vor dem Hintergrund einer frühen Beziehungserfahrung, in der die Person sich genötigt sah, eine instabile Mutter zu stützen, wird Bindung gesucht und zugleich abgelehnt, da die ängstliche und inkompetente Mutter aufgrund ihrer eigenen Instabilität in Notsituationen keinen Schutz bot. So besteht noch im Erwachsenenalter der intensive Wunsch, den Eltern zu gefallen und von ihnen Anerkennung zu erhalten. In ihren biografischen Schilderungen hatten diese Menschen oft sehr verwöhnende Eltern, ein Verhalten, das bei genauerem Hinsehen eher zur Verhinderung von Autonomie-, Aggressions- und Explorationsimpulsen des Kindes diente.

So kommt es zu einer inneren Orientierungslosigkeit, in der Angst ebenso wie Wut und Ablehnung das Verhalten dominieren. In Partnerschaften neigen diese Personen zu heftiger Affektivität und sind von Abgrenzungs- und Autonomiewünschen des Partners sehr geängstigt. Konflikte mobilisieren aufgrund der massiven Verlustangst große Verunsicherungen, der sie mit einer Intensivierung der Beziehung begegnen. Die große Bedürftigkeit führt dann oft zu forderndem und ansprüchlichem Verhalten, was im Partner Feindseligkeit und Ablehnung provozieren und zu einer massiven Belastung der Partnerschaft beitragen kann. Das inkonsistente Verhalten spiegelt dabei die innere Ambivalenz wider und reinszeniert die frühe Beziehungssituation: Der Partner wird einerseits gebraucht und herbeigesehnt, andererseits aber gehasst und abgelehnt, da er sich mit seiner Autonomie der Kontrolle entzieht.

1.5.4 Desorganisierte Bindungsrepräsentanz

Personen mit einem *Bindungsstil mit unverarbeitetem Trauma* haben in ihrer Kindheit mannigfache Traumatisierungen erlebt oder sind mit Bindungspersonen aufgewachsen, die ihre unbearbeiteten Erfahrungen von Gewalt, Vernachlässigung und Missbrauch über den Prozess der transgenerationalen Wiederholung an ihre Kinder weitergegeben haben. Derartige frühe Erfahrungen führen immer zu schweren Störungen in der seelischen Entwicklung und beeinträchtigen durch die Entstehung struktureller Defizite die Lebensgestaltung und partnerschaftlichen Beziehungen der Betreffenden in erheblichem Umfang. Der desorganisierte Bindungsstil führt zu schweren Belastungen und Störungen der betroffenen Personen. Die sich daraus ergebenden beraterisch-therapeutischen Implikationen sind sehr komplex und bedürfen einer traumatherapeutischen Kompetenz.

Es wird deutlich, dass Partnerbeziehungen immer auch die erworbenen Bindungsrepräsentanzen aktualisieren und zu einer Reinszenierung alter Bindungsmuster führen:

- Sicher gebundene Personen erleben Vertrauen zu ihren Bezugspersonen und können diese realistisch wahrnehmen. Sie entwickeln einen autonomen Bindungsstil, in dem sie auch die Autonomie des Partners akzeptieren können und angesichts von Konflikten in der Lage sind, sowohl die eigenen als auch die Bedürfnisse des Partners für deren Bewältigung zu berücksichtigen. Hier wiederholt sich die frühe feinfühlige Beziehung zu den Eltern.
- Unsicher-vermeidende Personen erleben Nähe als angstauslösend. Sie entwickeln einen distanziert-beziehungsabweisenden Bindungsstil, mit dessen Hilfe sie diese innere Belastung durch Intensivierung ihrer Autonomie und die Herstellung von Distanz zum Partner regulieren. Hier wiederholen sich die pseudoautarken frühen Bewältigungs- und Abwehrmanöver angesichts einer nicht respondenten elterlichen Beziehung.
- Unsicher-ambivalente Personen erleben Autonomie und Distanz des Partners als angstauslösend. Sie entwickeln einen präokkupiert-verstrickten Bindungsstil, mit dessen Hilfe sie diese innere Belastung durch eine Intensivierung der Beziehung bei gleichzeitiger aggressiv getönter Haltung dem Partner gegenüber regulieren. Hier wiederholen sich die frühen Ambivalenzen angesichts eines erlebten Verlusts bei zugleich instabiler, wenig Halt gebender Beziehung zu den Eltern.
- Personen mit einem Bindungsstil mit unverarbeitetem Trauma haben schwere Beziehungsstörungen, die insbesondere durch eine ausgeprägte Regulationsschwäche angesichts von Belastungssituationen gekennzeichnet sind, wie es beispielsweise eine auch nur kurzzeitige Trennung sein kann. In der Folge kommt es dann leicht zu affektiven Entgleisungen mit häufiger Gewaltanwendung. Hier wiederholen sich die früh erlebten Traumatisierungen in den aktuellen Partnerschaften.

1.6 Biografie und Partnerwahl

Vor dem Hintergrund der biografischen Besonderheiten der Partner und den sich daraus entwickelnden Persönlichkeitsstrukturen und Bindungsstilen wird deutlich, dass die Partnerwahl nicht dem Zufall unterliegt, sondern nach sehr spezifischen Kriterien erfolgt. Die im Folgenden beschriebenen Aspekte der Partnerwahl sind nicht ausschließend, sondern als Ergänzungsreihen zu verstehen.

1.6.1 Partnerwahl als Wiederholung und Wunsch nach Lösung alter Konflikte

Partner werden nach Gesichtspunkten der Familiarität gewählt (König, 1996). In einem potenziellen Partner wird Vertrautes gesucht, das aufgrund der Bekanntheit Sicherheit und Schutz gewährt. Wir fühlen uns von Menschen besonders angezogen, die über entsprechende Übertragungsauslöser (siehe Kapitel 6) verfügen, die somit an vertraute frühere Bezugspersonen erinnern. Dabei kann es sich um äußere Merkmale handeln wie Aussehen und Körperbau, aber auch um nichtverbale wie die Klangfarbe der Stimme oder eine bestimmte Gestik oder Mimik. Diese Übertragungsauslöser werden zum Anlass genommen, noch weitere Ähnlichkeiten bei dem Gegenüber zu vermuten, verbunden mit der Hoffnung, eine Bestätigung für die vorgenommenen Übertragungen zu finden.

Hier handelt es sich also zunächst um einen projektiven Prozess, der mit dem konkreten Gegenüber nichts zu tun haben muss, sondern ganz dem inneren Bild des Projizierenden geschuldet ist. Dennoch muss diese Projektion sich sehr schnell an der Realität »beweisen«, da vom Gegenüber weitere Übereinstimmungserfahrungen erwartet werden. Da dieser Prozess wechselseitig abläuft, beide demnach auf der Suche nach einer Bestätigung ihrer Familiaritätswünsche sind, lässt sich leicht verstehen, wie störanfällig das erste Kennenlernen ist. Wohnt den Übertragungsauslösern eine hohe Attraktivität inne, werden häufig sehr nachhaltige Versuche unternommen, den Partner dahingehend aktiv zu beeinflussen, dass er die auf ihn projizierten Erwartungen erfüllt. Diese Manipulationsversuche umfassen ein weites Verhaltensspektrum, das von verführerischem Verhalten bis zu subtiler, gelegentlich auch massiver Machtausübung reicht. Gemeinsam ist all diesen Versuchen der Wunsch, den anderen dazu zu bringen, sich den Übertragungswünschen entsprechend konform zu verhalten. Dieser interaktionelle Prozess bewirkt eine gegenseitige Beeinflussung mit dem Ziel, dass der Partner dem übertragenen Objekt ausreichend ähnlich wird, aber doch unähnlich genug bleibt, damit keine »Verwechslung« mit den Personen der frühen Kindheit stattfindet.

Nicht nur Wiederholungswünsche bestimmen die Partnerwahl, sondern ganz entscheidend auch eine Hoffnung auf Veränderung. So wird im Partner zwar Vertrautes im Neuen gesucht, zugleich aber auch eine Entlastung von persönlichen Unzulänglichkeiten und Konflikten. Die Art und Weise, wie der Partner dabei behilflich sein soll, kann sich an offensichtlichen Unterschieden der Persönlichkeitsstrukturen orientieren, indem im Partner Fähigkeiten und Möglichkeiten wahrgenommen werden, über die man glaubt, persönlich nicht zu verfügen. So kann es zum Beispiel sehr hilfreich sein, sich einen sehr strukturierten und über gute innere Regeln verfügenden Partner zu suchen, wenn man selbst eher Schwierigkeiten hat, sich zu orientieren und strukturiert zu agieren. Die Partnerwahl kann auch durch eher vordergründig erscheinende Themen bestimmt sein, wie das Interesse an der Gestaltung eines tragenden sozialen Umfelds des einen Partners im Gegensatz zum Interesse an sachlich orientierten Themen des anderen Partners. Dies wäre eine eher bewusste, persönliche Unzulänglichkeiten anerkennende Partnerwahl, in der die Partner durch ihre Kompetenzen kompensatorisch einen Ausgleich für je spezifische persönliche Inkompetenzen anbieten.

Aber nicht nur die eine oder andere Unfähigkeit soll mithilfe des Partners kompensiert werden, viel dringender sollen durch seine Person persönliche unbewusste Konflikte gelöst werden. Mit der Partnerwahl ist der Wunsch verbunden, für jeden der Partner eine stabile innere und äußere Situation herzustellen, die für beide ausreichend Schutz-, aber auch Befriedigungsmöglichkeiten bereitstellt. Diese Beziehungsvorstellungen enthalten bewusst zugängliche Wünsche, die häufig idealisierte Vorstellungen wie Zuwendung, Geborgenheit, Anerkennung, Aufrichtigkeit, Loyalität und Treue thematisieren. Diese Werte werden oft auch dann vertreten und aufrechterhalten, wenn in der Realität ein Beziehungsmodell gelebt wird, das diesen Werten diametral widerspricht. So beschreiben nicht wenige Menschen mit instabilen Partnerschaften ihre große Sehnsucht nach Konstanz und Geborgenheit in der Beziehung zu einem anderen. Die Partnerschaftsbeziehung wird zu einem idealisierten Ort, in dem schmerzhafte Erfahrungen rückgängig gemacht werden sollen und Beziehungssehnsüchte untergebracht werden, deren Konflikthaftigkeit in der Beziehung zum anderen eine Lösung erfahren sollen. Die Partnerwahl ist dementsprechend besonders dazu geeignet, weitreichende Hoffnungen zu mobilisieren, dass die Paarbeziehung ein Ort sein möge, in dem – oft infantile – Wünsche und Bedürfnisse befriedigt bzw. Ängste und Befürchtungen reduziert werden können.

Dieser unbewusste Wunsch dominiert die Partnerwahl in besonderer Weise, da in jeder Beziehung alle inneren Konfliktthemen virulent werden, die im Kontext der psychosozialen Entwicklung bewältigt werden mussten und ihren Niederschlag in den inneren Repräsentanzen gefunden haben. Dazu gehören alle innerpsychischen Prozesse im Zusammenhang mit

- dem *Autonomie-Abhängigkeits-Konflikt:* Wie viel Nähe wird gesucht und ertragen, wie viel Autonomie wird benötigt und gefürchtet?
- den *Triebkonflikten:* Wie viel Erleben von Versorgung, Kontrolle, Emotionalität und Begehren ist erträglich, wie viel macht Angst? (siehe Kapitel 1.2);

- den *narzisstischen Konflikten:* Wie viel Aufwertung und Selbstdarstellung wird benötigt, wie viel Mangel kann ertragen werden? Welche Kompensationen für Selbstwertdefizite werden gesucht, welche abgelehnt?
- den *ichstrukturellen Besonderheiten:* Welches Ausmaß an Introspektionsfähigkeit und emotionaler Differenziertheit wird erwartet und benötigt, welche strukturellen Defizite können nicht ertragen werden? (siehe Kapitel 2.5.3).

Diese Konflikte wurden intrapsychisch zu einer Kompromisslösung gebracht, die es dem Betreffenden erlaubt, entsprechende Wünsche und Impulse gemäß den jeweiligen persönlichkeitsstrukturellen Gegebenheiten zu beantworten. Mit der Partnerwahl werden nun in besonders intensiver Weise sowohl Sehnsüchte mobilisiert als auch die dazugehörenden unbewussten Ängste und Befürchtungen. Damit stehen in der Partnerwahl unbewusst immer auch die zentralen Beziehungswünsche und -ängste der jeweiligen Persönlichkeitsstrukturen zur Disposition. Diese müssen durch die Partnerwahl nun nicht mehr in erster Linie intrapsychisch verarbeitet werden, im Gegenteil erfährt die innere Konfliktbewältigung in der Person des Partners eine soziale Verankerung.

Wie muss man sich diesen Prozess vorstellen? Wie beschrieben formen Begegnungen mit der äußeren Realität über den Prozess der Internalisierung innerpsychische Strukturen. Diese bleiben allerdings nicht innerlich, sondern bestimmen, in welcher Weise die Welt wahrgenommen wird. Bei diesem Prozess der Externalisierung innerer Strukturen wird die Umgebung aus der Perspektive eigener Wünsche und Stimmungen ebenso wie persönlicher Hoffnungen und Befürchtungen wahrgenommen. Dies entspricht einerseits dem Bedürfnis, die innere Welt in der äußeren wiederzufinden und damit das Innere im Außen zu objektivieren. Andererseits ist die Externalisierung der Tatsache geschuldet, dass keine voraussetzungslose Wahrnehmung der Welt und daher auch keine objektive Realität existiert.

Indem andere Personen vor dem Hintergrund der je subjektiven Objektrepräsentanzen wahrgenommen werden, werden diese zwar in ihrem Wesen nicht objektiv verändert. Gleichwohl bewirkt dieser projektive Prozess im anderen eine Reaktion. Sobald es zu einer Begegnung kommt, entwickeln sich subtile interaktionelle Einflussnahmen, die darauf abzielen, eine Bestätigung der Projektionen herzustellen und in der Realität zu verankern. Dabei handelt es sich bei diesen projektiven Prozessen um unbewusste innerpsychische Vorgänge, das heißt, der Betreffende erlebt die projizierten Inhalte nicht als eigene, sondern als objektive Merkmale der anderen Person. Dieser Prozess kann intensiviert werden, indem der andere unbewusst manipuliert wird, genau das der Projektion entsprechende Verhalten zu zeigen, bei gleichzeitiger Ausschaltung widersprechender Informationen. Auf diese Weise tragen Externalisierungen zur Gestaltung von Objektbeziehungen bei, indem aus einem innerpsychischen ein interpersoneller Vorgang geworden ist und schlussendlich zur äußeren Bestätigung einer inneren Objektrepräsentanz beiträgt.

In der Partnerwahl gestaltet sich diese Externalisierung in besonders intensiver Weise. Eine Objektivierung der inneren Repräsentanzen findet zunächst über einen Prozess der Selektion statt, indem beispielsweise besondere Merkmale, Gruppenzugehörigkeiten und soziale Milieus aufgesucht bzw. gemieden werden. Darüber werden erste Projektionen realisiert, indem etwa angenommen wird, dass ähnliche Ausbildungen, gesellschaftliche Positionen oder Vorlieben und Abneigungen Ausdruck einer inneren Ähnlichkeit seien. Wurde dann ein Partner gewählt, der ausreichend ähnlich, aber zugleich auch unähnlich genug ist, um ihn nicht mit Personen der Herkunftsfamilie zu verwechseln, besteht die weitere Aufgabe darin, die beim Partner vorgefundenen unpassenden Merkmale durch mehr oder weniger subtile Manipulationen so zu beeinflussen, dass sie erträglich werden oder aber ganz verschwinden. Derartige Manipulationen können sehr unterschiedlich sein. Sie können in einer erneuten projektiven Wahrnehmungsverzerrung bestehen, indem die störenden Merkmale zunächst ausgeblendet und erst später der Wahrnehmung zugänglich werden. Neben dieser intrapsychischen Manipulation können auch interpersonelle Beeinflussungsversuche erfolgen, die den Charakter von Verführungen und Lockungen oder aber Kritik und Enttäuschung besitzen können (Mentzos, 2009). In der Folge kann es zu Anklagen, Vorwürfen, Rückzügen und Kontaktabbrüchen kommen. Trotzdem kann eine dauerhafte Verbindung entstehen, auch wenn sich in den strittigen Themen keine Annäherung zeigt. Oft reicht die aufrechterhaltene Hoffnung aus, dass sich unter dauerhafter Beeinflussung im Laufe der Beziehung Veränderungen beim Partner herstellen lassen. Eine derartige Beziehung ist oft durch eine chronische Unzufriedenheit der Partner und einen latenten Machtkampf gekennzeichnet, der in dem Bemühen besteht, den anderen in die erwünschte Richtung zu verändern.

Auf diese Weise stellt jede Partnerbeziehung ein psychosoziales Arrangement (Mentzos, 1976) her, in dem die unbewussten Wiederholungstendenzen oft die Hoffnung konterkarieren, mithilfe des Partners eine Lösung alter Konflikte entwickeln zu können. Dennoch können gerade Partnerbeziehungen zur Heilung alter Wunden beitragen, nämlich dann, wenn die projektiven Prozesse erkannt und zurückgenommen werden können. Dies hat zur Konsequenz, dass die Partner in der Lage sind, die jeweils projizierten und delegierten Themen als eigene zu erkennen und sie zu bearbeiten, ohne den Partner für deren Lösung verantwortlich zu machen.

1.6.2 Zwei Modi der Partnerwahl

Allgemein lässt sich die Partnerwahl danach unterscheiden, inwieweit eher die frühen Objektbeziehungen der betreffenden Personen ausschlaggebend für die Entscheidung für den Partner sind oder aber eher eine Person gesucht wird, die ein als insuffizient erlebtes Selbst kompensieren soll. Im Alltag finden wir in der Regel eine Mischung aus beiden Aspekten vor, gleichwohl gibt es Paarkonstellationen, die durch ein eindeutiges Überwiegen einer der beiden Modi gekennzeichnet sind.

Partnerwahl nach dem Anlehnungstyp

Bei diesem Modus der Partnerwahl wird ein Gegenüber gesucht, mit dem die bei den Eltern oder Geschwistern erlebten Möglichkeiten von Anlehnung und Hingabe, Schutz und Fürsorge fortgeführt und wiederholt werden sollen (Freud, 1914, S. 156). Dieser Übertragungswunsch bewirkt, dass die ersehnten Eigenschaften des Partners betont, während unerwünschte, gleichwohl existente Haltungen übersehen werden. So kann etwa ein Mann zu Beginn der Beziehung in seiner Partnerin die erhoffte fürsorgliche, mütterliche Haltung wahrnehmen, nicht aber ihre latente Neigung zur Ausübung von Kontrolle. Diese tritt vermutlich so lange nicht in den Vordergrund, wie der Schutz suchende Partner sich in angemessener Weise dankbar und abhängig zeigt. Eine Veränderung dieses Arrangements könnte dazu führen, dass der Mann einige bei seiner Mutter abgelehnte Aspekte bei seiner Partnerin wiederfindet, obwohl diese auf den ersten Blick keine Ähnlichkeiten zur Mutter aufweist. Umgekehrt kann eine Frau die ersehnte väterliche Stärke und Geborgenheit bei ihrem Mann finden und zugleich seine Rückzugs- und Distanzbedürfnisse übersehen. Erst wenn sich ihr Abhängigkeitsbedürfnis aufgelockert hat, kann es sein, dass sie die beim Vater abgelehnte beziehungsabweisende Seite wahrnehmen kann, die ihr zuvor beim Partner nicht zugänglich war. Gleichwohl kann dies zu einer stabilen Partnerkonstellation führen, wenn beide beispielsweise eine gewisse Befriedigung darin finden, dem Partner durch das Gewähren von Schutz, Führung und Versorgung zur Verfügung zu stehen.

Eine umgekehrte Konstellation ist hier allerdings auch denkbar: Wurden mit der mütterlichen Fürsorge oder der väterlichen Autorität eher konflikthafte Erfahrungen gemacht, kann dies dazu führen, dass entsprechende Wesenszüge generell abgelehnt werden, weil sie an frühkindliche Beziehungsverstrickungen erinnern und Angst auslösen. Die Wahl eines Partners ist dann nicht durch das Aufsuchen von Ähnlichkeiten zum gegengeschlechtlichen Elternteil bestimmt, sondern im Gegenteil durch eine *Vermeidung mütterlicher bzw. väterlicher Merkmale im Partner.* So wird sich eine Frau, die unter der Dominanz ihres Vaters gelitten hat und sich nicht beschützt, sondern eingeengt und gegängelt fühlte, möglicherweise einen weichen, nachgiebigen Partner suchen, den sie nicht fürchten muss. Umgekehrt kann ein Mann, der die Fürsorge seiner Mutter als erdrückend und beengend erlebt hat, eine Partnerin wählen, die besonders wenig Mütterlichkeit ausstrahlt, und sich auf diese Weise vor seiner Vernichtungsangst schützen.

In einer weiteren Konstellation wird möglicherweise ein Partner nach ersehnten elterlichen, also fürsorglichen oder beschützenden Merkmalen gesucht, und zwar nicht deshalb, weil der Betreffende sie in seiner Kindheit erlebt hat, sondern weil er sie im Gegenteil vermissen musste und nun hofft, im Partner eine Entschädigung für entbehrte Beziehungsangebote zu bekommen. Die Wiedergutmachung des früheren Unglücks ist allerdings oft damit verbunden, dass der Versuch unternommen wird, einen schwierigen Partner so zu verändern, dass die erhoffte Harmonie gelebt werden kann. Hier wird versucht, *die negativen Beziehungserfahrungen mit Mutter oder Vater rückgängig zu machen* und in einer neuen Beziehungserfahrung mit dem Partner zu heilen. Da hier bereits in der Partnerwahl die Ähnlichkeiten des Partners mit dem negativen Mutter- bzw. Vaterbild oft wahrgenommen, in ihrer Bedeutung allerdings ignoriert wurden, handelt es sich in der Regel um eine illusionäre Hoffnung, in der Gegenwart die Kränkungen der Vergangenheit nachträglich zu lindern. Meist führen diese Inszenierungen nicht nur zur Wiederholung alter Beziehungserfahrungen, sondern zum Entstehen neuen Schmerzes und erneuter Verletzungen.

Fall Herr und Frau A: Das Paar hatte sich angemeldet, weil es keine Kommunikation mehr zwischen ihnen gebe, es sei alles kalt und beziehungslos geworden, sie seien sich innerlich fremd geworden. Zwar gelinge es ihnen noch, den Alltag einvernehmlich zu organisieren, sobald jedoch eine Begegnung auf persönlicher Ebene stattfinden könne, mache sich eine »eisige Beziehungslosigkeit« breit. Dies habe dazu geführt, dass jeder seine persönlichen Lebensentwürfe weiterentwickelt habe (die Kinder waren inzwischen fast erwachsen), ohne den Partner ernsthaft einzubeziehen. Die Frau trug sich mit ernsthaften Trennungsabsichten und sah kaum Möglichkeiten, ihre inneren Vorbehalte ihrem Mann gegenüber zu lockern, während er, zwar voller Skepsis, eindeutig an der Beziehung festhalten wollte und »ihr noch eine Chance« geben wollte. Obwohl beide Partner voller Ressentiments waren, verlief ihre Kommunikation in »ruhigen Bahnen«, keiner wurde laut, keiner vertrat seine

Position heftig und affektbetont. Es wurde im Beratungsverlauf deutlich, dass für das Paar eine besonders belastete Zeit begann, nachdem die Frau ihre Anstellung in einer gehobenen Position gekündigt hatte, da es für sie zu unerträglichen Auseinandersetzungen mit ihrem Chef gekommen war, denen sie sich nicht gewachsen fühlte und die sie zugleich zutiefst verletzt hatten. Diese Veränderung ihrer beruflichen Situation in Verbindung mit der Kränkung hatte sie - wie schon öfter in der Vergangenheit - in eine anhaltende depressive Verstimmung gestürzt, auf die der Mann kaum reagieren konnte, sondern sie mit Ohnmachts- und Hilflosigkeitsgefühlen beantwortete.

In diesem Zusammenhang wurde deutlich, dass er sich immer eine »starke Frau« gewünscht hatte und dies zunächst in ihrem engagierten und beherzten beruflichen Auftreten bestätigt sah. Erst allmählich bemerkte er an den wiederholt auftretenden depressiven Verstimmungen als Reaktion auf Kränkungen, dass seine Frau nach außen zwar als starke Person auftreten und Auseinandersetzungen mit Vorgesetzten führen konnte, dabei innerlich aber oft zutiefst verletzt aus derartigen Konflikten hervorging. Er hatte sich eine »starke Frau« gewünscht, weil er von sich selbst eher ein Bild relativer Instabilität hatte. Zwar war auch er beruflich durchaus erfolgreich, doch war dieser Erfolg erkauft durch chronische Erschöpfungszustände und ein dauerhaftes Gefühl mangelnder Lebensfreude und Spontaneität. Von der nun zutage tretenden Schwäche seiner Frau fühlte er sich zutiefst bedroht, nicht nur aufgrund seiner Ohnmachtsgefühle, sondern vor allem aufgrund der Erkenntnis, dass seine Partnerin nicht die Person war, die er brauchte und sich – in Verkennung ihrer inneren Realität – gesucht hatte.

Die Frau wiederum erlebte eine tiefe Enttäuschung angesichts seiner Hilflosigkeit, zugleich aber auch eine Bestätigung ihrer Einschätzung, dass sie sich in Krisen nicht auf ihn verlassen könne, da er in der Hauptsache damit beschäftigt sei, sich von ihr abzugrenzen. An diesem Punkt wurde für die Frau deutlich, dass ein aktiver, eventuell sogar dominanter Partner für sie unerträglich gewesen wäre, dass sie im Gegenteil mit ihrem aggressionsgehemmten, nicht machtstrebigen Mann so lange in relativ guter Beziehung gestanden hatte, wie sie sich von ihrem beruflichen Scheitern nicht in so starkem Maße in ihrem emotionalen Befinden beeinträchtigt fühlte. Nun wünschte sie sich einen Partner, der ihre Verzweiflung aushalten und ihr Anlehnung bieten würde, musste allerdings erkennen, dass sie sich aus Angst vor männlicher Dominanz einen Partner gesucht hatte, der so ausgesprochen unsicher war, dass er angesichts ihrer Wünsche mit Angst und Rückzug reagierte. Dieses Arrangement hatte seine Hoffnung auf Partizipation an ihrer Macht befriedigt und ihre Befürchtung hinsichtlich von Machtlosigkeit besänftigt, solange keine gravierenden inneren und äußeren Veränderungen diese Balance störten.

(!) In diesem Fall sollten die Partner Eigenschaften besitzen, die in der Lage waren, sowohl unerfüllte Wünsche zu befriedigen als auch latente Befürchtungen zu besänftigen: Während Herr A von seiner Frau Stärke zu bekommen hoffte, um seine Ohnmachtsgefühle durch eine Identifikation mit ihrer Macht abzuwehren, suchte Frau A einen Partner, der seinerseits ihre latenten, aber gut kompensierten Gefühle von Macht- und Einflusslosigkeit nicht aktivierte. Insofern war es folgerichtig, dass sie eher einen »schwachen« Partner tolerierte, dem gegenüber sie nicht konkurrieren musste, während er mit seiner selbstbewusst auftretenden Frau glaubte, eine Partnerin gewählt zu haben, über die er seine Defizite auszugleichen hoffte. Die Partnerwahl war demnach bestimmt von der Hoffnung, die als defizitär erlebten persönlichen Eigenschaften zu vervollkommnen.

Partnerwahl nach dem narzisstischen Typ

Bei diesem Modus der Partnerwahl soll der Partner Aspekte des eigenen Selbst ersetzen. Wird die eigene Person als unvollkommen oder minderwertig erlebt, so können *Anteile des eigenen Ich-Ideals auf den Partner projiziert* werden. Unter solchen Bedingungen wird dann ein Partner gewählt, der sich dazu eignet, idealisiert zu werden. Auf diese Weise trägt die Partnerwahl zu einer Vervollständigung des als beschädigt oder minderwertig erlebten eigenen Selbst bei und hilft dem Betreffenden, sich nicht weiter mit den kränkenden eigenen Insuffizienzgefühlen beschäftigen zu müssen. Diese Dynamik kann von beiden Partnern gleichsinnig in Szene gesetzt werden, wenn beide im Partner genügend Idealisierungspotenzial finden, mit dessen Hilfe sie sich stabilisieren können.

Es kann aber auch sein, dass der Partner benötigt wird, um abgelehnte, meist als beschämend erlebte Aspekte des eigenen Selbst in ihm zu deponieren. In einer solchen Konstellation wird dann ein Partner gesucht, der sich zur *Projektion von negativen Selbstanteilen* eignet. Der Partner bekommt dadurch eine Entlastungsfunktion, indem er von unerträglichen eigenen Gefühlszuständen befreit und sich beispielsweise für Entwertungen oder Ablehnungen zur Verfügung stellt. Diese Paarkonstellationen können trotz vielfältiger gegenseitiger Verletzungen sehr stabil sein, da beide Partner eigene narzisstische Konflikte im anderen bearbeiten und abwehren können, indem sie die auf das Gegenüber projizierten unbewussten Beziehungswünsche in der erwarteten Art beantworten. So kann die Beziehung zwischen einer pseudounabhängigen narzisstischen und einer abhängigen narzisstischen Person (siehe Kapitel 1.4.4) eine sehr stabile, die je unterschiedlichen Bewältigungsformen des narzisstischen Grundkonflikts akzentuierende Verbindung sein.

Fall Frau und Herr B: Das Paar meldete sich an wegen wiederkehrender, sich zunehmend destruktiv entwickelnder Auseinandersetzungen, in denen die Partner immer weniger Kontrolle über ihre Wutgefühle hatten. Zu handgreiflichen Auseinandersetzungen kam es dabei zwar nicht, doch griff der Mann nicht ein, wenn es zwischen dem 16-jährigen Sohn und seiner Frau zu Konflikten kam, in deren Verlauf Mutter und Sohn sich anschrien. Die Frau war außerordentlich redegewandt und hatte relativ klare Erwartungen, wie eine konkrete Unterstützung durch ihren Mann auszusehen hätte. Er hingegen konnte sich zwar ebenfalls gut artikulieren, brauchte dafür jedoch längere Zeit und betonte immer wieder, dass ihre bestimmende Art für ihn unerträglich sei und ihre Beziehung nur eine Chance habe, wenn sie sich ändere. Dass er sich von seiner Frau aufs Äußerste bedroht fühlte, machte er deutlich durch stundenlange Rückzüge vor den Computer, was im Laufe der Zeit einen fast vollständigen Abbruch der Kommunikation zur Folge hatte. Ein Austausch fand zum Zeitpunkt der Anmeldung nur über die allernötigste Alltagsorganisation statt. Frau B hatte sich inzwischen stark nach außen orientiert und verbrachte die meisten Abende in Kreisen, zu denen er sich nicht zugehörig fühlte, während er immer mehr Zeit mit der Perfektionierung von Computerprogrammen verbrachte.

Im Laufe der Beratung wurde sehr schnell die gegenseitige Tendenz zur Entwertung offenkundig. Sie ließ ihn mit deutlicher Verachtung spüren, dass sie seine konfliktausweichende Haltung zutiefst ablehne und verachte; er machte ihr klar, dass er sie für ihre Neigung, zu herrschen und zu dominieren, für völlig unakzeptabel halte. Als deutlich wurde, wie wenig sie sich in ihrer je persönlichen Art respektieren konnten bzw. einen die Polarisierung vertiefenden Umgang miteinander entwickelt hatten, tauchte die Frage nach der Basis der Beziehung in der Vergangenheit auf.

Nicht Liebe war das Motiv für die Partnerwahl gewesen, sondern das gemeinsame Minderwertigkeitsgefühl. Sie hatte ihn gewählt, weil sie, überzeugt von ihrer fehlenden Attraktivität, der Ansicht war, »lieber ihn als keinen Partner« zu haben. Für ihn spielten ähnliche Motive eine Rolle, indem er sich von ihr zunächst nicht bedroht, sondern aufgewertet und ihr überlegen fühlen konnte.

Dieses Arrangement stand also ganz im Zeichen der Projektion negativer Selbstanteile der Partner. Die Frau erlebte sich aufgrund ihres ausgesprochen schwachen Selbstwertgefühls als so extrem unattraktiv, das sie dankbar sein musste, überhaupt von einem Menschen wahrgenommen zu werden – und sei es auch nur von einem derart entwerteten, wie es ihr Mann in ihren Augen war. Der Mann konnte kompensatorisch sein schwaches Selbstwertgefühl durch die Wahl einer entwerteten Partnerin aufwerten und damit Möglichkeiten der Aggressionsabfuhr bereitstellen, die ihm auf direktem Weg verschlossen waren. So hatten beide im Partner jeweils das gefunden, was sie als eigenes negatives Selbst erlebten. Damit war ein Arrangement getroffen, in dem beide über eine Zeit eine gewisse Ruhe erfahren konnten, die Frau aufgrund des Genusses, entgegen ihren Erwartungen doch von einem Mann begehrt zu werden, er aufgrund der Aufwertung, die ihm seine ichschwache Frau ermöglichte.

Beide Partner wollten sich demnach von einem unerträglichen psychischen Zustand befreien, indem der Partner ihnen die negativen Aspekte ihres Selbsterlebens »abnahm«, mit dem Resultat, dass sie diese bei sich nicht mehr – dafür beim anderen umso schärfer – wahrnehmen und erleben mussten. Es handelt sich bei diesem Fall also um einen Externalisierungsprozess mit dem Ziel der Trennung von Unerträglichem.

In welche Richtung derartige Abwehrvorgänge auch laufen mögen, es wird deutlich, dass durch die Partnerwahl psychosoziale Realitäten geschaffen werden, die einerseits den Abwehrwünschen entgegenkommen, andererseits die Quelle andauernder Enttäuschungen sein können, wenn die Partner sich mit ihren abwehrbedingten Wahrnehmungsverzerrungen konfrontiert sehen.

- Die gegenseitige Wahl der Partner geschieht nicht zufällig.
- Der Partner wird unter Familiaritätsaspekten ausgesucht, an den sich interaktionelle Prozesse anschließen, mit dem Ziel, den Partner in eine gewünschte Richtung zu beeinflussen.
- Durch diesen Prozess entsteht eine Beziehungsgestalt, in der bei oft deutlichen phänomenologischen Unterschieden beide Partner über gemeinsame innerpsychische Themen verbunden sind.
- Diese können sich auf alle zentralen innerpsychische Konfliktbereiche beziehen, insbesondere auf die Regulation von Nähe-Distanz, Macht-Ohnmacht, Passivität-Aktivität und des Selbstwerterlebens.

1.7 Entwicklungen in Partnerschaften

Zirkularität: Im Verlauf einer Partnerschaft bedingen sich die Partner in ihrem Verhalten jeweils vor dem Hintergrund ihres gemeinsamen Themas (siehe Kapitel 3.1.1). Der Versuch, den Partner zu beeinflussen, zu manipulieren, nach den eigenen Vorstellungen wahrzunehmen, zu formen oder zu konstruieren, bleibt somit auch nach der Partnerwahl erhalten. Jedes Verhalten eines Partners kann daher als Ursache des Verhaltens des anderen Partners gesehen werden und umgekehrt. Man spricht in diesem Zusammenhang von einer Zirkularität des Verhaltens (siehe Kapitel 2). Aus der je individuellen Perspektive erlebt sich jeder der Partner als Reagierender auf das Verhalten oder die Haltung des anderen, der mit seinem Tun wiederum Einfluss auf Gestimmtheit und Verhalten seines Gegenübers nimmt. Diese wechselseitige Beeinflussung führt nun in der Regel zu einer Verstärkung des ursprünglichen Verhaltens. So wird ein eher rational argumentierender Partner durch die betonte Emotionalität seines Gegenübers sich zu einer forcierten Rationalität genötigt sehen, was das Gegenüber wiederum bewegt, noch mehr Gefühle ins Spiel zu bringen.

Beide Partner nehmen in diesem Prozess das eigene Verhalten und Erleben als Reaktion auf einen äußeren Anstoß wahr. Dass es sich hierbei aber lediglich um eine dem eigenen Erleben entgegenkommende subjektive Interpunktion der beschriebenen Zirkularität handelt, wird dabei nicht erlebt. Die Wahrnehmung, lediglich Reagierender zu sein, hält sich somit hartnäckig in uns und hat vermutlich verschiedene Gründe: Das Zirkularitätskonzept ist eine theoretische Perspektive, die sich nicht unmittelbar ins Erleben übersetzt. Ganz grundsätzlich ist es äußerst fraglich, ob Erleben überhaupt außerhalb von Ursache-Wirkungs-Zusammenhängen möglich ist. Dies bedeutet, dass individuelle Interpunktionen stets den Kommunikationsprozess bestimmen und in Partnerschaften darüber von beiden Partnern eine spezifische Beziehungsform konstruiert wird. Ein weiteres Motiv für das oft zähe Festhalten an der reaktiven Position ist vermutlich das menschliche Schulderleben. Die ansonsten nicht sehr attraktive Position des Ausgeliefertseins an den anderen scheint in dieser kommunikativen Verbindung für jeden der Partner von Vorteil zu sein. Indem das Verhalten des Partners als Ursache für das eigene betrachtet wird, relativiert sich die persönliche Verantwortung für eigenes Tun, sodass auch die Frage der Schuld eindeutig beim Partner verortet werden kann. Da Schuld und Schuldgefühle schwer erträgliche Erlebensweisen sind, die oft unter hohem psychischem und manipulativem Aufwand abgewehrt werden müssen, spielen diese Themen in Paartherapien immer eine bedeutsame Rolle. Insofern ist jede Abwehr von Schulderleben mit einer enormen emotionalen Entlastung verbunden, deren Auflösung oft heftiger Widerstand entgegengesetzt wird.

Polarisierung: Nach einem gemeinsamen Annäherungsprozess am Beginn der Partnerschaft teilen sich also im weiteren Verlauf die Partner in einem zirkulären Prozess zunehmend die Rollen und Verhaltensweisen auf, um das gemeinsame Grundbedürfnis zu befriedigen. Häufig kommt es zu einer komplementären Aufteilung der Rollen, etwa: »Weil du so stark bist, bin ich so schwach.« Dieses Phänomen wird auch als Polarisierung bezeichnet. Hier kann teilweise der Eindruck entstehen, dass einer der Partner genau das Gegenteil des anderen Partners sei. Paare haben oftmals eine gute Arbeits- und Funktionsteilung entwickelt, die im gelingenden Fall dazu angetan ist, das gemeinsame Grundthema sowohl von einer progressiven als auch regressiven Position aus zu bewältigen (Volger u. Merbach, 2010). So könnte ein Paar, dessen gemeinsames Thema sich um die Bearbeitung eines Autonomie-Abhängigkeits-Konflikts dreht, die Polarisierung entwickelt haben, dass die Frau sich um die expansiven Themen kümmert, während der Mann eher das beharrende Moment vertritt. In traditionellen Beziehungen finden wir darüber hinaus oft auch eine starke Regelung der Zuständigkeiten – die Frauen organisieren den Haushaltsbereich, die Männer die Arbeitswelt. Diese Polarisierungen können sehr produktiv sein, sofern sich die Partner der Relativität der eigenen Position bewusst sind und die des Partners nicht bekämpfen oder entwerten, sondern im Prinzip als Bereicherung und Ergänzung der persönlichen Fokussierung erleben.

Fixierung: Ein derartiger Prozess hat die Tendenz, die einmal besetzten Positionen nicht etwa durchlässiger zu machen, sondern zu verfestigen. Mit zunehmender Beziehungsdauer kommt es somit zu einer Fixierung in den jeweiligen Rollen. Aus dem Satz »Weil du so stark bist, kann ich so schwach sein« wird nun ein »Weil du immer so stark bist, muss ich immer so schwach sein«. Selbst diese Einengung muss kein Problem darstellen und kann teilweise sehr funktional sein, wenn beide Partner sich trotzdem in ihrer gegenseitigen Entwicklung fördern. Diese Fixierung kann allerdings auch zu schweren Beziehungsstörungen führen, die darin münden, im Partner nur noch einen Feind sehen zu können, der bekämpft werden muss, um das eigene Selbst zu retten.

- In Beziehungen entwickeln sich Polarisierungen, indem gemeinsame Grundbedürfnisse durch komplementäre Rollenaufteilungen der Partner gelebt werden.

- Durch eine Fixierung dieser Positionen kommt es zu einer Erstarrung der Beziehungsdynamik.
- In der Folge entstehen Beziehungsstörungen.

1.8 Auslöser für Krisen

Alltägliche Belastungen können Auslöser für eine Krise werden, die sich mitunter als schleichender Prozess und Summe vieler Missverständnisse, Enttäuschungen und Zurückweisungen einstellt, denen Resignation, Streit und Rückzug folgen. Die Beziehung wird brüchig, weil sie eine Quelle andauernder Enttäuschungen wird, und statt eine emanzipatorische, von schwierigen alten Themen befreiende Wirkung zu entfalten, entpuppt sie sich als Wiederholung alter Beziehungsmuster und Beziehungsenttäuschungen. Die Brüchigkeit des unbewussten Beziehungsarrangements zwischen Paaren baut sich oft infolge einer langen Geschichte kleiner Brüche auf, indem sich alltägliche und chronische gegenseitige Enttäuschungen auftürmen und schließlich von dem Paar nicht mehr repariert werden können. Derartige Entwicklungen können sich unbemerkt und schleichend vollziehen und entgleisen dann angesichts alltäglicher Belastungen.

Schwellensituationen können ebenfalls Beziehungskrisen auslösen. Übliche Entwicklungsaufgaben, die an die psychischen Verarbeitungsmöglichkeiten der Partner ohnehin hohe Anforderungen stellen, führen dann dazu, dass unbewusste Beziehungskonzepte nicht mehr gelebt werden können. Eine der bedeutendsten Schwellensituationen, die in jungen Paarbeziehungen Brüche hervorrufen können, ist die Geburt des ersten Kindes, eine Situation, die von den Partnern verlangt, die Befriedigungsmöglichkeiten der dyadischen Beziehung aufzugeben, um eine triadische Beziehung aufzubauen. Diese ist eine, im Gegensatz zur Dyade, eher zu Instabilität neigende Beziehungskonstellation, in der alle persönlichen Erfahrungen und Bewältigungen früher Dreierkonstellationen, insbesondere der ödipalen Situation, wachgerufen werden. Konkurrenz, Neid, Rivalität und das schmerzhafte Gefühl des Ausgeschlossenseins tauchen auf und müssen reguliert werden angesichts der gemeinsamen Aufgabe, sich um das Wohlergehen eines Kindes zu kümmern, eine sowohl psychisch als auch beziehungsdynamisch sehr anspruchsvolle Aufgabe. Eine andere Schwellensituation in Paarbeziehungen ist die Beendigung der Familienphase, die bei vielen Paaren mit dem Beginn des Ruhestandes einhergeht. Hatte das Beziehungsarrangement angesichts der gemeinsamen Verantwortung den Kindern gegenüber auch durchaus ernste Krisen überdauert (oft befördert durch den Wunsch, den Kindern keine Trennung zuzumuten), werden nun bisher notdürftig reparierte Brüche plötzlich in ihrer ganzen Tragweite bewusst und können zu finalen Brüchen der Beziehung werden. Indem der Arbeitsbereich als weiterer beziehungsstabilisierender Faktor ebenfalls wegfällt, ist diese Schwellensituation durch einen massiven Einbruch der regulierenden Abwehrmaßnahmen gekennzeichnet.

Kritische Lebensereignisse führen ebenfalls häufig zu Beziehungsbrüchen, da sie das alte unbewusste Beziehungsarrangement infrage stellen und ein neues nicht entwickelt werden kann. Als kritische Lebensereignisse sind alle dramatischen Lebensveränderungen einzuschätzen, die die üblichen Abwehr- und Bewältigungsmöglichkeiten des Einzelnen und damit oft auch die des Paares überschreiten. Innerpsychische Themen, die bisher durch eine stabile psychosoziale Abwehr ausbalanciert waren, kommen dann unreguliert zum Vorschein. Dazu gehören Arbeitslosigkeit, Krankheit oder der Tod eines Familienangehörigen. Ebenso können aber auch auf den ersten Blick erfreuliche und erwünschte Ereignisse wie der Bau eines Hauses oder eine angestrebte Beförderung ein bis dahin stabiles Beziehungsgleichgewicht zerstören.

Persönlichkeitsstrukturelle Gegebenheiten der Partner sind ebenfalls häufig für eine Brüchigkeit der Beziehung verantwortlich. So suchen Menschen mit einem strukturellen Mangel nicht einen autonomen und eigenständigen Partner, sondern benötigen ein Gegenüber, das ihnen hilft, einen erlebten Mangel auszugleichen, ohne selbst Ansprüche zu stellen. Hier wird der Partner als Selbstobjekt benötigt und mobilisiert heftige Aggressionen, wenn er sich dieser Funktion entzieht. Dies führt zu sehr instabilen Paarbeziehungen, die immer wieder entgleisen und in heftigen aggressiven Auseinandersetzungen münden.

- Auslöser für Krisen können sehr unterschiedlich sein:
  - alltägliche Belastungen,
  - Schwellensituationen,
  - kritische Lebensereignisse,
  - persönlichkeitsstrukturelle Gegebenheiten.
- In ihrer Bedeutung für die Auslösung von Partnerschaftskrisen unterscheiden sie sich in dem Maße, in dem sie schwer oder nicht veränderbare Merkmale enthalten, wie etwa die Persönlichkeitsstruktur.

1.9 Störungen in Partnerschaften

Zu Störungen in der Partnerschaft kommt es, wenn die Polarisierung die Entwicklung des Paares nicht mehr fördert. Partner können sich dann jeweils in Positionen bringen, in denen das Verhalten nicht mehr frei gewählt werden kann, sondern zum Zwang wird. Willi (1975/2012) nennt diese Interaktion von Paaren *Kollusion* und beschreibt sie als einen Beziehungsmodus, in dem das Paar sich gegenseitig in die jeweiligen Polarisierungen zwingt. Diese Fixierung kann es nicht auflösen, weil beide Partner einander genau in dieser Einseitigkeit benötigen. Dabei geht er davon aus, dass in gestörten Paarbeziehungen die Partner zu einer Polarisierung neigen, in der der eine die regressive, der andere die progressive Position besetzt. Damit sind Abwehrmechanismen gemeint, die für die Bearbeitung der jeweiligen innerpsychischen Konfliktthemen der Partner entweder kindlich anmutende Haltungen motivieren oder aber eine Pseudoautonomie in Szene setzen (siehe Kapitel 6). In beiden Fällen fürchten die Partner sich vor autonomen Haltungen und Verhaltensweisen: Der Partner in der regressiven Position fürchtet Autonomie, Verantwortungsübernahme und Überforderung, der Partner in der progressiven Position erlebt Bedürftigkeit und Schwäche als beschämend und ängstigend. Hinter dem Verhalten beider Partner liegen demnach tiefgehendere Ängste und Befürchtungen, die mithilfe des kollusiven Beziehungsarrangements reguliert werden sollen. Anderenfalls würden beide Partner mit eben den Befürchtungen und Ängsten konfrontiert, die sie durch das starre Besetzen ihrer jeweiligen Position vermeiden möchten. So ist dem progressiven Partner nicht daran gelegen, mit eigener Bedürftigkeit und Abhängigkeit in Berührung zu kommen, umgekehrt möchte der regressive Partner nicht die Beunruhigung und Angst angesichts autonomer und expansiver Herausforderungen erleben. Die kollusive Dynamik dient demnach der Angstabwehr und Enttäuschungsprophylaxe: Indem das jeweils Beunruhigende vom Partner gelebt wird, müssen beide dafür sorgen, dass diese Position nicht verlassen wird. So benötigt jeder den anderen zur Selbststabilisierung mit der Folge einer zunehmenden Fixierung in der jeweils eingenommenen Position.

Willi (1975/2012) hat dazu vier Grundmuster des pathogenen Zusammenspiels von Partnern beschrieben. Er unterscheidet die

- narzisstische Kollusion, mit dem Thema »Liebe als Einssein«;
- orale Kollusion, mit dem Thema »Liebe als Einander-Umsorgen«;
- anale Kollusion, mit dem Thema »Liebe als Einander-ganz-Gehören«;
- phallische Kollusion mit dem Thema »Liebe als soziales Prestige«.

In diesem differenzierten und anschaulichen Modell verdeutlicht er die durch die jeweiligen Interaktionszirkel abgewehrten Ängste der Partner und deren Deponierung im anderen. Die Fokussierung auf einen gemeinsamen Grundkonflikt bei phänomenologisch polarisierten Haltungen und Verhaltensweisen stellt für die beraterisch-therapeutische Arbeit ein wesentliches Modell für ein vertieftes Verständnis von Paarkonflikten bereit. Gleichwohl orientiert sich das Konzept an inzwischen antiquierten Geschlechtsrollenstereotypen, die sicher weiterhin in Paardynamiken anzutreffen sind, die allerdings in keiner Weise die veränderten aktuellen Rollenbilder und Geschlechterverhältnisse abzubilden in der Lage sind. Insofern fällt eine Anwendung auf heutige Beziehungsanforderungen und -konflikte schwer. Auch unter theoretischem Aspekt ist eine kritische Reflexion dieses Konzeptes erforderlich, da Willi sich der damals herrschenden traditionellen psychoanalytischen Persönlichkeits- und Krankheitstheorie bediente, die inzwischen einer gründlichen Revision, Erweiterungen und Differenzierungen unterzogen wurde.

Bauriedl (1980) vertieft in ihrem psychoanalytischen Modell der Beziehungsanalyse das Kollusionskonzept. Sie betrachtet die Polarisierungstendenz in Partnerschaften als Ausdruck der allem menschlichen Erleben inhärenten Ambivalenz. Diese von Freud in verschiedenen Schriften entwickelte Theorie besagt, dass alle Erlebnisinhalte durch Gegensätze bestimmt sind und der Mensch in diesem Spannungsfeld zugleich sich widersprechende Wünsche und Befürchtungen erleben kann, die ausgehalten und zu einer Lösung gebracht werden müssen. Dieser dialektische Prozess setzt ein intaktes und ausreichend starkes Ich voraus. Ist dies nicht vorhanden, kommt es zu einer *Ambivalenzspaltung*. Das heißt, durch eine Dissoziation der beiden Pole wird die unerträgliche Spannung zwar aufgehoben, bleibt allerdings innerpsychisch im Unbewussten der Person wirksam. Bauriedl (1980) hat dieses intrapsychische Konfliktmodell für die Analyse interpersoneller Beziehungen erweitert.

Danach sind alle Paarbeziehungen mit der Aufgabe konfrontiert, die Verschiedenheit zweier aufeinander bezogener Menschen, deren Wünsche, Bedürfnisse und Ängste, zu regulieren. Eine Partnerschaft, die die zwischen zwei Personen vorhandene Spannung in einer dialektischen Beziehung aufnimmt, ist dadurch gekennzeichnet, dass die Personen sich ihrer Ambivalenzen bewusst sind, sodass Ängste und Schwierigkeiten der Partner thematisiert werden können. Innerhalb einer derartigen Beziehung können die Partner sich gegenseitig bei der Bewältigung der Angst unterstützen, die die Konfrontation mit dem jeweils Fremden des Partners auslöst. In gestörten Partnerschaften hingegen kann diese Spannung intrapsychisch nicht gehalten werden. Die Angst, die durch das Anderssein des Partners mobilisiert wird, führt nicht zu einem vertieften Interesse an ihm, sondern zum inneren Rückzug aus der Beziehung. Im Gegenzug wird die eigene Haltung und Überzeugung verabsolutiert und der andere in seiner Person nicht als der, der er ist, wahrgenommen und anerkannt. Stattdessen werden eigene Vorstellungen projektiv im Partner deponiert und auch für diesen für gültig erklärt. Damit wird der andere dazu benutzt und benötigt, die eigene Instabilität auszugleichen.

Um dieses Ziel zu erreichen, bedienen sich die Partner der *Manipulation*, als »gegenseitige Bedrohung durch Machtausübung« (Bauriedl, 1980, S. 35). Das Motiv für derartige Manipulationen ist demnach die Angst vor der Infragestellung der eigenen Abwehrmechanismen. Indem jeder »im Anderen das bekämpft, was er bei sich selbst nicht ertragen kann« (S. 34), kommt es zu einer Fixierung der Beziehung und in der Folge zu einer Beziehungsstörung. Dabei ist die Störung im Wesentlichen dadurch gekennzeichnet, dass durch Manipulation vom Partner Gefühle von Anerkennung und Liebe »erzwungen« werden sollen, ein zwar nachvollziehbarer, aber zum Scheitern verurteilter Wunsch. Denn Gefühle können nicht hergestellt, sondern nur zugelassen werden. Eine wesentliche Voraussetzung für eine ausreichend gute Ambivalenztoleranz sind daher

- die Fähigkeit, für die Besonderheiten der eigenen psychischen Verfassung Verantwortung zu übernehmen, und
- die Fähigkeit, das Fremde im anderen anzuerkennen.

Ambivalenztoleranz bedeutet dann nicht die Überwindung von Unterschieden durch die Entwicklung von Kompromissfähigkeit, sondern im Gegenteil die Wahrnehmung und Anerkennung nicht auflösbarer innerer Gegensätze und die Fähigkeit, innerpsychische Spannungen zu ertragen, anstatt sie an den Partner zu delegieren. Zu akzeptieren, dass der Partner tatsächlich ein »Anderer« ist und mit ihm an vielen Punkten keine Übereinstimmung und Nähe hergestellt werden kann, ist nicht nur enttäuschend und schmerzhaft, sondern konfrontiert mit Abschied und Trauer. Die Stärke, trotz polarisierter Verhaltensweisen Gemeinsames in den je unterschiedlichen Bedürfnisses zu entdecken und als Ausdruck einer jedem Menschen innewohnenden Ambivalenz anzuerkennen, beinhaltet schlussendlich die Fähigkeit, »das Eigene im Anderen« (Daser, 1993) und die Alterität in sich selbst auszuhalten und zu akzeptieren. Das folgende Fallbeispiel demonstriert die tragischen Auswirkungen, wenn dieser Prozess nicht stattgefunden hat.

Fall Herr und Frau C: Das Paar kam in die Beratung, nachdem bei Herrn C eine lebensbedrohliche Erkrankung diagnostiziert worden war und Frau C zunehmend unter der Entfremdung litt, die sich seitdem zwischen ihnen eingestellt hatte. Während sie angesichts der Endlichkeit ihrer Beziehung auf eine intensive Zweisamkeit mit ihrem Partner gehofft hatte, wandte er sich dem Buddhismus zu, meditierte intensiv und brach in ihrem Erleben den Kontakt zu ihr ab. In der Paarberatung wurde deutlich, dass für Herrn C die Beschäftigung mit dem Buddhismus eine existenzielle Kraftquelle bereitstellte, die er für die Bewältigung seiner Krankheit dringend benötigte. Frau C wiederum hatte gehofft, durch die Unterstützung der Beratung ihren Mann zu einer stärkeren Hinwendung zur gemeinsamen Beziehung bewegen zu können. Es kam zu heftigen aggressiven Auseinandersetzungen zwischen den Partnern. Frau C wollte die Entscheidung ihres Mannes nicht wahrhaben, war schließlich zutiefst verzweifelt und drohte ihrem Mann ihren möglichen Suizid an.

Nun wurde deutlich, dass die unterschiedlichen Beziehungsvorstellungen, die bereits immer die Paardynamik bestimmt hatten, angesichts der Endlichkeit ihrer Beziehung nun nicht mehr reguliert werden konnten. Nachdem Frau C sich sehr schmerzlich von ihrer Beziehungssehnsucht getrennt und aufgehört hatte, ihren Mann zu attackieren, konnten beide beginnen, sich mit ihrer Beziehungsdynamik zu beschäftigen, und erkennen, dass er sich vor ihren Ansprüchen schon immer durch »Dichtmachen« verschlossen hatte und sie schon immer mit Beharrlichkeit und Aggressionen versucht hatte, gegen seine Mauer anzurennen – beides Muster, die ihnen biografisch vertraut waren. Hier nun setzte bei Frau C ein Trauerprozess ein, indem sie die Vergeblichkeit ihrer Hoffnung wahrnehmen konnte, ihr Mann möge ihren Wunsch nach Nähe und Verbundenheit teilen. Herr C hingegen war entlastet von dem chronischen Druck und bereit, sich den Wünschen seiner Frau nach mehr gemeinsamer Zeit nicht zu verschließen. Der so gefundene Kompromiss war für Frau C zutiefst bitter, da sie nie aufgehört hatte, an die Überwindung der unterschiedlichen Beziehungswünsche zu glauben, und hinterließ in ihr eine tiefe Trauer und Enttäuschung. Herr C hingegen wirkte befreit, da er nie davon ausgegangen war, dass er seine Distanzwünsche, die bis zu seiner Erkrankung durch berufliche Konstellationen reguliert werden konnten, verändern würde. Dennoch wurde beiden deutlich, dass sie sich mit der Frage der Alterität nie wirklich beschäftigt hatten, sondern eher froh gewesen waren, handhabbare Lösungen für ihre Unterschiedlichkeit zu finden.

Dieses Fallbeispiel verdeutlicht, dass die Verschiedenheit von Partnern die Paaridentität ein Leben lang implizit bestimmen kann, ohne dass es zu massiven Konflikten kommen muss. Erst wenn die gefundenen Kompromissbildungen nicht mehr zur deren Regulation zur Verfügung stehen, wird deutlich, inwieweit eine Auseinandersetzung mit dem Fremden im Partner tatsächlich stattgefunden hat. Oft wird dem Paar erst hier bewusst, dass die Hoffnung, den Partner in eine gewünschte Richtung zu verändern, niemals aufgegeben wurde und er in wesentlichen Aspekten seiner Person nicht mit dem persönlichen Lebensentwurf übereinstimmt.

- Beziehungsstörungen sind Ausdruck von Polarisierungen eines zugrunde liegenden psychischen Themas, wobei die Partner einander gegenseitig so beeinflussen, dass sie jeweils in der regressiven bzw. progressiven Position fixiert bleiben.
- Diese Polarisierung ist zugleich Ausdruck einer unzureichend entwickelten Ambivalenztoleranz beider Partner, da die Alterität des Partners immer Spannungen verursacht.
- Können Spannungen nicht in der Paarbeziehung und intrapsychisch gehalten und bearbeitet werden, kommt es zu projektiven Prozessen, in deren Folge sich eine Ambivalenzspaltung manifestiert.
- Im Rahmen einer Ambivalenzspaltung werden im anderen abgelehnte eigene Inhalte deponiert und dort bekämpft.
- Ambivalenztoleranz beinhaltet die Fähigkeit, innere Spannungen zu ertragen, die aufgrund nicht auflösbarer innerer Widersprüche und Konflikte entstehen.

2 Kommunikation aus tiefenpsychologischer Perspektive

2.1 Paare erzählen sich Geschichten

Paare erzählen sich gegenseitig Geschichten. Diese Geschichten handeln von sich selbst (»Ich habe es heute wieder nicht geschafft, bei der Bank anzurufen«), von der Beziehung zum Partner (»Dass du gerade heute so spät nach Hause kommst, finde ich sehr rücksichtslos von dir«), von der Beziehung zu anderen (»Mein Kollege findet auch, dass man sich das nicht gefallen lassen darf«), von Hoffnungen (»Vielleicht können wir uns die Reise ja doch noch leisten«) und Befürchtungen (»Ich glaube ja nicht, dass es klappt«) in Bezug auf sich selbst, den Partner und andere. Die Geschichten, die Partner sich erzählen, strukturieren ihre Erfahrungen und Handlungen zu wiederkehrenden Mustern und schaffen damit einen gemeinsamen Verständnisrahmen für ihre Beziehung. Kann sich das Paar auf gemeinsame Deutungsmuster einigen, das heißt ein gegenseitiges Verstehen entwickeln, wird es sein Erleben und Handeln, wie problematisch es aus einer Außenperspektive heraus auch erscheinen mag, als kongruent, stimmig und angemessen wahrnehmen.

Das Erzählen hat verschiedene Dimensionen und verfolgt unterschiedliche implizite Ziele. Im Folgenden werden einige Erzählfunktionen und deren Bedeutung in Paarbeziehungen beschrieben.

Erzählen als Herstellen von Gemeinsamkeit: Viele Paare haben das Bedürfnis, die eigene innere Welt mit dem Partner zu teilen. Sie erzählen sich daher, was sie am Tag erlebt und wie sie die Ereignisse des Tages emotional und kognitiv beantwortet haben. Dabei gehen sie vor dem Hintergrund ihres inneren Bildes vom Partner in einen intensiven Austausch über das jeweilig Erlebte. Dass es hier nicht nur um die Bestätigung eines Konsenses geht, zeigt sich in Formulierungen wie »Du wirst es nicht gut finden, aber ich habe heute …«. Diese kontinuierliche Herstellung einer gemeinsamen Welt bezieht sich nicht nur auf die Einbeziehung des Partners in die äußere Realität, sondern betrifft in besonderer Weise auch die innere Realität der Partner. So erzählen die Partner sich persönliche innere Themen, mit denen jeder der beiden beschäftigt ist.

Sie berichten einander, was sie gerade gelesen, gedacht, beim Recherchieren gefunden und gehört haben und welche Gedanken, Befürchtungen, Hoffnungen und Interpretationen angestoßen wurden. Über diesen kontinuierlichen Austauschprozess sind die Partner miteinander verbunden und konstruieren und vertieften mit jedem Gespräch ihren gemeinsamen intersubjektiven Raum als Paar. Indem in dieser geteilten Beziehungswelt beide Partner eine hohe Vertrautheit und Sicherheit erleben, stellt sie nicht selten für die Partner eine größere Intimität bereit als die Sexualität.

Erzählen als Inszenierung: Viele lebensgeschichtliche Aspekte sind unbewusst. Sie werden erst dadurch erfahrbar, dass sie auf der Bühne der Alltagsinteraktion in Szene gesetzt werden. Im beraterisch-therapeutischen Kontext ist eine der zentralen Möglichkeiten der Inszenierung der Individual- und Beziehungsgeschichte die Art und Weise, wie die Partner ihre Beziehungsgeschichte erzählen. Zum einen erzählen sie diese sich selbst, der Adressat ist sozusagen eine innere Instanz, vor der ein bestimmtes Bild der eigenen Person gezeichnet wird. Zum anderen ist aber auch der Partner Adressat dieser Geschichte, dem über die Art und Weise des Erzählens Dinge mitgeteilt werden sollen, die oft jenseits aller Worte liegen. Nicht umsonst rufen die individuellen Sichtweisen oft heftige Empörung hervor mit der verärgerten Bemerkung: »So kannst du das aber nicht darstellen.« Als Drittes ist es die Geschichte, die einem bestimmten Berater oder einer Beraterin unter den Bedingungen einer bestimmten Gesprächssituation erzählt wird, die wiederum geprägt ist durch eine spezifische Übertragungssituation.

Erzählen als Entdeckung: Beim Erzählen geht es nicht nur um ein Wiederholen bewusster und unbewusster Lebensthemen, sondern auch um den Versuch des Verstehens und Entdeckens: »Eine Lebensgeschichte lernt man dadurch kennen, dass man sie zu erzählen versucht« (Strupp u. Binder, 1991, S. 104). Lebensgeschichten sind keine absoluten Wahrheiten, sie verkörpern keine objektive Realität. Dies wird nirgendwo so deutlich wie in der Paartherapie, wo zwei Menschen die Geschichte oder einzelne Episoden ihrer Beziehung aus teilweise so unterschiedlichen Perspektiven schildern, dass man den Eindruck gewinnen könnte, als handele es sich um zwei voneinander getrennte Wirklichkeiten. Diese Irritation aufseiten des Beraters ist dem Bedürfnis nach Eindeutigkeit geschuldet, verweist aber lediglich darauf, dass zwei Menschen ihr gemeinsames Leben aus einem je individuellen Blickwinkel erleben und beurteilen und damit verschiedene Wirklichkeitsvarianten der gemeinsamen Beziehungsgeschichte beisteuern. Beim Erzählen geht es also immer auch um den Prozess des Kennenlernens der je persönlich strukturierten Lebensgeschichte/-n durch das eigene Konzept der Erzählung. Das Kennenlernen in der Paartherapie richtet sich dabei immer auf eine individual- und eine paardynamische Perspektive aus: Zum einen lernt jeder der Partner sich und seine innere Realität durch seine Erzählung neu kennen, zum anderen besteht die Möglichkeit, einen Einblick in die innere Welt des Partners zu gewinnen, der außerhalb des Therapiesettings oft so nicht möglich ist.

Erzählen als Konstruktion von Wirklichkeit: Erzählen dient immer auch der Konstruktion von Realität, indem Ereignisse und Erleben der Vergangenheit in einen Sinnzusammenhang gestellt werden, der innere Eindeutigkeit stiftet, indem er bestimmte Momente akzentuiert und andere vernachlässigt. Wenn die Herstellung von Sinn etwa geprägt ist durch die je individuellen Persönlichkeitsstrukturen der Partner, sind die chronischen Missverständnisse des Paares leicht nachvollziehbar.

Erzählen als Erklären: Geschichten werden erzählt, um Erklärungen für augenblicklich erlebte Probleme und Schwierigkeiten zu erhalten. Besonders in Beratungs- und Therapieprozessen werden kausale Erklärungen zwischen früheren und späteren Ereignissen seitens des Therapeuten hergestellt, die auf der Basis eines Alltagsverständnisses oft nicht in einen Zusammenhang gebracht werden können (Kerz-Rühling, 1989). Unter Einbeziehung unbewusster Motive des Verhaltens können den Partnern oft überraschende Erklärungen für das eigene Erleben und Verhalten ebenso wie für das des Partners zur Verfügung gestellt werden, die in ihrer sinnstiftenden Funktion dem therapeutischen Prozess oft eine wesentliche Richtung geben.

Erzählen als Legitimation: Unter diesem Aspekt spielt im Erzählen der Abwehraspekt eine hervorgehobene Rolle, indem Erklärungen gesucht werden, die stärker der eigenen Sicherung als dem Versuch des Verstehens geschuldet sind. Unter einer neurophysiologischen Perspektive spricht Roth (2014, S. 371) ebenfalls die Legitimationsfunktion des sprachlichen Ichs an, wenn er betont, dass wir aus Unkenntnis unseres Unbewussten gezwungen sind, ständig Geschichten zu erfinden, da wir »unser Fühlen, Denken und Handeln vor uns selbst und insbesondere auch vor den anderen sprachlich-logisch rechtfertigen müssen«. Dies hat damit zu tun, dass unsere »bewusste, weitgehend sprachlich vermittelte Existenz eine soziale ist und keine Fortsetzung des Unbewussten«.

Erzählen als Regulation des Selbstwerts: Das Erzählen in der Paartherapie macht immer auch Aussagen darüber, wie der Partner gesehen wird, wie er gewünscht und in welchen Aspekten er abgelehnt wird. Über das Erzählen werden also immer auch Mitteilungen an den Partner gerichtet, der damit in seiner Persönlichkeit anerkannt und geschätzt oder aber entwertet und infrage gestellt werden kann. Erzählungen sind demnach ein zentrales Mittel der Selbstwertregulation innerhalb von Partnerschaften. Bei strittigen Paaren wird Erzählen daher oft auch genutzt, um den Partner zu entwerten oder zu kritisieren.

Erzählen dient dann stärker der Deregulierung denn der Mitteilung selbstwertstabilisierender Inhalte. Das Versanden der Kommunikation ist bei vielen Paaren dann das Ergebnis der Erfahrung, dass Erzählen immer auch Kränkungen transportiert, die vermieden werden können durch Schweigen.

Erzählen als beraterisch-therapeutischer Veränderungsprozess: Findet das Erzählen der Beziehungsgeschichte in einem beraterisch-therapeutischen Kontext statt, in dem ein Dritter bemüht ist, diese Geschichte durch empathisches Verstehen auf eine neue, dem Paar meist unvertraute Art zu verstehen, kann sie sich selbst, aber auch dem Partner gegenüber neu erzählt werden. Die therapeutische Wirkung des Erzählens ergibt sich nach Fonagy, Target und Allison (2003) nicht aus der Rekonstruktion biografischer Ereignisse. Vielmehr wirkt »der Prozess der Bearbeitung gegenwärtiger Erfahrungen im Kontext anderer Perspektiven heilend« (S. 847). Eine ergänzende Perspektive kann zum Beispiel die des Partners sein oder aber eine biografische, die persönliche Lebensgeschichte thematisierende. Indem die beraterisch-therapeutische Begegnung dem Paar über dessen »bisherige Perspektiven hinaus einen weiteren Rahmen zur Verfügung stellt, in dem Subjektivität interpretiert werden kann« (S. 847), stößt sie Veränderungen an und konstituiert damit eine neue Paargeschichte. Dieser Veränderungsprozess ist das eigentliche Ziel beraterisch-therapeutischen Erzählens, in dem sich die verschiedenen Erzählfunktionen realisieren.

2.2 Komponenten der Kommunikation

In all diesen Geschichten geht es wie in jeder Kommunikation nicht in erster Linie um einen sachlichen Austausch von Botschaften, sondern um einen hochkomplexen Vorgang, in dem die Beziehung zwischen den kommunizierenden Partnern definiert und eine gemeinsame Wirklichkeit konstruiert wird. Sie umfasst die verbale, die nonverbale, die paraverbale und die extralinguistische Kommunikation.

- Die linguistische oder explizite (oft auch verbale) Kommunikation umfasst Informationen, Aussagen und Appelle. Auf diesem Kommunikationskanal wird der *Inhalt* einer Konversation vermittelt.
- Die nonverbale oder implizite Kommunikation umfasst den gesamten Bereich der *Körpersprache* wie Mimik, Gestik, Körperhaltung, Blickkontakt, Nähe–Distanz und die körperlich-physiologischen Begleiterscheinungen des Sprechaktes.

- Die paraverbale oder paralinguistische Kommunikation umfasst alle mit der *Stimme* im Zusammenhang stehenden Merkmale, wie Stimmlage, Stimmqualität, Lautstärke, Sprechtempo, Sprachmelodie, Sprachrhythmus, Tonart, Tonfall, Stimmlage, Formulierung, Aussprache und Atemverhalten. Diese Merkmale sind besonders von situationellen Gegebenheiten abhängig, da sie unmittelbar die emotionale Gestimmtheit des Sprechers zum Ausdruck bringen.
- Die extralinguistische Kommunikation beinhaltet Merkmale, die den Sprecher in seiner *Persönlichkeit* charakterisieren, wie das Alter, sein Geschlecht, seine Hautfarbe, Kleidung, besondere Körpermerkmale, sein Auftreten und sein Gesundheitszustand.

In jeder Mitteilung sind all diese Merkmale enthalten, wobei die linguistische Ebene den Inhaltsaspekt einer Mitteilung kommuniziert, während alle anderen Merkmale den Beziehungsaspekt transportieren.

2.3 Kommunikationsmodelle

Es gibt verschiedene Kommunikationsmodelle, deren Brauchbarkeit für die Beschreibung kommunikativer Prozesse im interpersonellen Kontext sehr unterschiedlich ist.

Watzlawick, Beavin und Jackson (1969) entwickelten ein Modell, in dem sie Kernmerkmale der Kommunikation formulierten, mit deren Hilfe Kommunikationsprozesse beschrieben und analysiert werden können. Folgende Axiome beschreiben danach den kommunikativen Prozess:

- Axiom 1: Man kann nicht nicht kommunizieren.
- Axiom 2: Jede Kommunikation hat einen Inhalts- und einen Beziehungsaspekt.
- Axiom 3: Kommunikation ist immer Ursache und Wirkung.
- Axiom 4: Menschliche Kommunikation ist digital und analog.
- Axiom 5: Kommunikation ist symmetrisch oder komplementär.

Es war das Verdienst dieser Wissenschaftler, zu beschreiben, dass menschliche Kommunikation nicht in erster Linie durch den Austausch sachlicher Informationen charakterisiert ist, sondern die zugleich kommunizierte Beziehungsebene den oft relevanteren Anteil an der Mitteilung umfasst (Axiom 2). Insofern besitzt jedes Verhalten in einer interpersonellen Situation Mitteilungscharakter und ist insofern Kommunikation (Axiom 1). Diese ist durch einen fortwährenden Austausch charakterisiert und besitzt weder Anfang noch Ende. Die Zirkularität von Kommunikation wird durch individuell gesetzte Interpunktionen der Interaktionspartner aufgehoben (Axiom 3). Dies bedeutet, dass jeder aufgrund seines subjektiven Erlebens und seiner je individuellen Interpretation diesen zirkulären Prozess in ein Ursache-Wirkungs-Verhältnis umdeutet, bei dem er den Interaktionspartner als Verursacher seiner Handlungen definiert. Da dieser Deutungsprozess vice versa auch durch das Gegenüber vorgenommen wird und die subjektive Wirklichkeit des Einzelnen dessen »Wahrheit« bestimmt, wird das Handeln der Beteiligten immer deren gemeinsam konstruierte Wirklichkeit abbilden. Auf diese Weise wird Realität konstruiert als Interpunktion von Ereignisfolgen und bildet nicht eine objektiv vorhandene Wirklichkeit ab. Störungen in diesem Prozess ergeben sich danach entweder aufgrund unterschiedlicher und nicht kompatibler subjektiver Interpretationen der Interaktionspartner oder aufgrund von Differenzen zwischen der Inhalts- und Beziehungsebene, die sich in einer Inkongruenz von digitaler und analoger Kommunikation realisieren kann. Die digitale Kommunikation ist durch eine logische Syntax gekennzeichnet, während der analogen Kommunikation diese logische Struktur fehlt. Insbesondere für die zwischenmenschliche Kommunikation ist sie von besonderer Bedeutung, da sie über das Ausdrucksverhalten die Bedeutung einer Mitteilung vermittelt, was digitale Kommunikation nicht vermag (Axiom 4).

Obwohl Watzlawick et al. (1969) mit ihrem konstruktivistischen Ansatz eine erkenntnistheoretische Position vertreten, die analytische Theorien nicht teilen, ist dieses Modell für eine tiefenpsychologische Beratungsarbeit konzeptionell in besonderer Weise wegweisend. Es betont die Subjektivität von Wahrnehmen und Handeln und ist damit unmittelbar anschlussfähig an die tiefenpsychologische Perspektive, wonach dem Menschen nur eine durch seinen biografischen Hintergrund geprägte Weltsicht möglich ist. Diese subjektive Realität konzeptionell zu beschreiben und in ihren vielfältigen Facetten zu differenzieren, ist das Verdienst der Tiefenpsychologie; deren Wirkweise und Dynamik im Kontext interpersoneller Beziehungen zu verdeutlichen, ist das Verdienst dieses Kommunikationsmodells.

Gleichwohl bestehen gravierende Differenzen mit Blick auf die von Watzlawick et al. vorgeschlagenen Methoden der Veränderung gestörter Kommunikationsabläufe, da aus tiefenpsychologischer Perspektive dysfunktionale Prozesse nicht allein durch Metakommunikation, also eine Kommunikation über die Kommunikation, reguliert werden können. Buchholz (1983) weist in seiner Kritik der Metakommunikation sehr treffend darauf hin, dass sie »zwar ›Bewusstheit fördern‹ könne, ihr aber ›der unbewusste, subjektive Sinn‹ entgehe« (S. 639). Dies hat besonders für die beraterisch-therapeutische Kommunikation gravierende Folgen, da es in einem tiefenpsychologischen Konzept immer auch um die Wahrnehmung und Entschlüsselung des unbewussten Sinns von Mitteilungen geht, der sich dem bewussten Zugang über eine Metakommunikation entzieht.

Viele andere Konzepte, wie das Vier-Ohren- oder Vier-Seiten-Modell von Schulz von Thun (1981), beschreiben unter Einbeziehung der Axiome von Watzlawick ebenfalls zentrale Perspektiven, aus denen menschliche Kommunikation zu betrachten ist. Danach enthält jede Nachricht einen Sachinhalt, eine Selbstoffenbarung, also persönliche Informationen über die beteiligten Personen, eine Beziehungsaussage und einen Appell, also eine Mitteilung über die beabsichtigte Wirkung der Kommunikation. Diese Kommunikation wird vom Gegenüber von »vier Ohren« empfangen, sodass bei beiden Partnern ein Kommunikationsquadrat entsteht, bei dem jeder der vier Aspekte von jedem verstanden, aber auch missverstanden werden kann. Auch dieses Modell eignet sich gut zur Analyse von Kommunikationsprozessen und deren Störungen, gleichwohl werden auch hier bewusstseinsferne Mitteilungen nicht ausreichend berücksichtigt, um beziehungsdynamisches Verstehen zu ermöglichen.

Ein weiteres Kommunikationsmodell stellt die Transaktionsanalyse (Berne, 1961/2001, 1967/2002) bereit, die unterschiedliche Ich-Zustände beschreibt, in denen sich die Kommunikationspartner begegnen und je nach eingenommener Position unterschiedliche Mitteilungen machen. So ist die Kommunikation aus der Perspektive des Eltern-Ichs eher kritisch oder fürsorglich, während sie aus der Rolle des Kind-Ichs angepasst oder rebellisch ist. Im Gegensatz dazu ist die Kommunikation aus der Position des Erwachsenen-Ichs durch Sachlichkeit und Angemessenheit gekennzeichnet. In ähnlicher Weise beschreibt die Familientherapeutin Virginia Satir bestimmte kommunikative Rollen, wie den Beschwichtiger, den Ankläger, den Ablenker und den Rationalisierer, die mit spezifischen Kommunikationsstilen in Verbindung stehen (Satir, Bandler u. Grinder, 1976/2011). Beide Modelle waren mit ihrer detaillierten Beschreibung typischer kommunikativer Verhaltensmuster und deren Auswirkung auf den Kommunikationsverlauf wegweisend und nahmen in der Folge mit unterschiedlichen Methoden entscheidenden Einfluss auf verschiedene Therapieschulen.

Das in der Tradition der klientenzentrierten Psychotherapie von Rogers stehende Konzept der Gewaltfreien Kommunikation (GFK) nach Rosenberg (2013) fokussiert auf den Erwerb einer Kommunikationstechnik, zielt aber grundlegender auf die Herstellung eines empathischen Kontakts zum Gegenüber ab. Dieses

Modell unterscheidet zwischen gewaltfreier und lebensentfremdender Kommunikation und kennzeichnet beide Modalitäten durch bestimmte kommunikative Stile. So zeichnet sich die gewaltfreie Kommunikation durch eine die Bedürfnisse des Gegenübers achtende Haltung aus, die sich in einem wertschätzenden kommunikativen Verhalten realisiert, das als Voraussetzung für die Entwicklung von Empathie für das Gegenüber angenommen wird. Umgekehrt ist die lebensentfremdende Kommunikation durch den Gebrauch moralischer Urteile, das Leugnen von Verantwortung und das Stellen von Forderungen charakterisiert. Dieses Modell verweist mit seinem konsequenten humanistischen Ansatz auf die Bedeutung von Kommunikation als Voraussetzung für die Herstellung konfliktarmer Beziehungskonstellationen. Es geht allerdings dabei von zu hinterfragenden Grundannahmen aus, die angesichts mannigfaltiger Psychopathologien kommunizierender Menschen nicht vorausgesetzt werden können. Als Voraussetzung für eine erfolgreiche Anwendung dieses Konzepts ist etwa die Mentalisierungsfähigkeit der Partner, ihre empathische Kompetenz und ihre Ambivalenztoleranz gegenüber der Autonomie des Gegenübers zu berücksichtigen. So bleibt zu prüfen, welche Paare das Training von Kommunikationsstrategien zur Herstellung einer produktiven Kommunikation in ihren Partnerschaften anwenden können und welche Paare aufgrund struktureller Mängel davon nicht profitieren. Trotz dieser Einschränkungen geben die Kommunikationstechniken dieses Modells wichtige Hinweise für die Reflexion kommunikativer Prozesse.

- ► Jede Kommunikation findet auf unterschiedlichen Ebenen statt (z. B. Inhalts- und Beziehungsaspekt), die jeweils unterschiedliche Botschaften transportieren können.
- ► Realität wird durch Kommunikation konstruiert, sie bildet nicht eine objektiv vorhandene Wirklichkeit ab.
- ► Durch die Interpunktion von Ereignisfolgen, die jeder der Interaktionspartner je unterschiedlich vornimmt, entsteht die subjektive Bedeutung der Kommunikation.

2.4 Kommunikation in Paarbeziehungen

Die vorangegangenen Überlegungen verdeutlichen, dass jede Kommunikation extrem störanfällig ist und zu Instabilität neigt. In jedem Sprechakt werden gleichzeitig viele unterschiedliche Signale aus je differenten innerpsychischen Kontexten synchron kommuniziert, deren Botschaften nicht zwangsläufig zueinander passen und sich sogar widersprechen können. Derartige Inkongruenzen lassen sich nicht vermeiden, da die Bedürfnislagen der kommunizierenden Personen trotz äußerlich ähnlichem Kontext sehr unterschiedlich sein können. Es macht einen Unterschied, ob eine sprachliche Mitteilung als Information für den anderen konzipiert ist oder ob die Mitteilung einen Vorwurf transportieren soll. Die Motive hinter der verbalen Kommunikation finden dann ihren Ausdruck über das breite Spektrum nichtverbaler, analoger Ausdrucksmöglichkeiten. Umgekehrt sind auch die Motive des Empfängers für das Verständnis der Mitteilung essenziell. Befindet er sich in einer angespannten Beziehungssituation zum Sender der Botschaft, wird er etwas anderes hören als in einer freundlich-entspannten Konstellation. So lässt sich erklären, warum viele heftige Konflikte innerhalb von Paarbeziehungen aus äußerlich unbedeutenden Anlässen entstehen, wenn diese ein dahinterliegendes Beziehungsdrama anstoßen.

2.4.1 Alltagskommunikation: Ein komplexer Prozess

Im Folgenden sollen einige Aspekte dieses komplexen Prozesses an einer einfachen verbalen Mitteilung veranschaulicht werden: Eine Frau kommt nach der Arbeit nach Hause und stellt fest, dass die Spülmaschine noch nicht ausgeräumt ist. Zu ihrem Mann sagt sie: »Die Spülmaschine ist ja noch nicht ausgeräumt.« Vordergründig handelt es sich um eine sachliche Feststellung, die durch digitale Kommunikation übermittelt wird. Welche Beziehungsbotschaft sie enthält, transportiert die analoge Kommunikation an den Adressaten. Will die Frau ihren Mann auf eine Tatsache aufmerksam machen, wird sie ihre Mitteilung in sachlichem Ton und ohne deutlich davon abweichende Mimik kommunizieren. Da sie aber hier davon ausgehen kann, dass der zu Hause arbeitende Mann über diese Situation nicht in Kenntnis gesetzt werden muss, ist anzunehmen, dass in ihrer Tonlage ein gewisser Aufforderungscharakter mitschwingt, der ihm ihre Erwartung vermittelt, dass diese Tätigkeit bereits von ihm hätte erledigt sein müssen. Hört er die Aufforderung, ohne dass zugleich ein ungeklärtes Beziehungsthema in ihm angestoßen wird, könnte er dies freundlich parieren: »Ich fürchte, du meinst, ich sollte das machen; ich finde aber, nun bist du mal dran mit der Hausarbeit.« In seiner Mimik könnte sich dabei ein freundlich-ironisches Lächeln zeigen, seine Stimme wäre weich und resonanzreich. Sind sich beide Partner über die Beziehungsdefinition einig, könnte dies zu einem weiteren Geplänkel über fragwürdige Beurteilungsmaßstäbe mit Blick auf die Verteilung der Hausarbeit, eventuell auch zu kleinen Sticheleien zur geschlechtergerechten Rollenaufteilung anregen, würde aber zu keinem Konflikt des Paares führen.

Ist der Gesichtsausdruck der Frau allerdings genervt, die Stirn gerunzelt, die Stimme in ihrer Tonlage hoch und das Sprechtempo schnell, dann wird der sachlichen Feststellung eine Botschaft beigefügt, die deutliches Missfallen ausdrückt. Hier würde es wieder auf die innere Motivationslage des Mannes ankommen, inwiefern diese Thematik einen schwelenden Beziehungskonflikt trifft, der für beide Partner bisher nicht befriedigend gelöst wurde. So könnte in dem so angesprochenen Partner heftiger Ärger mobilisiert werden, der sich in einem Gegenvorwurf ausdrückt: »Das ist ja mal wieder typisch für dich, du kommst nach Hause und siehst, was ich alles nicht gemacht habe!« Dabei könnte er mit rauer, harscher Stimme sprechen und seine Körperhaltung wäre angespannt. Dies könnte, sofern beide Partner nicht regulierend eingreifen, zu einer manifesten, aggressiv ausgetragenen Konfliktsituation führen, die zum Ausdruck bringt, dass der Mann sich in seiner Haushaltsführung nicht akzeptiert fühlt und die Frau es möglicherweise schwer ertragen kann, wenn der Partner eigene Prioritäten setzt.

Ist ihr das eigene Dominanzbedürfnis und dessen nichtverbale Kommunikation durch ihr Verhalten nicht bekannt, so könnte auch sie sich durch die Reaktion ihres Mannes angegriffen fühlen, da sie vermeintlich eine sachliche Feststellung kommuniziert hat, die er mit einem Angriff beantwortet. Dies wiederum kann auf einen grundlegenderen Konflikt des Paares verweisen, in dem Fragen von Autonomie, Dominanz und Unterwerfung in der Partnerschaft virulent sind und eine Eskalation von Auseinandersetzungen begünstigen. Die Antwort könnte dann ganz symmetrisch eine weitere Attacke sein: »Da bist du ja mal wieder fein raus, immer fühlst du dich von mir dominiert, wenn ich dich auf das Notwendige aufmerksam mache.«

Eine weitere Vertiefung des Konflikts kann eintreten, wenn der Sender der Mitteilung darauf beharrt, lediglich einen sachlichen Tatbestand kommuniziert zu haben. Dann können leicht verletzende Streitsituationen entstehen, in denen sich die Beteiligten mit Verallgemeinerungen attackieren: »Immer kommst du so scheinheilig daher, und im Grunde geht es dir nur darum, dass du alles unter Kontrolle hast.«

In einer weiteren Möglichkeit könnte die Mitteilung der Frau von dem Mann als eine ihn in seiner Persönlichkeit infrage stellende Schuldzuweisung erlebt werden, wenn die mangelhafte Zuverlässigkeit des Mannes und das große Kontrollbedürfnis der Frau zu einem nicht lösbaren Beziehungskonflikt geworden sind. Der Mann könnte dann hoch aggressiv die Küche verlassen und vielleicht brüllen: »Mach doch deinen Kram allein, wenn du alles besser weißt.« Er könnte aber auch, je nach Persönlichkeitsstruktur, den Hinweis auf seine erneute Unzuverlässigkeit als massive Kränkung erleben und sich dem Kontakt mit seiner Frau durch Schweigen entziehen. Mit einer derartigen Inszenierung würde er seiner Frau zu verstehen geben, dass er ihr nun dieselbe Missachtung zufügt, die er gerade von ihr erlebt hat. Dies kann als bewusstes Manöver eingesetzt werden, kann aber auch aus einer zutiefst empfundenen Verletzung des Selbstwertgefühls zu einem Ohnmachtserleben führen, das ihn seiner Energie beraubt und nur durch den Rückzug in die eigene Welt reguliert werden kann.

Eine weitere Verarbeitungsmöglichkeit könnte darin bestehen, dass der Mann sich bei einer »Nachlässigkeit« ertappt fühlt und sich angesichts des Unmuts seiner Partnerin dieser unterwirft und ihr in ihrer Erwartung an ihn recht gibt: »Oh, Mist, das habe ich ganz vergessen. Tut mir leid, ich mache es gleich.« Diese Unterwerfung angesichts der nichtverbal kommunizierten Unzufriedenheit seiner Frau könnte verschiedene Motive haben: Er könnte ihre Erwartung nachvollziehen und die fragliche Aufgabe ohne inneren Konflikt erledigen, da er mit der getroffenen Beziehungsdefinition einverstanden und identifiziert ist. Seine angepasste Reaktion könnte aber auch ein Hinweis auf eine Aggressionshemmung sein, wenn er sich einem Konflikt mit seiner Frau nicht gewachsen fühlt. Sollte er trotzdem einen gewissen Ärger angesichts ihrer Zurechtweisung empfinden, könnte es dann zu einer Fehlleistung kommen, dass er seine Ankündigung »vergisst« und die Spülmaschine nicht ausräumt. Dasselbe Resultat könnte eintreten, wenn er seine Ankündigung bewusst als Abwehrmanöver einsetzt, indem er durch Unterwerfung seine Frau freundlich stimmt, mit seiner Beschwichtigung aber keine entsprechende Handlung beabsichtigt.

Um derartige Störungen der Kommunikation analysieren und verstehen zu können, ist es nötig, sich der digital, insbesondere aber auch der analog vermittelten Informationen bewusst zu sein bzw. zu werden. Die Bewusstheit den eigenen Signalen gegenüber setzt eine hohe Introspektionsfähigkeit voraus, da der Versuch, quasiobjektiv auf das eigene Verhalten zu blicken, der Fähigkeit bedarf, sich von der persönlichen emotionalen Wahrheit zu distanzieren. Diese Distanzierungsfähigkeit gelingt nur durch einen erheblichen psychischen Kraftaufwand, da es ja nicht allein um das Bewusstsein dem eigenen digitalen und analogen Handeln gegenüber geht, sondern in weit größerem Maße um dessen innerpsychische Motivation.

So müsste die Frau, die ihrem Mann sagt, die Spülmaschine sei nicht ausgeräumt, ihre persönliche Gestimmtheit angesichts dieses Tatbestands wahrnehmen:

- Will sie ihren Mann darauf hinweisen in der Erwartung, er erledige diese Aufgabe im Sinne einer gemeinsamen Arbeitsteilung?
- Will sie ihrem Mann zu verstehen geben, dass er schon wieder einer getroffenen Abmachung nicht nachgekommen ist?
- Will sie ihm vermitteln, dass sie ohnehin nichts anderes von ihm erwartet hat und ihn grundsätzlich für eine unzuverlässige Person hält?

In Abhängigkeit von der Deutung der partnerschaftlichen Beziehung, der Beziehungsgeschichte zum Thema Arbeitsteilung und den biografischen Erfahrungen mit Blick auf die Zuverlässigkeit von Partnern und Familienangehörigen wird sie ihr Verhalten als kongruent mit ihrer Gestimmtheit deuten. So könnte sie wahrnehmen, dass sie einen »neutralen« Kommentar übermittelt hat, sie könnte aber auch einen über paraverbale Signale kommunizierten ärgerlichen Affekt bei sich beobachten. Würde der Partner darauf ebenfalls mit einem ärgerlichen Kommentar reagieren, müsste sie dies nicht als Ausdruck seiner Verweigerung deuten, sondern könnte ihn als Antwort auf den von ihr kommunizierten Vorwurf verstehen, gegen den der Partner sich zur Wehr setzt. Im ersten Fall könnte dies zu einer Eskalation führen, im zweiten könnte eine Beruhigung der Situation erfolgen.

Nicht nur das eigene Verhalten muss registriert und gedeutet werden, sondern in demselben Maße auch das des Gegenübers:

- Welche Signale vermittelt das Gegenüber über welche Kanäle?
- Werden Inhalts- und Beziehungsaspekt der Botschaft als kongruent erlebt?
- Wie wird das Motiv für das Verhalten des Gegenübers gedeutet?

Reagiert der Mann zum Beispiel beleidigt (»Du kannst auch nur meckern, wenn du nach Hause kommst«), könnte die Frau wahrnehmen, dass er sich durch ihren Kommentar angegriffen fühlt, und versuchen, seine Motive nachzuvollziehen. Je nachdem, wie die partnerschaftliche Abmachung zum Thema Verantwortungsübernahme geregelt ist, könnte sie sein Verhalten als Zeichen seiner Überlastung deuten, da sie vermutet, dass er einen unerfreulichen oder anstrengenden Arbeitstag hatte. Deutet sie seine Reaktion als Ausdruck einer unterschwelligen Beziehungskrise, indem er mit Kränkungsgefühlen auf Kritik an seiner Person reagiert, kann es sein, dass sie sich resigniert zurückzieht und eine Bestätigung für ihre Deutung erfährt, er sei unfähig zur Verantwortungsübernahme.

Aus dieser kurzen Beschreibung eines in Sekundenschnelle ablaufenden Kommunikationsverlaufs wird deutlich, dass es in diesen Prozessen nicht in erster Linie um den Austausch von Informationen geht, sondern um die Definition der Beziehung. Diese ist allerdings von vielen innerpsychischen Variablen und Bedingungen abhängig, die sich schlussendlich in dem konkreten Verhalten der Beteiligten Ausdruck verschaffen. Unter diesem Aspekt ist Kommunikation nicht in erster Linie eine zu erlernende Fertigkeit, sondern das Ergebnis innerpsychischer Prozesse, die sich unmittelbar und meist ohne Beteiligung bewusster Wahrnehmung in Mimik, Gestik und stimmlichen Merkmalen realisieren. Die innerpsychischen Themen, die in jeder Kommunikation angestoßen werden, führen unbewusst zurück in die Beziehungsgeschichte des Paares ebenso wie in die biografischen Erfahrungen des Einzelnen. Nach dieser theoretischen Konzeption »geht in jede Kommunikation die ganze Lebensgeschichte des Subjekts ein« (Buchholz, 1983, S. 631) und bildet den unbewussten Hintergrund für das im Außen kommunizierte Verhalten. Dieser zentrale Aspekt der Kommunikation wird in Kapitel 2.5 näher erläutert.

2.4.2 Selbstexploration zur Beziehungsebene

In Anlehnung an das Eisbergmodell, wonach die meisten Aspekte der Kommunikation vor- oder unbewusste sind, werden in jeder Kommunikation assoziative Prozesse in Gang gesetzt, die die Wahrnehmung und Deutung der jeweiligen Begegnung bestimmen und in nichtverbalen Reaktionen der Interaktionspartner zum Ausdruck kommen.

Die nichtverbale Kommunikation wird bestimmt durch die Wahrnehmung und Einordnung des Gegenübers in die individuellen Erfahrungs- und Deutungsmuster. Die folgenden Fragen können die dabei ausgelösten innerpsychischen Prozesse reflexiv bewusst machen, gänzlich unbewusste Inhalte können auf diese Weise nicht verstanden werden. Sie bedürfen der Einordnung im Rahmen eines tiefenpsychologischen Deutungsprozesses, der latente Sinnzusammenhänge erarbeitet. Die folgenden selbstexplorativen Fragen setzen die Fähigkeit voraus, die Differenz zwischen beabsichtigten Einfällen und Reaktionen von unwillkürlich sich einstellenden Inhalten und Assoziationen zuzulassen und nicht im Sinne einer sozialen oder individuellen Erwünschtheit abzuwehren. Gleichwohl kann Abwehr nur bedingt vermieden werden, sodass jede Beantwortung der angeführten Fragen kontextabhängig und relativ ist.

 Selbstexploration der Beziehungsebene in der Kommunikation:

- Wer ist das Gegenüber?
- Worüber spricht das Gegenüber?
- Wie spricht das Gegenüber?
- In welchem Kontext findet die Begegnung statt?
- Was löst das Gegenüber aus?
- An wen, welche biografisch bedeutsamen Personen erinnert das Gegenüber?
- Welche (reale oder fantasierte) Beziehungsdynamik gab/gibt es zu diesen Personen?

- Welche Position habe/hatte ich in dieser Beziehung, welche der/die andere(n)?
- Was habe ich von der/den Person(en) von damals erwartet/erhofft/befürchtet?
- Was erwarte/erhoffe/befürchte ich vom augenblicklichen Gegenüber?
- Welche Haltung/Rolle löst diese Erwartung bei mir aus?
- Was wird innerpsychisch mobilisiert, um diese Haltung zu realisieren?
- Wie kommuniziere ich diese Haltung?
- Was löst eine erwartete Reaktion des Gegenübers aus?
- Was löst eine nicht erwartungsgemäße Reaktion des Gegenübers aus?

2.5 Kommunikation und biografische Erfahrungen

Die menschliche Kommunikation ist maßgeblich geprägt von den biografischen Hintergründen und Konflikten, denen der Betreffende begegnet ist, und seiner Mentalisierungsfähigkeit, die er unter den gegebenen Bedingungen seiner Lebensgeschichte erwerben konnte.

- Von entscheidender Bedeutung für die Kommunikation in Partnerschaften sind die innerpsychischen Themen, die von jedem der Interaktionspartner externalisiert werden (siehe Kapitel 1). In Abhängigkeit davon, welche Objekt- und Beziehungsrepräsentanzen durch den Partner angetriggert werden, sind spezifische, biografisch geprägte Haltungen und affektive Antworten zu erwarten.
- Diese werden durch diverse Abwehrmanöver so »bearbeitet«, dass etwaig auftauchende Bedrohungen unmittelbar reguliert und mittels eines geeigneten Verhaltens dem Interaktionspartner gegenüber nivelliert werden (siehe Kapitel 5).
- Die auf diese Weise von beiden Partnern hervorgebrachte innere und äußere Kommunikation ist in weiten Aspekten unbewusst und muss, um gemeinsames Beziehungsverstehen zu ermöglichen, schlussendlich mentalisierend gedeutet werden. Das heißt, nicht in erster Linie das manifeste Verhalten, sondern dessen Mentalisierung bestimmt die Bedeutung, die ihm verliehen wird.

Im Folgenden werden diese drei Aspekte der Kommunikation gesondert dargestellt.

2.5.1 Kommunikation als Widerspiegelung des Innen im Außen

Die Persönlichkeitsstruktur des Menschen kommt in jeder zwischenmenschlichen Interaktion zum Ausdruck, indem er Informationen sowohl über sein Selbstbild vermittelt als auch über die in der Begegnung angestoßenen Objektrepräsentanzen. Jede Kommunikation transportiert demnach Informationen, wie wir uns selbst und das Gegenüber als Interaktionspartner wahrnehmen. Durch die in Szene gesetzten verbalen, nonverbalen und extralinguistischen Aspekte der Kommunikation werden daher immer innerpsychische Inhalte externalisiert, die Ausdruck der jeweiligen Persönlichkeitsstruktur sind und die jeweilige Beziehungssituation definieren. Diese Inhalte werden ausgelöst durch den jeweiligen Kontext, der unmittelbar die je individuellen Übertragungsbereitschaften mobilisiert:

- Wird eine Situation als sicher und angenehm erlebt, wird über das kommunikative Verhalten das Bild eines freundlichen und zuvorkommenden Menschen präsentiert, der keine Aggressionen auslösen möchte.
- Wird eine Situation als unsicher und ängstigend erlebt, kann ein ähnlich freundliches Verhalten in Szene gesetzt werden, in der Hoffnung, das Gegenüber ebenfalls freundlich zu stimmen. Hier würden einem vergleichbaren Verhalten unterschiedliche Motive zugrunde liegen, wobei fraglich ist, wie viel der empfundenen Unsicherheit dennoch unbewusst kommuniziert wird.
- Eine Unsicherheit provozierende Beziehungssituation kann eine latente Aggressivität mobilisieren, die zum Beispiel durch Körperhaltung und Sprache zum Ausdruck gebracht wird und dazu dient, das Gegenüber durch Macht und Überlegenheitsdemonstrationen zu beeindrucken.
- Eine als unsicher erlebte Beziehungskonstellation kann aber auch eine grandiose Selbstdarstellung mobilisieren, mit der Bewunderung und narzisstische Anerkennung hervorgerufen werden soll.

In Abhängigkeit von dem jeweiligen Kontext reinszenieren sich demnach durch die Externalisierung innerer Repräsentanzen alte konflikthafte Themen mit neuen Bezugspersonen. Inwieweit sich der Betreffende dieser Reinszenierung bewusst ist, hängt von seiner Introspektionsfähigkeit und seiner Persönlichkeitsstruktur ab. So sind Menschen mit einer ausgeprägten Kontaktstörung oder einer narzisstischen Persönlichkeitsstruktur oft nicht in der Lage, die für sie angstauslösenden Merkmale einer Beziehungssituation zu identifizieren. Indem im weiteren Austauschprozess beziehungsstiftende, -regulierende und -abweisende Informationen kommuniziert werden, konstelliert sich in der Kommunikation eine Dynamik, die das »alte« innerpsychische Thema bestätigt. So führt freundliches Verhalten meist zu angenehmen Antworten des Gegenübers, aggressives zumeist ebenfalls zu Ablehnung, und narzisstische Kommunikation provoziert in der Regel, je nach Adressat, die Inszenierung von Grandiosität oder aber Entwertung, die sich gegen den Kommunikationspartner oder aber auch die eigene Person richten kann.

2.5.2 Kommunikation als Inszenierung von Abwehr

Vor diesem Hintergrund kommt den Gefühlen eine große Bedeutung zu, da sie über ihren nonverbalen Ausdruck eine besondere Rolle in der Kommunikation spielen. Alle nonverbalen Signale wie Mimik, Gestik, Körperhaltung und Intonation vermitteln die innere Verfassung eines Menschen. Damit wird der Körper zu einem wesentlichen Mitteilungsorgan, da er dem Gegenüber einen Eindruck vom Befinden der Person kommuniziert.

Die nonverbale Kommunikation läuft überwiegend unbewusst ab und entzieht sich damit der direkten Kontrolle. So ist es nicht möglich, die physiologischen Parameter einer Angstreaktion unter bewusste Kontrolle zu bringen; selbst bei größtem Bemühen verraten Merkmale wie die Atmung oder die Schweißproduktion das innere Empfinden. Gleichwohl kann die nichtverbale Kommunikation durch verschiedene innerpsychische Operationen verfälscht werden. So können Abwehrprozesse Gefühle so verändern, dass sie ihren bedrohlichen Charakter verlieren und damit auch nicht mehr zum Ausdruck gebracht werden müssen. Alle Abwehrmechanismen dienen diesem Ziel und verändern damit profund das Erleben des Betreffenden. Sie führen dazu, dass Menschen ihre Gefühle unterdrücken oder aber begrenzt und »falsch« zum Ausdruck bringen. So können ärgerliche Gefühle durch Freundlichkeit überdeckt und dazu benutzt werden, ein noch unangenehmeres Gefühl, wie zum Beispiel ein Insuffizienzgefühl, zu kaschieren.

Abwehrmanöver sind unbewusst und folgen oft bestimmten Abläufen. Gefühle können in ihr Gegenteil verkehrt werden, zum Beispiel kann Passivität durch Aktivität ersetzt werden. Es können Gefühle durch rationale Begründungen ausgeschaltet oder aber durch Projektion in einer anderen Person deponiert werden. Die Verdrängung sorgt beispielsweise dafür, dass von dem verdrängten Inhalt nichts erinnert wird, sondern sich dieser ausschließlich über eine Lücke im Erleben des Betreffenden rekonstruieren lässt. In derartigen Fällen ist die nonverbale Kommunikation absolut kongruent mit der bewusst erlebten Situation, da das Abgewehrte sich aufgrund der Verdrängung meist keinen Ausdruck verschaffen kann. Dass es dennoch wirksam bleibt, kommt in diversen Fehlleistungen zum Ausdruck, die sich sowohl auf der Inhaltsebene in sprachlicher Form als auch auf der Beziehungsebene in Handlungen realisieren können. So kann ein unliebsamer Termin einfach »vergessen« werden oder aber eine sprachliche Entgleisung auf den unbewussten Inhalt hinweisen. Die Begrüßung einer Person mit falschem Namen ist daher so peinlich, weil diese Fehlleistung darauf verweist, dass der Betreffende nicht erwartet oder sogar nicht erwünscht ist.

Während die über Abwehr hergestellte innerpsychische Regulation unbewusst bleibt, da Bedrohliches ausgeschaltet wurde, sind auch willentliche, also bewusste Manipulationen des affektiven Ausdrucks möglich. Hierbei werden durch Mimik, Gestik, Intonation und Körpermerkmale Haltungen zum Ausdruck gebracht, die einer bestimmten Rolle, nicht aber einem realen Erleben entsprechen. Der Betreffende imaginiert demnach eine Position, von der er sich einen sozialen und damit auch innerpsychischen Gewinn verspricht, und füllt diese qua Auftreten und Haltung aus. So kann jemand mit der Rolle einer selbstbewussten Person identifiziert sein und dies durch entsprechendes nonverbales Verhalten ausdrücken, ohne sich entsprechend zu fühlen. Für das Gegenüber ist diese Diskrepanz in der Regel nicht wahrnehmbar, da der Betreffende oft vor sich selbst rollenabweichende innere Haltungen verbirgt. Dass dennoch ein Insuffizienzgefühl kaschiert wird, zeigt sich dann häufig in anderen Kommunikationsformen wie etwa in Symptomatik, Beziehungsstörungen oder aber einem Inkongruenzgefühl des Kommunikationspartners.

Das nonverbale System kann auch dazu benutzt werden, Gefühle auszudrücken, die zwar nicht empfunden werden, im Gegenüber aber eine erwünschte Haltung provozieren sollen. So können Zugewandtheit, Fröhlichkeit oder Interesse in Szene gesetzt werden, sie hinterlassen allerdings stets den Eindruck von Künstlichkeit, sofern sie aus manipulativen Absichten gezeigt werden. Da die nichtverbale Kommunikation nur bedingt bewusst steuerbar ist, wird die »eigentlich« erlebte innere Haltung durch subtile para- und nonverbale Signale wie Intonation, Sprechgeschwindigkeit oder Blickverhalten trotz allem zum Ausdruck gebracht. Die so erzeugte Inkongruenz führt in der Kommunikation zu erheblichen Irritationen, insbesondere dann, wenn zusätzliche Rollen identifikatorisch in Szene gesetzt werden. So kann eine Person sich sehr zugewandt verhalten und die Rolle eines fürsorglichen Menschen besetzen, ohne dass im Gegenüber der Eindruck eines »wirklichen« Interesses entsteht. Hier würde über die Kommunikation eher ein Konflikt zwischen Zuwendung und deren Verweigerung in Szene gesetzt, nicht aber das intendierte Thema.

Es gibt allerdings auch Entwicklungsprozesse, in denen eine Gefühlsgenerierung nur eingeschränkt stattfinden konnte, da sich Gefühle nicht von allein einstellen, sondern durch elterliche Deutungen der kindlichen Körperempfindungen und Grundbedürfnisse entwickelt werden müssen. Konnte das Kind diese Spiegelerfahrung nicht in ausreichendem Maße machen, werden in der Folge strukturelle Mängel dazu führen, dass Gefühle nicht identifiziert, nicht wahrgenommen und nicht verstanden werden können, sodass sie dem Betreffenden nicht zur Beziehungsregulierung und -kommunikation zur Verfügung stehen.

An all diesen Beispielen wird noch einmal in besonderer Weise die Komplexität der an jeder Kommunikation beteiligten inneren Prozesse deutlich, da Inkongruenzen nicht nur zwischen dem Inhalts- und Beziehungsaspekt bestehen können, sondern in großem Umfang auch innerhalb der Beziehungsebene selbst. Dies ist immer dann der Fall, wenn innere Konflikte durch widersprüchliche Impulse in Szene gesetzt werden. Eine derartige, im zwischenmenschlichen Austausch sehr häufige Konstellation kann nicht mithilfe logischer Operationen geklärt werden, sondern ist nur vor dem Hintergrund der jeweiligen innerpsychischen Konfliktdynamik zu verstehen.

2.5.3 Kommunikation als Mentalisierung innerer Prozesse

In zwischenmenschlichen Situationen ist nicht das Verhalten des Gegenübers das zentrale Orientierungsmerkmal, sondern die Zuschreibung seelischer Zustände, die zu dessen Erklärung herangezogen werden. Sie beinhaltet handlungsrelevantes Wissen und mobilisiert ein antwortendes Verhalten, das in Einklang mit den jeweiligen Deutungsmustern steht. Dasselbe Verhalten kann durch unterschiedliche Zustände erklärt werden und damit sehr unterschiedliche Antworten provozieren. Lächelt uns unser Partner an, obwohl wir ihn als genervt wahrnehmen, werden wir ihm gereizt antworten, während wir ihm freudig begegnen, wenn wir seinem Lächeln eine positive Gestimmtheit uns gegenüber unterstellen. Sind wir davon überzeugt, dass er die Spülmaschine nicht ausräumt, weil er keine Achtung vor uns hat, werden wir voller Groll auf ihn reagieren, deuten wir sein Verhalten hingegen als Ausdruck seiner Eile, werden wir möglicherweise seine Nachlässigkeit mit einem Achselzucken quittieren.

Dieser als Mentalisierung bezeichnete Prozess (Fonagy, Gergely, Jurist u. Target, 2004) beinhaltet alltagspsychologische Annahmen darüber, welcher seelische Zustand im Gegenüber ein bestimmtes Verhalten bewirkt haben könnte. Diese mentalen Zustände des Wünschens und Fühlens werden als Gründe und Ursachen von Handlungen betrachtet. Dabei ist Mentalisierung kein bewusster, vorsätzlich eingeleiteter Prozess wie die Introspektion, in der das eigene Erleben reflektiert wird. Es ist auch nicht zu verwechseln mit Empathie, in der eine mehr oder weniger bewusste Einfühlung in fremdes Erleben praktiziert wird. Mentalisierung ist eher zu beschreiben als »habituell gewordener Stil des Nachdenkens und Umgehens mit sich selbst« (Dornes, 2004, S. 302) und dem Gegenüber. Das Nachdenken über Erleben läuft in der Regel nicht nachträglich ab, sondern bereits, während der Affekt erlebt wird. Diese als mentalisierte Affektivität (Fonagy et al., 2004) bezeichnete Fähigkeit bedeutet, dass neben dem unmittelbar erlebten Gefühlszustand ein zweiter Prozess abläuft, der die Erlebnisverarbeitung reflektiert und beides miteinander verbindet.

Sowohl die Qualität des Mentalisierens als auch die mentalisierten Inhalte sind nicht zufällig, sondern unterliegen ebenfalls biografischen Entwicklungsprozessen. Eine stabile Mentalisierungsfähigkeit wird im Laufe der frühkindlichen Entwicklung erworben, wobei eine enge Beziehung zwischen Bindungsqualität und Mentalisierungskompetenz besteht. Dieses empirische Ergebnis ist nicht verwunderlich, da eine sichere Bindung unter anderem dadurch gebildet wird, dass der Säugling eine frühe und zuverlässige Mentalisierung durch die Bezugspersonen erlebt. Insofern ist davon auszugehen, dass diese Fähigkeit in frühkindlicher Zeit durch Internalisierung des elterlichen Verhaltens innerpsychisch im Kind repräsentiert wird und sich schließlich zu einer stabilen inneren Funktion entwickelt, die zu jedem Beziehungsverstehen genutzt werden kann.

Ist diese strukturelle Funktion hingegen nicht ausreichend verfügbar, kann Erlebtes psychisch nicht verstanden und entsprechend auch interpersonell nicht beantwortet werden. Es kommt dann zu Situationen, in denen gefühlsbetonte Erinnerungen an frühere Situationen auftauchen, die der Betreffende als enttäuschend, verletzend oder bedrohlich erinnert. Unter dem Eindruck derartiger Assoziationen wird das beobachtete Verhalten des Partners zu einer Mentalisierung führen, in der sich die frühen schmerzlichen Beziehungserfahrungen widerspiegeln. Umgekehrt können als wohltuend, angenehm oder beruhigend erinnerte Assoziationen auftauchen und dasselbe Beziehungsverhalten des Partners führt zu einer wohlwollenden Mentalisierung und löst Nachsicht oder Verständnis aus.

Nicht nur die mentalisierten Inhalte, auch die Qualität der Mentalisierungsfunktion wird vom biografischen Hintergrund des Einzelnen bestimmt. Es kann davon ausgegangen werden, dass ein Kind, das eine hinreichend gute und angemessene Mentalisierung seiner Bedürfnisse und Empfindungen erfahren hat, als Erwachsener eine stabile Fähigkeit besitzt, den Partner mentalisierend in seinem Inneren zu verstehen und zu beantworten. Umgekehrt wird es bei Personen, die selbst keine angemessene Mentalisierung erfahren haben, zu chronischen Fehlinterpretationen kommen oder aber zu Interaktionsstörungen aufgrund einer mangelhaften Fähigkeit, von der eigenen Perspektive zu abstrahieren und die eines anderen mentalisierend einzunehmen.

2.6 Kommunikationsstörungen in Partnerschaften

Vor dem Hintergrund dieser und der Überlegungen aus Kapitel 1 können Kommunikationsstörungen in Partnerschaften unter anderem durch folgende Beeinträchtigungen entstehen und das Beziehungserleben verzerren:

- Eine Partnerwahl, in der vor dem Hintergrund spezieller Persönlichkeitsmerkmale und -strukturen eine Externalisierung früher Repräsentanzen stattfindet, die zu einer Reaktivierung pathogener Konfliktthemen in der Partnerschaft führt;
- eine eingeschränkte Fähigkeit zur Affektwahrnehmung und Mentalisierung, die aufgrund von Abwehr oder strukturellen Mängeln verhindert, dass der Partner mental in seinen Motiven angemessen gedeutet und verstanden wird;
- eine fehlende oder fehlerhafte affektive Kommunikation über die Beziehung.

2.6.1 Externalisierung dysfunktionaler Repräsentanzen in der Partnerwahl

Die Wahl potenzieller Partnerinnen oder Partner wird unbewusst durch Familiaritätswünsche bestimmt, die dazu führen, dass aufgrund individuell bedeutsamer Übertragungsauslöser ein Gegenüber als attraktiv (oder unattraktiv) wahrgenommen wird (siehe Kapitel 1). Mit der Partnerwahl stehen daher immer zentrale Beziehungswünsche und -ängste in Verbindung, die jeder der Partner aufgrund seines biografischen Hintergrunds erworben und intrapsychisch zu regulieren hat. Indem die Partner sich in einer Weise gegenseitig beeinflussen, dass sie möglichst in großem Umfang den jeweiligen Beziehungserwartungen entsprechen, kommt es zu einer umfänglichen Befriedigung der wechselseitigen Beziehungssehnsüchte. Durch diese soziale Verankerung innerpsychischer Themen kann ein derartiges psychosoziales Arrangement zu einer stabilen, für beide Partner befriedigenden Partnerschaft führen.

In Partnerschaften, die unter chronischen Kommunikationsstörungen leiden, ist dieser Prozess der gegenseitigen Beeinflussung nicht zu einem erfolgreichen Ergebnis gelangt. Dies hat in den meisten Fällen damit zu tun, dass deutliche, oft bereits mit der Beziehungsanbahnung wahrnehmbare »unpassende« Merkmale des Partners »übersehen« oder aber als veränderbar interpretiert wurden. Diese Fehleinschätzung führt in der Folge zu chronischen Enttäuschungen, die je nach persönlichkeitsstrukturellen Eigenschaften durch Anklagen, Vorwürfe, Rückzüge und Kontaktabbrüche, gelegentlich auch durch verbale oder körperliche Gewalt beantwortet werden. Da es sich trotz der strittigen Themen oft um dauerhafte Verbindungen handelt, sind andauernde Kommunikationsstörungen meist unvermeidbar. Derartige Beziehungen sind immer durch eine chronische Unzufriedenheit der Partner gekennzeichnet, nicht selten auch durch ein hohes Aggressionspotenzial oder aber durch eine gegenseitige Beziehungslosigkeit und innere Kälte. In diesen Partnerschaften ist der Wunsch nach einer Lösung alter innerpsychischer Konflikte mithilfe des Partners nicht in Erfüllung gegangen, stattdessen kommt es zu einer chronischen Reaktualisierung besonders schmerzlicher, oft traumatischer früher Erfahrungen, die zumeist das erneute Erleben existenzieller emotionaler Mangelsituationen bewirken.

Fall Herr und Frau D: Das Paar, beide Ende dreißig, befindet sich in einer schweren Krise, es kommt zu tagelangem angespanntem Schweigen der Partner, das nur zur Kommunikation alltäglicher Verrichtungen unterbrochen wird. Zentrales Konfliktthema aus Sicht von Herrn D ist die chronische Abweisung seiner sexuellen Wünsche durch seine Frau, das führe bei ihm zu einer andauernden Verletzung und schlussendlich zu seinem definitiven Rückzug. Frau D hingegen beklagt die chronische Unzuverlässigkeit ihres Mannes, der durch vielfältige sportliche Interessen und eine ausgeprägte Strukturlosigkeit sich kaum an der Organisation des Alltagslebens beteilige. Schon im ersten Eindruck wirkt das Paar sehr unterschiedlich. Während sie zwar freundlich, aber eher kühl und kontrolliert wirkt, ist Herr D in der Beschreibung seiner sexuellen Frustration sehr präzise, seine Ausführungen zu den Vorwürfen seiner Frau bleiben aber recht vage und unkonkret.

In dieser Unterschiedlichkeit hatte das Paar sich bereits kennengelernt, schon in der Anfangsphase ihrer Beziehung waren die deutlich verschiedenen Haltungen und Akzentuierungen der Partner zum Vorschein gekommen. Frau D, die sich der Strukturierung des eher ungeordneten Lebens ihres Partners zuwandte, hatte Zweifel mit Blick auf die Realitätstauglichkeit ihres Mannes; Herr D war in Sorge, wie sich die unterschiedlichen sexuellen Bedürfnisse in der Ehebeziehung auswirken würden. Beide Partner konnten die existierenden Differenzen allerdings einigermaßen regulieren, solange sie nur als Paar zusammenlebten und jeder über große autonome Gestaltungsmöglichkeiten des Privatlebens verfügte.

Dies änderte sich mit der Geburt des ersten Kindes und verstärkte sich mit der Geburt des zweiten. In dem Maße, in dem nun familiäre Anforderungen an beide Partner gestellt wurden, begann eine sich zuspitzende Krise in der Beziehung des Paares. Frau D war für die gesamte Organisation des Familienlebens verantwortlich, da Herrn D dazu die strukturellen Möglichkeiten fehlten. Dies verstärkte ihre Enttäuschung über ihren Mann und ihren Groll, beides konnte nun nicht mehr durch eigene autonome Tätigkeiten kompensiert werden. Herr D wiederum war sich seiner Einschränkung bewusst und bemühte sich intensiv, den Anweisungen und Planungen seiner Frau Folge zu leisten, war dann jedoch zutiefst enttäuscht, dass sie dies nicht in dem Maße honorierte, wie er es angesichts seiner Bemühungen für angemessen gehalten hätte. Frau D registrierte zwar das Bemühen ihres Mannes, empfand allerdings die Rolle der »Familienorganisatorin« extrem frustran und machte ihrem Mann chronische, meist nonverbale Vorwürfe, dass er es zwar schaffe, seine sportlichen Aktivitäten zu realisieren, während das mit Blick auf die familiären Notwendigkeiten nicht gelinge. Dieser Groll wuchs sich zu einer tiefen Ablehnung ihres Mannes aus, dessen sexuelle Bedürfnisse sie nun bei einem ohnehin wenig ausgeprägten eigenen Begehren nicht mehr zu beantworten bereit war. Diese Ablehnung stellte für Herrn D eine so massive narzisstische Kränkung dar, dass er sich schließlich ganz verschloss und die Kommunikation des Paares nur noch innerhalb des familiären Kontextes stattfand. Mit den Kindern gab es zwar sehr fragile und störanfällige, aber für beide durchaus freundliche und unbeschwerte Begegnungen, die allerdings nicht die Kälte zwischen den Partnern zu relativieren vermochten. Beide seien nur noch zusammen, weil sie den Kindern eine Trennung nicht zumuten wollten.

Zu ihrer Kommunikation beschreibt das Paar, dass sie kaum noch explizit über ihre unterschiedlichen Erwartungen und Wünsche aneinander sprechen, da sei alles gesagt. Es sei allerdings in ihrem Zusammensein eine ständige Anspannung virulent, da sie sich ihre Haltungen immer wieder über nichtverbale Signale kommunizieren würden. Herr D beschreibt seine Frau als äußerst kontrollierend, was sich ihm in ihrem Tonfall vermittele, wenn sie etwa feststelle, dass die Kinder noch nicht im Bett seien, wenn sie von einem späten Arbeitstermin nach Hause komme. Frau D beschreibt eine für sie unerträgliche Kälte, die von ihrem Mann ausgehe, und eine chronische Kommunikation seiner Belastung durch tiefes Atmen und entsprechenden mimischen Ausdruck, sobald sie ihn mit familiären Alltagsanforderungen konfrontiere. Die einzige Möglichkeit, diese Spannung aufzulockern, bestehe darin, sich ihm sexuell zuzuwenden, was sie unter den gegebenen Umständen nicht erfüllen könne, was von Herrn D allerdings erwartet wird.

Die in diesem Fall beschriebene Kommunikationsstörung hat eine lange Geschichte, da sie das Ergebnis zweier unterschiedlicher Persönlichkeitsstrukturen und Bedürfnisakzentuierungen ist. Während für Herrn D die sexuelle Begegnung eine zentrale Bedeutung für sein narzisstisches Gleichgewicht besaß, war für Frau D Sexualität schon immer eher marginalisiert. Diese Unterschiedlichkeit war beiden bewusst, sie sprachen jedoch vor der Eheschließung nie explizit darüber. Weder artikulierte Herr D seine Befürchtung, in der Beziehung ein für ihn zentrales Grundbedürfnis nicht befriedigend leben zu können, noch äußerte sie ihre Zweifel, ob sie auf Dauer seine »Alltagsuntauglichkeit« aushalten könne. Zugleich war er sehr erleichtert, dass seine Frau sich seiner »Unordnung« in allen alltagspraktischen Belangen angenommen hatte, und erlebte sie als große Stütze, die sein Leben erheblich verbesserte. Frau D umgekehrt war angesichts der lebenspraktischen Einschränkungen ihres Mannes zwar alarmiert, zugleich aber froh, mit ihrem Mann einen Partner zu haben, der sich ihrer Kontrolle nicht widersetzte und sich in vielen Bereichen leicht von ihr lenken ließ. So waren beide Partner von Anfang an mit Defiziten des Gegenübers konfrontiert, die schon immer zu Konflikten geführt hatten; aber erst mit der Familiengründung dekompensierte das fragile interaktionelle Zusammenspiel.

An diesem Beispiel wird deutlich, dass die Kommunikationsstörungen dieses Paares als Spitze eines Eisbergs betrachtet werden können, an dessen Fundament viele Störungen und Differenzen beteiligt sind. Ein derart fragiles interpersonelles Gleichgewicht ist keine Seltenheit in Paarbeziehungen. Es ist allerdings stets in besonderer Weise durch kritische Lebensereignisse wie die Familiengründung gefährdet und kann unter neuen Belastungen leicht dekompensieren.

2.6.2 Eingeschränkte Fähigkeit zur Affektwahrnehmung und Mentalisierung

Affekte, die über Abwehr verzerrt, in ihr Gegenteil verwandelt oder vollkommen ausgeschaltet werden, können nicht zum Verständnis der Beziehung genutzt werden. Wenn die Affekte, die wahrgenommen werden, nicht die tatsächliche emotionale Situation abbilden, dann sind Kommunikationsstörungen die logische Folge. Die Affektverarbeitung wird nicht nur durch Abwehrprozesse eingeschränkt, sondern auch durch die Tatsache, dass wir den eigenen Beitrag am Zustandekommen der Situation zuungunsten des Gegenübers relativieren. Da das selbstreflexive Verständnis einer Beziehungskonstellation die Fähigkeit voraussetzt, die zwischen Partnern »normalen« Interpunktionsdifferenzen zu reflektieren, kommt es leicht zu der Überzeugung, der andere sei die Ursache für das eigene Empfinden, man selbst lediglich ein Reagierender. Um affektive Informationen für das Beziehungsverstehen nutzen zu können, muss demnach in beiden Partnern ein innerpsychischer Prozess stattfinden, der die Entschlüsselung der jeweiligen Gefühlsprozesse erlaubt und zu einem angemessenen Verhalten beiträgt (Rudolf, 2006/2020). Auch diese Kompetenz ist oft nicht in ausreichend stabilem Umfang verfügbar.

Kommunikationsstörungen können demnach an unterschiedlichen Stellen des affektiven Verarbeitungsprozesses entstehen, indem Abwehrprozesse bestimmten Gefühlslagen ihren bedrohlichen Charakter nehmen oder aber strukturelle Mängel die Wahrnehmung und angemessene Interpretation emotionaler Prozesse behindern. Unter tiefenpsychologischem Verständnis sind Kommunikationsstörungen daher nicht die Ursache der Problematik, sondern als Folge von Beeinträchtigungen innerpsychischer Verarbeitungsprozesse zu verstehen.

Fall Herr und Frau E: Herr und Frau E, beide Ende dreißig, kommen zur Paartherapie weil sie sich in einer Krise befinden, seit die Frau ein Verhältnis zu einem gemeinsamen Freund eingegangen ist. Frau E steht unter erheblichem Druck, ist sichtlich aufgeregt und eröffnet die Stunde mit der Bemerkung: »Ich bin das Problem.« Sie seien seit 13 Jahren verheiratet, kennen sich aus der Schule und hätten insgesamt eine gute Ehe geführt. Vor einem Jahr habe sie eine Affäre begonnen und sei von ihrem Mann »erwischt worden«. Sie sei selbst tief bestürzt über ihren Fehltritt und wolle nun alles tun, um ihre Beziehung zu erhalten. Gleichsam als Unterstützung ihrer Bereitschaft, sich intensiv um die Verbesserung ihrer Beziehung zu bemühen, beschreibt Frau E, wie stark sie sich seit Beginn ihrer Beziehung um ihn gekümmert und um ihn geworben habe. Sie habe darauf gedrängt zusammenzuziehen und habe ihn schließlich auch zu einer Heirat bewegen können. Inzwischen habe sie allerdings oft den Eindruck, sie habe ihn zwar geheiratet, sei sich aber zunehmend unsicher, wie er zu ihr stehe: »Liebst du mich eigentlich?«

Herr E ist über diese Frage sehr erstaunt. Er habe gedacht, dies werde aus der Art und Weise, wie er sich ihr gegenüber verhalte, deutlich. Er werde allerdings mit dem Vertrauensmissbrauch seiner Frau nicht fertig. Er sei tief erschüttert, erkennen zu müssen, dass »meine Frau Seiten hat, die ich nicht erwartet hätte. Das sollte mir nicht passieren, dass ich eine Partnerin habe, die mich betrügt«. Außerdem handele es sich um seinen besten Freund, dem er ebenfalls vertraut habe, um nun erleben zu müssen, dass auch in diesem Fall Misstrauen angebracht gewesen wäre. Die Tatsache, dass diese Beziehung ein Jahr lang hinter seinem Rücken lief und er die beiden im ehelichen Schlafzimmer »erwischt« habe, sei für ihn ein Anzeichen dafür, dass alles, was ihm bislang wichtig war, nun fraglich geworden sei.

Herr E wirkt abwartend und distanziert, dabei sehr logisch und sachlich argumentierend. Er formuliert immer wieder normative Forderungen, die den Eindruck eines hilflosen Protestes machen, als wolle er ausdrücken, so dürfe die Welt nicht sein. Der Kontakt zu seiner Frau ist kühl und abweisend, auch dem Berater vermittelt er immer wieder Zweifel darüber, inwieweit Gespräche bei der Überwindung einer Ehekrise, die durch eindeutige Fakten provoziert worden sei, behilflich sein können. Er zumindest könne sich das nicht vorstellen, sei aber für entsprechende Vorschläge offen. Frau E hingegen ist sehr bewegt, sie weint viel und hinterlässt den Eindruck eines kleinen Mädchens, das getröstet werden möchte. Im Gegensatz zu ihm, der betont unabhängig und abweisend auftritt, wirkt sie hilflos und sehr von seiner Zuwendung abhängig. Seiner Skepsis setzt sie Hoffnung entgegen und ist bemüht, Optimismus zu verbreiten, da sie glaubt, dass ein intensiverer Austausch zwischen ihnen die Krise beheben könne.

Dieses Paar ist in eine schwere Krise geraten, in der beide Partner von heftigen Gefühlen erfasst worden sind. Erschütterung und Verletzung, tiefes Misstrauen, heftige Angst, verlassen zu werden, und eine verstörende Unsicherheit bezüglich der Liebe des Partners sind plötzlich virulent in einer Beziehung, die zumindest Herr E ein Jahr früher als zufriedenstellend bezeichnet hätte. Diese Gefühle vermitteln sich die Partner über Sprache, eindrücklicher allerdings wirken die nichtverbalen Mitteilungen, in denen Angst, Resignation, zurückgehaltener Ärger, Enttäuschung und vieles mehr zum Ausdruck gebracht werden. Auch wenn dieses Paar seit Bekanntwerden der Außenbeziehung kaum noch miteinander gesprochen hat, so befindet es sich doch in einem permanenten Kommunikationsprozess, in dem beide Partner sich nichtverbal ihre innere Verfassung mitteilen.

In der Paartherapie stellt sich das Paar in seinem nichtverbalen Verhalten sehr unterschiedlich dar: Frau E ist sehr bewegt und bringt mimisch-gestisch ihre Verzweiflung und Angst zum Ausdruck, ihr Mann könnte sich von ihr trennen. Damit versucht sie, bei ihm eine versöhnliche und verzeihende Haltung zu provozieren, in der Hoffnung, wieder Sicherheit in der Beziehung zu ihm finden zu können. Herr E hingegen ist erstarrt. Er ringt um Worte, die seinen inneren Zustand ausdrücken sollen, bleibt aber eher sprachlos und in einer körperlich zum Ausdruck gebrachten Versteinerung. Damit signalisiert er die Schwere seiner Erschütterung und zugleich, dass die Werbung seiner Frau ihn nicht in einer Weise erreichen kann, die seine Erstarrung aufzulockern vermag. Seine Gefühle hat er mithilfe von Abwehrprozessen im Griff, insbesondere in seiner mimisch-gestischen Kommunikation wird sein Bemühen deutlich, sich von seinen Gefühlen nicht überschwemmen zu lassen.

Inkongruenzen zwischen ausgedrückten und erlebten Gefühlen sind besonders bei Frau E zu beobachten. So drückt sie mit ihrem zur Schau gestellten Optimismus eine positive Gestimmtheit aus, der die insgesamt desolate Beziehungssituation nicht recht zu entsprechen scheint. Durch eine vermutlich bewusst hergestellte Intensivierung ihrer hoffnungsvollen Gefühle scheint Frau E sich davor bewahren zu wollen, sich mit der »tatsächlich« erlebten Beziehung zu ihrem Mann auseinanderzusetzen. Mit dieser Abwehr kontrolliert sie ihre Angst und hofft zugleich, ihren Mann gewinnen zu können, sein Misstrauen ihr gegenüber abzubauen.

Herr E hingegen wirkt in seinem Verhalten auf den ersten Blick kongruent, in seinem Gefühlsausdruck ist er beherrscht und in besonderer Weise kontrolliert, in seinen verbalen Mitteilungen spricht er sein Erleben nicht an. Stattdessen formuliert er normative Forderungen, in denen er seine Beziehungsvorstellung thematisiert, ohne explizit einen persönlichen Bezug herzustellen. Seine Verletzung und mögliche aggressive Gefühle kommuniziert er ausschließlich nichtverbal durch die Spannung, die von ihm ausgeht.

Während Herr E sich durch eine konsequente Abwehr vor dem Erleben von Kränkung, Verletzung und Aggression bewahrt, schützt sich Frau E umgekehrt vor ihren Gefühlen, indem sie verbal unmittelbar die Schuld auf sich nimmt, ohne allerdings ein tieferes Erleben von Schuld zu vermitteln. Vielmehr kommuniziert sie auf indirekte Weise ihre Angst vor der Reaktion ihres Mannes, der mit seinem Kontaktabbruch massive Trennungsängste bei ihr mobilisiert. Diese spricht sie nicht an, sondern versucht, kontraphobisch Optimismus zu verbreiten, also einen Gefühlszustand herzustellen, den sie nicht erlebt.

Dass Herr E die Außenbeziehung seiner Frau als zutiefst kränkend empfindet und sich in seinem Sicherheitsempfinden ihr gegenüber fundamental verunsichert fühlt, ist eine nachvollziehbare Antwort auf die Verletzung eines impliziten, oft auch expliziten Versprechens gegenseitiger Exklusivität, das den meisten Beziehungen zugrunde liegt.

In der bitteren Äußerung: »Das hätte ich nicht von dir gedacht« thematisiert Herr E nicht nur seine Erschütterung angesichts der Außenbeziehung, die das Fundament seines bisherigen Lebens zu zerstören droht, sondern auch die Erschütterung angesichts seiner fehlerhaften Mentalisierung seiner Frau, der er einen derartigen Verrat nicht zugetraut hatte.

! Nicht nur seine Frau, sondern auch seine Erfahrungen in seiner Herkunftsfamilie beeinflussen die bei Herrn E ausgelösten Gefühlsantworten. So hat die Außenbeziehung seiner Frau in ihm die Erinnerung an die leidvolle Beziehung seiner Eltern wachgerufen. Der Vater hatte öfter Außenbeziehungen unterhalten und sei immer unehrlich der Mutter gegenüber gewesen, während Herr E als Kind Zeuge des Kummers der Mutter gewesen sei, die oft untröstlich war und sich seinen Beruhigungsversuchen gegenüber verschlossen habe. Später habe sie ihre Verletzung immer öfter in Alkohol ertränkt und sei für ihn dann gar nicht mehr ansprechbar gewesen. Angesichts dieser Situation hat Herr E sich extrem hilflos und ohnmächtig gefühlt: Einerseits konnte er sich in den Schmerz der Mutter gut einfühlen und versuchte immer wieder, durch Tröstungsversuche eine Beziehung zu ihr herzustellen, andererseits war die Mutter in ihrer Verletztheit so verschlossen, dass Herr E sich von ihr vollkommen verlassen fühlte und sich mit einem zweifachen Beziehungsabbruch konfrontiert sah: Durch seine Identifikation mit der Mutter war bereits ein innerer Beziehungsabbruch zum Vater erfolgt, der sich nun auch noch in der Beziehung zur Mutter fortsetzte. Ein Abgrund an Angst und Einsamkeit, aber auch an Wut und Hass mussten sich vor Herrn E aufgetan haben. Muss er nun heute feststellen, ebenfalls mit Untreue konfrontiert zu sein, so löst dies über die »übliche« Verstörung hinausgehende Erschütterungen aus. Herr E fühlt sich in die Rolle der Mutter versetzt, auch er wird von einer geliebten und ihm Sicherheit versprechenden Person in seinem Vertrauen betrogen. Zugleich tauchen aber auch die Gefühle des Kindes auf, das sich ohnmächtig dem Beziehungsabbruch seiner Mutter und nun dem seiner Frau ausgesetzt fühlt. Und ganz im Hintergrund ist eine ohnmächtige Wut zu vermuten, die dazu angetan sein könnte, sowohl den kindlichen als auch den aktuellen Verletzungen mit einer zerstörerischen Stärke zu begegnen.

In seiner Mitteilung, »das sollte mir nicht passieren, dass ich eine Frau habe, die mich betrügt« klingt seine Mentalisierung der Beziehung zu seiner Frau an, die in etwa lauten könnte: »Nun befinde ich mich in derselben demütigenden Situation wie meine Mutter, und meine Frau ist eine ebenso destruktive, unzuverlässige und zerstörerische Person wie mein Vater.« Dass bedrohliche Gefühle nicht erst mit der Außenbeziehung seiner Frau auftauchten, lässt sich aufgrund seiner Gefühlskontrolle und forcierten Rationalität vermuten. Vor dem Hintergrund des den familiären Zusammenhalt verletzenden Verhaltens des Vaters ist davon auszugehen, dass Herr E seine Wut und seinen Hass ihm gegenüber nur durch eine konsequente Abwehr bewältigen konnte. Indem er alle aggressiven Impulse kontrollierte und sich in der Folge generell von emotionalen Prozessen fernhielt, verkümmerte allmählich seine Fähigkeit zur Affektwahrnehmung. Auch die hohe Identifikation mit dem mütterlichen Leiden, dem er ohnmächtig ausgeliefert war, dürfte bei Herrn E die Neigung, sich seinem Inneren gegenüber zu verschließen, noch verstärkt haben.

So hatte sich im Laufe der Jahre ein Mentalisierungsdefizit entwickelt, das, ausgehend von den frühen Erfahrungen von Ohnmacht und Wut, schließlich zu einer chronifizierten Mentalisierungsschwäche führte. Herr E richtete sein Leben auf rationale und steuerbare Prozesse aus und hatte kaum noch Zugang zu seinem Inneren. Die Beziehung zu anderen Menschen war geprägt von seinem Bemühen, potenzielle Verletzungen durch ausreichend distante Beziehungen zu vermeiden. In der Beziehung zu seiner Frau führten die affektiven Einschränkungen zur Unfähigkeit, ihre nichtverbal kommunizierte Unzufriedenheit wahrzunehmen. Diese als Persönlichkeitsmerkmal etablierte Gefühlssicherung hatte in diesem Fall versagt, was eine weitere tiefe Erschütterung für Herrn E darstellte, da sein Gefühl der Bedrohung nicht mehr abgewehrt werden konnte.

Während Herr E bereits im Erstkontakt Auskunft über seine Herkunftsfamilie gibt, reagiert Frau E auf die Frage nach Besonderheiten ihrer Lebensgeschichte mit absoluter Abwehr. Sie zeichnet von ihrem Elternhaus ein Bild voller Harmonie und Konfliktfreiheit, das zunächst lediglich einen Hinweis auf die Stärke der Abwehr, nicht aber auf die Beschaffenheit ihrer innerpsychischen Situation ermöglicht. Indem sich Frau E im ersten Therapiekontakt als sehr lebendige und betroffene Frau darstellt, zu ihrer Biografie aber über keinerlei lebendige Erinnerung verfügt, verweist dies auf eine weitere Inkonsistenz, da die affektive Ausdrucksfähigkeit von Frau E nicht »erlebten« Gefühlsantworten zu entsprechen scheint, sondern eher als Ergebnis einer histrionischen Inszenierung zu betrachten ist (siehe Kapitel 1). Das Bemühen, durch Dramatisierung und Affektualisierung besonders starke Gefühle zum Ausdruck zu bringen, macht keine Aussage darüber, inwieweit die ausgedrückten Gefühle mit der inneren affektiven Welt korrespondieren. Dass die Abwehr von Frau E durch ein hohes Maß an Inszenierungen gekennzeichnet ist, verweist umgekehrt eher auf einen Mangel an Affektwahrnehmung und angesichts der Notwendigkeit, die Eltern ausschließlich zu idealisieren, auf ein erhebliches Mentalisierungsdefizit.

Bei Herrn und Frau E handelt es sich mit Blick auf ihre Kommunikation um ein asymmetrisches Paar, in dem sie Vitalität und Emotionalität ausdrückt, während er Kontrolle und Distanz signalisiert. Diese eindrücklichen Unterschiede im äußeren Verhalten setzen sich in der innerpsychischen Dynamik der Partner fort, allerdings mit umgekehrter Rollenverteilung. Während Herr E sich mit den Verletzungen seiner Biografie beschäftigt und eine individuelle Bewältigung entwickelt hat, beantwortet Frau E die in ihrer Biografie zu vermutenden Verwerfungen durch konsequente Abwehr. Dass Herr E aufgrund seiner frühen Traumatisierungen eine Mentalisierungsschwäche davongetragen hat, zeigt er in seiner Persönlichkeitsstruktur, dass Frau E ebenfalls Mentalisierungsdefizite entwickelt hat, zeigt die Amnesie mit Blick auf ihre Herkunftsfamilie. So kann sich bereits in einem ersten Kontakt trotz manifester Kommunikationsdifferenzen ein dahinterliegendes Thema zeigen, das beide Partner trotz größter Unterschiedlichkeit unbewusst miteinander verbindet.

2.6.3 Fehlende affektive Beziehungskommunikation

Gespräche über die Beziehung sind vielen Paaren fremd. Entweder haben sie eine derartige Perspektive auf sich selbst nicht entwickelt, sodass sie eine Position außerhalb der eigenen Sicht nicht einnehmen können. Oder aber die ansonsten vorhandene Fähigkeit geht angesichts der emotionalen Belastungen in akuten Konfliktsituationen verloren und kann daher nicht zu deren Klärung genutzt werden. Dies realisiert sich in Gesprächsprozessen, in denen das Erleben des Partners unter dem Einfluss persönlicher Enttäuschungen oder Kränkungen nicht mehr als seine legitime Perspektive wahrgenommen werden kann, sondern als Angriff erlebt und affektiv beantwortet wird. Gleichwohl sind gerade derartige Gespräche von besonderer Bedeutung, da Kommunikation, wie Rudolf (2014/2021, S. 177) betont, »eine Brückenfunktion ist, die helfen kann, die Differenzen der Alterität zu überbrücken«.

Voraussetzung für diese Klärungsmöglichkeit ist die Fähigkeit des Paares, sich von der persönlichen Gefühlslage des Konfliktgeschehens zu lösen und eine Position außerhalb dieser Verstrickung einzunehmen. Aus dieser dritten Position heraus (Kernberg, 2000) wird ein Abstand hergestellt, der eine Wahrnehmung und Reflexion der im Konflikt erlebten Gefühle, Haltungen und Verhaltensweisen sowohl bezogen auf die eigene als auch die Position des Partners ermöglicht. Indem diese Distanzierung zugleich eine affektive Distanz zum persönlichen Erleben herstellt, stellt sie die Basis jeden Verstehens der Partner dar. Um diesen Prozess zu ermöglichen, müssen beide Partner in der Lage sein, sowohl innere als auch äußere Klärungsprozesse anzustoßen.

Innerer Klärungsprozess zur Beziehungskommunikation: Die Partner müssen fähig sein,

- von der eigenen Position zu abstrahieren und sie als etwas Relatives anzuerkennen;
- den anderen als eigenständige Person, also in seiner Alterität, wahrzunehmen;
- sich in die Position und Gefühlswelt des anderen empathisch einfühlen zu können;
- sich trotzdem der eigenen Position und Gefühlswelt sicher zu sein;
- Hypothesen zu den persönlichen Motiven des eigenen Verhaltens zu entwickeln;
- Hypothesen zu möglichen Motiven des Partners mit Blick auf dessen Verhalten zu entwickeln;
- zwischen beiden Positionen oszillieren zu können;
- das Fremde im Partner zulassen und ertragen zu können;
- die eigene Ambivalenz zulassen und ertragen zu können;
- die inneren Prozesse und die beim Partner vermuteten zu kommunizieren;
- die gemeinsame Beziehung als etwas Drittes anzuerkennen, in der die subjektive Erfahrungswelt nur zum Teil repräsentiert ist.

Äußerer Klärungsprozess zur Beziehungskommunikation: Die Partner müssen in der Lage sein,

- ihr Erleben verbal auszudrücken;
- den Mitteilungen des Partners zuzuhören;
- die Mitteilungen des Partners aufzunehmen, ohne diese zu be- und entwerten;
- Worte für die durch das Gespräch ausgelösten inneren Prozesse zu finden;
- angemessene Verbalisierungen für kritische Rückmeldungen an den Partner, die Partnerin zu entwickeln.

Paare, die ihre Beziehungskonflikte nicht klären können, leiden immer unter Kommunikationsstörungen. Diese können sich durch aggressive Entgleisungen und verbale und körperliche Gewalt zeigen, sie können aber auch nonverbal in Szene gesetzt werden. Dies geschieht unter anderem durch Schweigen, Ironisierungen und mimisch-gestische Entwertungen. Die Paare befinden sich dann in einem Zustand des offenen oder verdeckten, des kämpferischen oder resignierten Ringens um die Herstellung gegenseitigen Verstehens, was immer wieder scheitert. Sofern sie überhaupt verbal miteinander über ihre Beziehung sprechen, so teilen sie sich in der Regel immer wieder ihre Version des Konfliktgeschehens mit, ohne jedoch daraus eine gemeinsame Paarperspektive entwickeln bzw. wiederherstellen zu können. Oft gestalten sich »Versöhnungen« nach konflikthaften Auseinandersetzungen so, dass die Partner die alten Positionen und Rollen erneut besetzen und damit die bekannte, konfliktträchtige Paardynamik stabilisieren. Dies ist innerpsychisch möglicherweise entlastender, als die Spannung zwischen der intersubjektiv geteilten und der subjektiv erlebten Wirklichkeit zu ertragen, die sich durch keine noch so gelungene Kommunikation aufheben lässt.

Dass die Kommunikation über die Beziehung oft nicht gelingt, hat mit den hohen psychischen Anforderungen zu tun, die als Voraussetzung für die Einnahme der dritten Position entwickelt werden müssen. Es gibt viele Paare, die die Alterität des Partners kognitiv nicht zu erfassen in der Lage sind, geschweige denn sich empathisch in das Erleben des anderen einfühlen können. So entstehen oft bizarre Konflikte allein dadurch, dass es keine innerpsychischen Möglichkeiten gibt, von der persönlichen Position zu abstrahieren, um sich der des Partners anzunähern. Hier kommen erneut persönlichkeitsspezifische Besonderheiten zum Tragen, vor deren Hintergrund nicht selten bereits die Formulierung der Wünsche des Partners als Kränkung erlebt werden kann. So ist zwar die Fähigkeit eines Paares, über die Beziehung und deren Konflikte zu kommunizieren, ein wesentliches Instrument zur Regulation von Störungen, gleichwohl müssen oft erst im Rahmen einer Paarberatung, gelegentlich auch Einzelberatung, die Voraussetzungen dafür bei den Partnern entwickelt werden.

Kommunikationsstörungen haben unterschiedliche Hintergründe:

- In der Partnerwahl kommt es zur Wiederholung pathogener Beziehungs- und Kommunikationsmuster.
- Die Mentalisierungsfähigkeit der Partner ist eingeschränkt.
- Die Fähigkeit zur Metakommunikation ist nicht oder ungenügend entwickelt.

3 Tiefenpsychologische Paartherapie und -beratung: Konzept und Methodik

3.1 Zentrale Positionen

Tiefenpsychologische Paartherapie basiert im Wesentlichen auf der Kenntnis psychodynamischer Prozesse und deren Reinszenierung in Paarbeziehungen. Der Fokus liegt daher auf den Aktualisierungen innerer konflikthafter Themen der Partner, die in der Interaktion und Beziehungsgestaltung des Paares zum Ausdruck kommen.

Im Folgenden werden die der tiefenpsychologischen Arbeit mit Paaren zugrunde liegenden Kernaussagen zusammengefasst (auf die ausführliche Darstellung wird jeweils hingewiesen) und ihr theoretischer Hintergrund kurz erläutert.

3.1.1 Das gemeinsame unbewusste Thema

Über die Partnerwahl findet eine zum großen Teil unbewusste Entscheidung für einen Partner statt, der ausreichend Ähnlichkeiten mit den Elternrepräsentanzen besitzt und ihnen zugleich unähnlich genug ist, um keine Verwechslungen zu erleben. Die unerwünschten Seiten dieser Ähnlichkeiten werden dabei entweder ausgeblendet oder aber dadurch abgemildert, dass sich die Partner gegenseitig zu beeinflussen versuchen mit dem Ziel, den anderen zu verändern. Über diese unbewusste Verbindung teilen die Partner innere Themen und Konflikte, was insbesondere bei polarisierten Paaren oft nicht bewusst repräsentiert ist. Diese innerpsychischen Konfliktthemen beziehen sich oft auf passiv-regressive Erlebensweisen, wie etwa eine große Kränkbarkeit, ein erlebtes Insuffizienzgefühl, eine hohe Bedürftigkeit oder ein instabiles Selbstwertgefühl. Diese Themen werden von den Partnern häufig in diametral entgegengesetzter Weise beantwortet. So kann ein Insuffizienzgefühl von dem einen Partner mithilfe einer forcierten Leistungsbereitschaft und Stärke abgewehrt werden, während der andere dies eher durch Schwäche und Empfindsamkeit bearbeitet.

In der Paartherapie geht es nun nicht um eine Bearbeitung dieser gemeinsamen Themen im jeweiligen Partner, sondern um die Erfahrung, dass trotz oft sehr polarisierter Haltungen und Positionen der Beziehung ein gemeinsames Thema zugrunde liegt. Diese Gemeinsamkeit anzuerkennen, verändert zwar nicht das innerpsychische Konfliktthema des Paares, es verändert aber die Beziehung in entscheidendem Maße: Indem Gegensätze als etwas Fremdes begriffen werden, wird der Partner zur distanten, oft sogar feindlichen Person mit der Folge einer Labilisierung der Beziehung. Werden Gegensätze umgekehrt auf der Basis eines gemeinsamen Grunderlebens wahrgenommen, verlieren sie den Charakter des Fremden und können als je individuelle Bearbeitung eines beiden Partnern vertrauten Themas begriffen werden. Eine so geartete Mentalisierung des Partners führt zu einer neuen Deutung, in deren Folge Beziehungsantworten möglich werden, die trotz bestehender Gegensätzlichkeit eine Intensivierung des Beziehungserlebens bewirken, zumindest aber leichter toleriert werden können (siehe Kapitel 1.6).

3.1.2 Zirkularität und Interpunktion

Das gemeinsame Thema hat über die jeweils entwickelten Abwehrmanöver einen direkten Einfluss auf das Beziehungsgeschehen zwischen den Partnern, da jedes Verhalten eines Partners Reaktionen im anderen hervorruft und zur Verstärkung des ursprünglichen Verhaltens führt. Aus der je individuellen Perspektive wird der Partner zum Verursacher des Verhaltens und nicht selten zum Aggressor. Diese Attribution bildet nicht die Zirkularität der jeweiligen Interaktion ab, sondern eine subjektiv vorgenommene Interpunktion. Dies bedeutet, dass jede Person in einer Interaktion aus ihrer je spezifischen Perspektive heraus definiert, »wer angefangen hat«. Die gegenseitige Bedingtheit jeden Verhaltens wird damit zugunsten einer erlebten kausalen Ursachenzuschreibung negiert. Abgesehen von der in der Folge stattfindenden Intensivierung gerade derjenigen Verhaltensweisen, die beim Partner beklagt werden, findet durch diese Mentalisierung eine erhebliche Beschädigung der Beziehung statt, da die Partner sich in der Rolle von Aggressoren wahrnehmen, die bekämpft oder gemieden werden müssen. Um das Ziel der Beziehungsverbesserung zu erreichen, muss demnach ein Fokus der Paarberatung auf der Bearbeitung der Abwehrmanöver liegen, indem mit dem Paar eine Bewusstheit erarbeitet wird, in welcher Weise es dysfunktionale Interpunktionen herstellt und aufrechterhält (siehe Kapitel 2.3).

3.1.3 Polarisierung und Ambivalenzspaltung

Das Modell der Ambivalenzspaltung beschreibt einen interpersonellen Abwehrprozess, in dem abgelehnte, bedrohliche Aspekte eines ambivalenten Erlebens des Einzelnen im Partner deponiert werden. Die Spaltung als Abwehr für unvereinbare seelische Impulse und Affekte ist ein ubiquitärer Bewältigungsmodus, der darauf abzielt, ein inneres Gleichgewicht dadurch herzustellen, dass eine Spaltung in gut und böse erfolgt, wobei das Böse im Außen und das Gute im Innen lokalisiert wird. Auf diese Weise werden viele Konflikte in Partnerschaften konstruiert, indem Unverträgliches und Aggressives im Partner deponiert wird, während eigene Ambivalenzen nicht wahrgenommen und ausgehalten werden. Durch diesen Prozess entstehen Polarisierungen in der Paarbeziehung, die, unterstützt durch entsprechende Interaktionsmodi, oft zu einer vollkommen erstarrten Paardynamik führen. Eine Verbesserung der Beziehung setzt demnach ein Verstehen dieser Dynamik einerseits voraus, andererseits aber auch die Entwicklung einer höheren Ambivalenztoleranz der Partner. Diese beinhaltet, dass die Partner in die Lage versetzt werden, schwer erträgliche innere Themen besser aushalten zu können, ohne sie durch eine Deponierung im anderen abwehren zu müssen (siehe Kapitel 1.9).

3.1.4 Reinszenierung biografischer Themen

In jeder Partnerschaft kommt es zur Reinszenierung biografischer Themen des Einzelnen in der Paarbeziehung. Diese Reinszenierungen können im günstigen Fall zu einer Auflockerung der ursprünglichen Konfliktthematik führen, wenn der Partner anders als die frühen Bezugspersonen reagiert und der Betreffende dies wahrnehmen und in seine innere Konfliktdynamik integrieren kann. Sehr häufig allerdings kommt es im Laufe längerer Partnerschaften zur Entwicklung einer Dynamik, in der sich eine reale Wiederholung des Biografischen konstelliert. Dies hat zum einen damit zu tun, dass anfängliche Idealisierungen des Partners wegfallen, die zu Beginn der Partnerschaft zu Wahrnehmungsverzerrungen seiner Person geführt haben. Zum anderen ist dieser Prozess dem Umstand geschuldet, dass viele Ähnlichkeiten mit frühen Bezugspersonen zwar von Anfang an wahrgenommen, allerdings und mit Verweis auf zukünftige Veränderungen in ihrer Stabilität verleugnet werden. Die unter 3.1.1 beschriebene Verbundenheit des Paares über gemeinsame innere Themen findet hier seinen biografischen Ursprung, indem deutlich wird, dass oft sehr unterschiedliche äußere Gegebenheiten zu vergleichbaren inneren Niederschlägen geführt haben. Eine derartige Perspektive bildet oft die Voraussetzung dafür, die eigene Position relativieren und die des anderen respektieren zu können. Damit würde sich ein bedeutsamer Beitrag zur Auflockerung der Ambivalenzspaltung entwickeln (siehe Kapitel 1.3).

3.2 Grundannahmen tiefenpsychologischer Paartherapie und -beratung

Vor dem Hintergrund dieser Überlegungen und des tiefenpsychologischen Verständnisses von Paardynamik basiert tiefenpsychologische Paartherapie auf folgenden *Grundannahmen,* die jeder Paarbeziehung inhärent sind und von der Beraterin diagnostisch eingeordnet werden müssen.

- Alle Schwierigkeiten und Konflikte entwickeln sich im Kontext des Zusammenspiels der Paardynamik, also der innerpsychischen Konfliktkonstellation der Partner und der äußeren Gegebenheiten.
- Die Paardynamik ist wesentlich durch die je spezifische Position gekennzeichnet, die der Einzelne in der Paarbeziehung einnimmt und besetzt, welche Rolle er also in diesem Zusammenspiel dem Partner zuweist (siehe Kapitel 1.9).
- Diese je spezifische Position, die die Partner (oft polarisiert) jeweils besetzen, spiegelt die innerpsychische Konfliktkonstellation des Einzelnen wider.
- Die je spezifische Psychodynamik ist durch die unbewussten Niederschläge biografischer Bedingungen und Besonderheiten sowie deren Abwehr und Bewältigung gekennzeichnet.
- Alte Konflikte und Beziehungsformen der Einzelnen werden in der Paarbeziehung aktualisiert und reinszeniert.
- In der triadischen Therapiebeziehung wiederholen sich zentrale unbewusste Themen des Paares.
- Paare entwickeln ein Gleichgewicht in ihrer Beziehung, in der die eingenommenen Rollen und Positionen sich ergänzen und bestätigen.
- Äußere und innere Bedingungen können das einmal entwickelte Gleichgewicht beeinträchtigen und zu massiven Störungen in der Paarbeziehung führen.

Nach diesem Konzept können folgende drei *Beratungsperspektiven* unterschieden werden:

- Die *Perspektive der Paardynamik* befasst sich mit den interaktionellen und psychischen Prozessen, die das Paar entwickelt hat, um die jeweils besetzten Positionen zur Ausbalancierung des gemeinsamen Paarthemas beizubehalten.
- Die *Perspektive der Reinszenierung* bezieht sich auf das Verständnis von Wiederholungen von Aspekten der persönlichen Lebensgeschichte des Einzelnen in der Partnerschaft. Sie beabsichtigt, eine Sensibilisierung für die aktive Einflussnahme der Partner auf die Struktur ihrer Paarbeziehung zu entwickeln.
- Die *Perspektive der Veränderung* bezieht sich auf die Initiierung von Auflockerungen verfestigter innerer Haltungen und äußerer Verhaltensweisen ebenso wie die Formulierung realistischer Veränderungsziele und deren konsequente Bearbeitung im Therapieprozess.

Tiefenpsychologische Paartherapie ist nicht allein durch ihre spezifischen diagnostischen Perspektiven gekennzeichnet, sondern zeichnet sich durch eine spezielle Form der *Beziehungsgestaltung* zu dem Paar aus:

- Die Beratungsbeziehung wird von der Paartherapeutin durch eine empathische Kontaktaufnahme gestaltet.
- Diese ist durch empathische Identifikation und empathisches Sinnverstehen gekennzeichnet.
- Die sich konstellierende Übertragung und Gegenübertragung ist eingebettet in diesen Beziehungskontext.

3.3 Gestaltung der beraterisch-therapeutischen Beziehung

Die Beratungsbeziehung ist gekennzeichnet durch das Bemühen der Beraterin, zu dem Paar einen wertschätzenden und einfühlsamen Kontakt herzustellen, der die Voraussetzung für die Bearbeitung der Konflikte und Anliegen darstellt. Im Gegensatz zur Übertragungsbeziehung (siehe Kapitel 6), die sich unwillkürlich einstellt und von der Beraterin zugelassen werden muss, wird die Beratungsbeziehung durch die Fähigkeit der Beraterin bestimmt, zu dem Paar eine durch Akzeptanz und Interesse geprägte Beziehung zu gestalten. Hier geht es demnach um eine spezifische Aktivität der Beraterin, die sich in ihrer Einstellung und ihrem Verhalten dem Paar gegenüber realisiert.

In der tiefenpsychologischen Paarberatung ist Empathie das zentrale Mittel der Kontaktaufnahme. Dabei geht es zum einen um eine emotionale Teilhabe der Beraterin am Erleben des Paares, zum anderen um ein Sinnverstehen. Hierbei handelt es sich um das Erschließen von Sinnperspektiven, die den verbalen und nichtverbalen Mitteilungen des Paares zu entnehmen sind. Diese ohnehin anspruchsvolle Haltung ist für die Paarberatung besonders bedeutsam und zugleich störanfällig, da die Beraterin sich zugleich in zwei Personen und Positionen einfühlen muss, ohne die Einfühlung für den anderen Partner zu verlieren. Diese in der systemischen Therapie als Allparteilichkeit (Schwing u. Fryszer, 2013) beschriebene Haltung ist eine Grundkonstituente jeder Paarberatung, deren Realisierung sich nicht aus einer theoretisch eingenommenen Positionierung ergibt, sondern in jedem Beratungskontakt neu hergestellt werden muss.

3.3.1 Empathische Beziehungsaufnahme

Um einen derart komplexen Verstehenszugang zu Paaren erarbeiten zu können, muss die Beraterin über die Fähigkeit zur Identifikation verfügen, das heißt, sie muss in der Lage sein, sich in die innere Welt des Paares hineinzuversetzen, ohne diese bewerten oder abwehren zu müssen. Mit dieser empathischen Haltung des Fremdverstehens entwickelt sie über ihre Identifikation mit jedem der Partner zugleich einen Zugang zu dessen innerpsychischen Situation, insbesondere seinen Wünschen, Befürchtungen und Enttäuschungen in der Partnerschaft. Hier stellt sich der Beraterin eine besonders hohe Anforderung, da sie die empathische Identifikation parallel mit zwei oft sehr unterschiedlichen Menschen zu realisieren hat und sich zugleich von eigenen Erfahrungen, Wertungen und professionellen Deutungen distanzieren muss. Nur auf diese Weise kann es gelingen, den für den therapeutischen Prozess nötigen Zugang zu dem Inneren der beiden Partner zu entwickeln. Da die Beraterin zugleich immer auch Zeugin der Interaktion des Paares wird, gilt ihre empathische Einfühlung auch der Wirkung, die das Verhalten des einen Partners im anderen hervorruft. So werden die Inszenierungen des Paares von der Beraterin stets vor dem Hintergrund ihres Wissens über das innere »Arbeitsmodell« des Einzelnen eingeordnet und je nach Relevanz für den Therapieprozess thematisiert.

Für den Verstehensprozess im Rahmen der Paarberatung ist dabei die Unterscheidung zwischen einer konkordanten und einer komplementären Identifizierung von Bedeutung (vgl. Mertens, 1990, Bd. 2, S. 65 ff.).

Bei der *konkordanten Identifizierung* fühlt die Beraterin sich in das Erleben der Partner in den jeweils geschilderten Situationen und Interaktionen ein. Sie imaginiert, wie die jeweilige Person sich gefühlt hat oder wie sie sich gern fühlen würde, und nimmt die Gefühle wahr, die angesichts einer Diskrepanz von Wunsch und Wirklichkeit in ihr aufsteigen. Hier ist die Beraterin identifiziert mit einem, oft nicht bewussten *Selbstanteil* der Klienten.

B./T.:1 Als Ihre Frau/Ihr Mann wieder so spät nach Hause kam, hat Sie das sehr enttäuscht, da Sie sich erneut zurückgesetzt fühlten.

Die *komplementäre Identifizierung* bezieht sich auf die Frage, welche Wünsche und Bedürfnisse an den Partner gerichtet werden und welche Erwartungen die jeweilige Person vom Partner mit Blick auf die eigene Person vermuten. Hier ist die Beraterin mit einer *Objektrepräsentanz* der Klienten identifiziert.

B./T.: Sie wünschen sich von Ihrem Mann/Ihrer Frau, dass er/sie die gemeinsame Zeit am Abend ebenso wichtig findet wie Sie und dafür auch anderweitige Termine zurückstellt.
B./T.: Sie haben die Vermutung, dass Ihr Mann/Ihre Frau eigentlich gar kein besonderes Interesse hat, mit Ihnen mehr Zeit zu verbringen.

Beide Formen der Identifizierung sollen an einem Beispiel nochmals verdeutlicht werden.

Fall Frau und Herr F: Frau F beklagt sich in einer Stunde sehr über die egozentrische und rücksichtslose Haltung ihres Partners, der sich in erster Linie um seine beruflichen Angelegenheiten kümmere und wenig um die der Klientin oder der Familie. Der Partner reagiert reserviert und vorwurfsvoll, indem er seiner Frau mitteilt, sie könne ja mal das Geld für die Familie verdienen.

Konkordante Identifikation:

B./T.: Sie, Frau F, sind enttäuscht und oft auch sehr ärgerlich, weil Sie sich so wenig wahrgenommen fühlen in Ihren Bedürfnissen und Ihrem Wunsch nach mehr Anwesenheit Ihres Mannes in der Familie.
Sie, Herr F, wirken gerade sehr zurückgenommen und ebenfalls verärgert, weil Sie sich in Ihrem Engagement, für die finanzielle Lebensgrundlage zu sorgen, nicht wahrgenommen fühlen.

1 B./T. = Berater oder Beraterin/Therapeut oder Therapeutin.

Komplementäre Identifikation:

> B./T.: Sie, Frau F, erwarten von Ihrem Mann, dass er Sie in Ihren Bedürfnissen nach Gemeinsamkeit wahrnimmt und diese erfüllt.
> Sie, Herr F, erwarten, dass Ihre Frau Ihre Verantwortung für das gemeinsame Leben anerkennt und diese mit Ihnen teilt.

3.3.2 Empathisches Sinnverstehen

Die passagere Identifikation mit dem Paar dient zum einen der emotionalen Teilhabe am Erleben der Partner, zum anderen aber auch dem Verstehen der mitgeteilten und ausgetauschten Inhalte. Da nach tiefenpsychologischem Verständnis Mitteilungen immer sowohl bewusste als auch unbewusste Aspekte besitzen, geht es beim empathischen Verstehen der Therapeutin um ein Sinnverstehen der vor- bzw. unbewussten Bedeutungen des Gesagten. Im Folgenden werden drei Ebenen beschrieben (Lorenzer, 1983; 1970), wie Mitteilungen des Paares verstanden werden können und so die Therapeutin darin unterstützen, ein zuverlässiges Bild von den Partnern und ihrer Paardynamik zu gewinnen. Diese drei Modi des Verstehens kommen in jedem Beratungskontakt zur Anwendung und stellen das Fundament für die gesamte Beratungsarbeit dar.

Beim *logischen Verstehen* geht es um die Frage, inwieweit die Therapeutin die Mitteilungen des Paares als logisch nachvollziehbar einordnen kann. Gleichwohl wird im Beratungsprozess der Faktizität der Mitteilungen nicht dieselbe Bedeutung zugemessen, wie dies im alltäglichen Verstehensprozess der Fall ist. Zwar geht es bei strittigen Paaren oft sehr intensiv um die Frage, wer recht hat, doch wird sehr schnell deutlich, dass eine Tatsachenvalidierung an den unterschiedlichen Wahrnehmungsperspektiven der Partner scheitert. Damit wendet sich der therapeutische Verstehensprozess der inneren Welt des Paares zu und vermittelt, dass die innere Wirklichkeit des Einzelnen für die Paardynamik bedeutsamer ist als eine nicht zu klärende faktische Realität.

Beim *psychologischen Verstehen* spielt demnach die Faktizität des vom Paar Mitgeteilten keine Rolle, vielmehr geht es darum, die Bedeutung zu entschlüsseln, die das Paar zur Beschreibung seiner inneren Verfassung benutzt. Da sich auch den Partnern diese Konnotationen nicht unmittelbar erschließen, sondern zum großen Teil vorbewusst, oft auch unbewusst sind, wird häufig erst durch diesen Prozess deutlich, dass ein und dieselbe Situation von beiden Partnern völlig unterschiedlich erlebt wurde. Gelingt es dabei, das Ringen um eine »richtige« Deutung zu überwinden, kann dies zu einem oft verstörenden Erleben von Alterität beitragen, indem erfahrbar wird, dass der Partner tatsächlich ein »Anderer« ist. Für die Paartherapeutin ist dieser Prozess sehr anspruchsvoll, da sie gleichzeitig die inneren »Arbeitsmodelle« der Partner in ihrer Unterschiedlichkeit und Interdependenz erfassen und zugleich in einem äquidistanten Abstand zu beiden bleiben muss.

Das *szenische Verstehen* bezieht sich auf das Verstehen der Interaktionen der Partner innerhalb des Therapiesettings. In den Inszenierungen des Paares werden Wünsche, Konflikte und Ambivalenzen, das Selbstbild und das Erleben der Partner greifbar, indem sie in konkretem gemeinsamem Handeln zum Ausdruck gebracht werden. Hier spiegelt sich die innere Welt der Partner wider und verweist auf innere, oft vom Bewusstsein abgelehnte Themen des Paares. So kann ein Partner, dessen Selbstbild geprägt ist vom Gefühl einer positiven Zuwendung zum anderen, durch sein nichtverbales Verhalten Desinteresse, Ablehnung oder Verachtung dem Partner gegenüber ausdrücken, ohne sich dessen bewusst zu sein. Der jeweilige Sinn derartiger Inszenierungen erschließt sich der Paartherapeutin aus ihrer Beobachtung der Inszenierungen des Paares einerseits und ihrer Teilnahme an der therapeutischen Interaktion andererseits.

3.4 Die Übertragungsbeziehung

Vor dem Hintergrund der empathischen Haltung des Fremdverstehens wird es möglich, dass die sich in der Therapiebeziehung entfaltenden Übertragungs- und Gegenübertragungsprozesse (siehe Kapitel 6) zum diagnostischen Verständnis der Paardynamik genutzt werden können. Indem die Therapeutin in ihrem empathischen Verstehen um eine Distanz zu eigenem Erleben und persönlichen Wertungen bemüht ist, schafft sie die Voraussetzungen, die durch das Paar in Szene gesetzten Themen ohne große Verzerrungen und Fehldeutungen einordnen und für den Therapieprozess nutzen zu können. Im Gegensatz zur aktiven Gestaltung der Therapiebeziehung durch die empathische Haltung der Paartherapeutin geht es unter dem Aspekt der Übertragungsdynamik nun darum, dass die Therapeutin sich von den szenischen Inszenierungen des Paares berühren lässt, indem sie ein Teil der Szene wird und die ihr zugewiesene Rolle komplettiert.

So, wie es in jeder Paarbeziehung in gewissem Umfang zu Wiederholungen und Reinszenierungen der persönlichen Lebensgeschichte kommt, so besteht auch im Kontext der Paartherapie die Tendenz der Partner, in der Beziehung zur Therapeutin die eigenen inneren Themen und Konflikte zu aktualisieren. Es ist also davon auszugehen, dass die Partner die Beziehung zur Therapeutin jeweils so gestalten, dass sich dieselbe Dynamik reproduziert, wie sie auch in der Paardynamik wahrnehmbar ist.

Das besondere Charakteristikum jedes Dreiersettings ist eine Beziehungskonstellation, wie sie im ödipalen Dreieck vorzufinden ist. Eine triadische Therapiebeziehung mobilisiert daher in besonderer Weise je spezifische Beziehungsrepräsentanzen, die im Zusammenhang mit dem negativen und positiven Ödipuskomplex entwickelt wurden. Bei heterosexuellen Paaren sind demnach immer beide Geschlechter anwesend, bei homosexuellen Paaren kann dies auch der Fall sein, es kann sich aber auch um eine gleichgeschlechtliche Triade handeln. Unabhängig davon, welche Geschlechterkombination in dem jeweiligen Dreieck vorzufinden ist, bedeutet dies, dass weniger Aspekte aus dyadischen Beziehungsrepräsentanzen übertragen werden, sondern sich Themen aus Dreierbeziehungen manifestieren, wie etwa Rivalität, Koalitionsbildung, Konkurrenz, Ausschluss des Dritten – also Themen, die immer eine gewisse Instabilität der triadischen Beziehung implizieren. Je nach der Struktur des Paares kann bereits empathisches Zuhören der Therapeutin einem Partner gegenüber beim anderen ein Gefühl von Ausgeschlossensein mobilisieren (siehe Kapitel 6).

Unter diesem Aspekt fungiert die Beobachtung der Übertragungsbeziehung als wesentliches Instrument zur Überprüfung der paardynamischen Hypothesen und hat damit eine zentrale diagnostische Funktion. Sie hat zugleich eine therapeutische Funktion, indem das Sprechen über die gemeinsam erlebten Inszenierungen eine neue Beziehungserfahrung konstituiert. Dabei benutzt die Therapeutin ihre Gegenübertragung nicht, um über ihr Erleben in der Beziehung zu den Partnern zu sprechen, sondern nutzt diese, um Beziehungsaspekte des Paares zur Sprache zu bringen. Über die Wahrnehmung der Übertragungsbeziehung und das Zulassen ihrer Gegenübertragung kann sie das Sprechen der Partner über bisher nicht verbalisierte Aspekte ihrer Beziehung ermöglichen.

Auch wenn sich im Dreiersetting der Paartherapie in der Übertragungsbeziehung zur Therapeutin innerpsychische Themen der Partner reinszenieren, so kommt dem Umgang mit Übertragungsphänomenen hier ein anderer Stellenwert zu als in der Einzeltherapie. Im Zweiersetting ist die Therapeutin mit ihrer Gegenübertragung ein unverzichtbarer Teil der dyadischen Beziehung und nutzt diese kontinuierlich für ihr diagnostisches Verstehen einerseits und veränderungsinduzierende Impulse andererseits. In der Paartherapie agiert die Therapeutin ebenfalls aus der Position der erlebenden Interaktionspartnerin, zugleich aber in weit stärkerem Maße aus der Position einer Beobachterin. Um beiden Partnern mit empathischer Haltung begegnen zu können, muss sie in einer Distanz bleiben, die dem Paar als Voraussetzung für ein Sichöffnen dient und die ihre Gegenübertragungsreaktionen zugleich reduziert. Insofern ist die Paartherapeutin immer mit dem oft schwer auszubalancierenden Spagat konfrontiert, in ihrer Allparteilichkeit eine gleich große Distanz zu beiden Partnern aufrechtzuerhalten. Stellen sich davon abweichende Gegenübertragungsantworten bei der Therapeutin ein, können sie als Ausdruck einer Störung in ihrer professionellen Haltung verstanden werden. Um sie für die produktive Fortführung der Paartherapie zu nutzen, sollte die Störung repariert werden, indem die Therapeutin die Hintergründe ihres Erlebens selbstreflexiv erforscht und klärt, welche Rolle sie in der triadischen Beziehung besetzen soll. Weiterhin könnte sie sich fragen, welcher Paardynamik ihre möglicherweise kritische Haltung einem Partner gegenüber geschuldet ist, da ihre Gegenübertragung auf eine massive Polarisierung der Paardynamik verweist.

Auch für die Paartherapeutin ist das Dreiersetting eine anspruchsvolle Konstellation, die bei ihr ebenfalls Übertragungsneigungen anstößt. So kann sie als Teil einer triangulären Beziehung beispielsweise eine Elternübertragung auf das Paar entwickeln, was zu Ohnmachtsgefühlen, dem Erleben von Ausgeschlossensein oder Unterwerfung und Aggressionshemmung führen kann. Je nach ihren Beziehungsrepräsentanzen kann sich auch eine eigene Mutterübertragung auf die Frau aktualisieren, die ihre Neutralität unterminiert. Ohne dies bewusst zu merken, könnte sie dann die Rolle einnehmen, die sie der realen Mutter gegenüber hatte. Dasselbe ist mit Blick auf eine Vaterübertragung zu reflektieren, die in derselben Weise ihre Perspektive auf das Paar verzerrt. Derartige Konstellationen sind in vielfältigen Erscheinungsformen denkbar und bleiben häufig in ihrer Wirkung unbemerkt, beeinträchtigen aber oft in massiver Weise den Prozess der Paartherapie. Besonders bei Widerstandsphänomenen sollte die Übertragung der Therapeutin als ein zentraler Verstehenszugang reflektiert werden (siehe Kapitel 5 und 6).

3.5 Funktionen der Paartherapeutin und -beraterin

Um all diesen unterschiedlichen beraterischen Aufgaben im Prozess der Paarberatung gerecht werden zu können, muss die Beraterin über unterschiedliche Fähigkeiten verfügen, die es ihr erlauben, die Probleme und Konflikte des Paares zu erfassen und im Rahmen eines Beratungsprozesses zu bearbeiten. Dazu aktiviert die Beraterin verschiedene Funktionen, die den inneren Prozess ihres Verstehens mit je unterschiedlichen Informationen fördern:

Beobachtungsfunktion: In dieser Funktion fungiert die Paarberaterin als quasiobjektive Beobachterin unterschiedlicher Aspekte der Paarbeziehung. Folgende Beobachtungsebenen werden berücksichtigt:

- Kommunikationsebene
  - Wie kommuniziert das Paar?
  - Über welche Verbalisierungsfähigkeiten verfügen die Partner?
  - Gibt es Unterschiede in der Kommunikationsfähigkeit?

- Ebene der Selbstdarstellung der Partner
  - Wie präsentieren sich die Partner dem anderen gegenüber, wie der Beraterin?
  - Gibt es eine Kongruenz zwischen der Selbstdarstellung und dem Modus, wie der Partner sein Gegenüber wahrnimmt?
  - Werden in der Selbstdarstellung eher polarisierte oder eher symmetrische Rollen in Szene gesetzt?

- Interaktionsebene
  - Wie verhält sich das Paar im Beratungskontakt (grobmotorisch, mimisch-gestisch)?
  - Wie interagiert das Paar miteinander?
  - Welche interaktionellen Abwehrmanöver benutzen die Partner in der Interaktion?
  - Welche Interaktionszirkel inszeniert das Paar?
  - Welche Themen setzt das Paar in seiner Interaktion in Szene?

- Gefühlsebene
  - Über welche affektiven Kompetenzen verfügen die Partner: Können sie ihre Gefühle wahrnehmen und zum Verständnis der Beziehung nutzen?
  - Über welche Empathiefähigkeit verfügen die Partner: Können sie sich in den anderen einfühlen?
  - Über welche Mentalisierungsfähigkeit verfügen die Partner: Können sie eigenes und fremdes Verhalten und innerpsychische Verfassungen durch Zuschreibung mentaler Prozesse (Bedürfnisse, Gefühle, Überzeugungen) angemessen interpretieren?
  - Gibt es Unterschiede zwischen den Partnern, wenn ja, welche?

- Konfliktebene
  - Welche Konflikte schildert das Paar?
  - Schildern die Partner dieselben oder unterschiedliche Konfliktbereiche?
  - Um welche Beziehungsthemen gruppieren sich die Konflikte (z. B.

orale, anale, ödipale, narzisstische Themen, Autonomie–Abhängigkeit)?

- Übertragungsebene
  - Welche antwortenden Gefühle löst das Paar in der Beraterin aus?
  - Welche antwortenden Gefühle löst jeder der Partner in der Beraterin aus?

Empathische Funktion: In dieser Funktion fungiert die Paarberaterin als emotional schwingungsfähige Interaktionspartnerin.
- Sie stellt durch ihre partielle Identifikation mit den Positionen der Partner und
- ihrem empathischen Verstehen die Voraussetzung für ein gegenseitiges Verstehen des Paares bereit.

Diagnostische Funktion: In dieser Funktion aktiviert die Paarberaterin ihre theoretischen Kenntnisse zu paardynamischen Prozessen.
- Als quasiobjektive Beobachterin muss sie unterschiedliche Aspekte der Paarbeziehung wahrnehmen und
- ihre Gefühle im Prozess von Übertragung und Gegenübertragung zulassen.
- All diese unterschiedlichen Wahrnehmungen und Eindrücke werden dann unter Anwendung ihres theoretischen Wissens in (einer) diagnostischen Hypothese(n) gebündelt.

Intervenierende Funktion: In dieser Funktion kommuniziert die Paarberaterin ihr diagnostisches Verständnis dem Paar durch gezielte Interventionen (siehe Kapitel 3.7).
- Dabei hat sie zu entscheiden, welche Inhalte wann und wie zu thematisieren sind.
- Dies ist sowohl eine Frage der Diagnostik als auch der Empathie und wird von der Fähigkeit der Beraterin bestimmt, sowohl in ihrer Haltung als auch ihrer Wortwahl dem Paar mit empathischem Verständnis zu begegnen, ganz besonders dann, wenn es um Konfrontationen und Deutungen geht.
- Beim »Timing« von Interventionen handelt es sich um eine hohe beraterische Kompetenz, die viel Feinfühligkeit und Gespür für den richtigen Augenblick voraussetzt.

Diese unterschiedlichen Funktionen, die von der Paarberaterin gleichzeitig aktiviert werden müssen, verdeutlichen die Komplexität ihrer Tätigkeit. Während sie zum einen die Position einer nüchternen und sachlichen Beobachterin einnimmt, muss sie sich zum anderen in die Perspektiven und Erlebensweisen der meist polarisierten Positionen der Partner einfühlen. Gleichzeitig hat sie ihr diagnostisches Wissen zu aktivieren, um ihre Beobachtungen und die über ihre Empathie gewonnen Eindrücke gewichten, einschätzen und beurteilen zu können. Da diese unterschiedlichen Funktionen von der Beraterin parallel und in je spezifischer Akzentuierung aktualisiert werden müssen, wird ihr eine hohe Aufmerksamkeit und schnelle Auffassungsgabe abverlangt.

3.6 Die Interventionen

Im Folgenden werden wesentliche Interventionsformen erläutert. Der Wahrnehmungs-, Erlebens- und Verstehensprozess entfaltet sich zunächst im Inneren der Therapeutin und muss schließlich zu einem therapeutischen Handeln führen, das dazu geeignet ist, dem Paar auf eine ihm nachvollziehbare und transparente Weise ein Verständnis für seine Problematik und die dahinter zu vermutende Dynamik zu vermitteln.

Methodisch stehen der Therapeutin verschiedene Interventionsmöglichkeiten zur Verfügung: Neben der aktiven Herstellung einer »hilfreichen« Beratungsbeziehung (Ermann, 1995/2007), die durch eine empathische Grundhaltung beiden Partnern gegenüber gekennzeichnet ist, haben sich in der Praxis der Paartherapie verschiedene verbale Interventionsformen bewährt (Merbach u. Volger, 2009; Volger, 2021).

- Die Therapeutin muss eine gute Beobachterin des Paares sein,
- sie muss sich selbst mit ihren Reaktionen wahrnehmen,
- sie muss ihre Eindrücke ordnen und interpretieren,
- sie muss in der Lage sein, ihr Verstehen dem Paar durch angemessene Interventionen zu kommunizieren.

Den Beschreibungen einzelner verbaler Interventionsformen haftet naturgemäß etwas Künstliches an, da diese ihre Wirkung nur durch ihre Einbettung in die beraterisch-therapeutische Beziehungsdynamik entfalten und von dieser nicht losgelöst beschrieben werden können. Diesen Aspekt thematisiert unter anderem die Bedeutung des Timings von Interventionen. Dieselbe Intervention kann zu Beginn einer Paartherapie als konfrontativ wahrgenommen werden und entsprechende Abwehr- und Widerstandsprozesse mobilisieren, während sie in einem späteren Stadium als verständnisfördernd und entlastend verstanden werden kann.

Neben dem Aspekt des Timings und der Einbettung jeder Intervention in die therapeutische Beziehung ist die Sprachfähigkeit der Therapeutin von besonderer Bedeutung. Da es in der tiefenpsychologischen Paartherapie um die Herstellung einer Beziehung unter anderem über sprachliche Symbole geht, spielt die verbale Ausdrucksfähigkeit eine entscheidende Rolle bei der Erarbeitung eines paardynamischen Verständnisses. Dieses hängt nicht allein von der Fähigkeit der Therapeutin zur Identifikation mit den Perspektiven beider Partner und deren Beziehungsgestaltung ab, sondern in entscheidendem Maße von ihrer Fähigkeit zur Kommunikation ihrer Wahrnehmungen. Hier geht es insbesondere darum, paardynamische Prozesse in verständlicher Weise versprachlichen zu können und dabei die eigene Sprache mit der des Paares in Einklang zu bringen.

3.6.1 Das Beschreiben

Das Beschreiben bezeichnet das Bemühen der Therapeutin, das Paar darin zu unterstützen, sich dem eigenen Verhalten, Erleben und deren Motiven im Kontext der Paarbeziehung zuzuwenden, dies differenziert wahrzunehmen und zu benennen. Im Prinzip handelt es sich darum, dass von der Therapeutin bewusst kommunizierte Informationen benannt und miteinander verknüpft werden, sodass aus der Fülle des angebotenen Materials die innere Realität der Partner als nachvollziehbare und sinnhafte innere Gestalt entsteht. Methodisch kann der Klärungsprozess der Partner durch so unterschiedliche Interventionen wie Nachfragen oder Zusammenfassen gefördert werden. Neben dem supportiven Effekt, den jedes sinnstiftende Verstehen hat, besteht die »heilsame« Wirkung dieses Prozesses darin, einen ersten therapeutischen Zugang zu den konflikthaften Verstrickungen des Paares zu gewinnen.

Im Gegensatz zur Deutung, in der immer bereits eine Interpretation des Wahrgenommenen vor dem Hintergrund des psychoanalytischen Theoriekonzepts stattfindet, verbleibt die Therapeutin beim Beschreiben auf der deskriptiven Ebene. Dies ist insofern von Bedeutung, da jeder Sprechakt eine Externalisierung innerer Bilder und Prozesse darstellt und bereits dadurch eine Veränderung der Qualität des inneren Prozesses stattfindet. Sprache ist immer eine Repräsentation innerer Prozesse und kann diese niemals eindeutig abbilden. Indem ein anderer diese Externalisierung anspricht, erhält der mitgeteilte Inhalt eine weitere Verfremdung des inneren Bildes. Dass dies bereits verstörend wirken kann, zeigen Irritationen, die sogar bei wörtlicher Wiederholung des Inhalts durch einen Dritten ausgelöst werden können. Umgekehrt geht es beim Beschreiben nicht um ein »papageienhaftes« Wiederholen, sondern um eine Zusammenfassung wesentlicher Aspekte des Mitgeteilten in den Worten der Therapeutin. Selbstverständlich ist auch diese Interventionsform nicht interpretationsfrei, die Therapeutin entscheidet, was sie wie und wann aufgreift, und formuliert dies in ihrer persönlichen Sprache. Vor diesem Hintergrund besitzen die Beschreibungen der Therapeutin zunächst ein ausreichend großes Potenzial für Verstörung einerseits und für die Möglichkeit des Sich-verstanden-Fühlens andererseits.

Beschreibungen können unterschiedliche Aspekte aufgreifen:

Inhalte:

> B./T.: Sie beschreiben sehr ausführlich den Streit zwischen Ihnen und Ihrem Mann/Ihrer Frau.

Sprechverhalten:

> B./T.: Sie sprechen sehr bestimmt und abschließend über das, was vorgefallen ist.

Emotionen:

> B./T.: Sie wirken sehr angespannt, wenn Sie über diese Vorfälle sprechen.

Kommunikation des Paares:

> B./T.: Sie haben gerade beide Ihre Sicht auf die Auseinandersetzung geschildert, und es wird deutlich, dass Sie beide sehr unterschiedliche Wahrnehmungen haben von dem, was zwischen Ihnen vorgefallen ist.

Kommunikation des Paares mit der Beraterin:

> B./T.: Sie sind beide verstummt und schauen mich gerade ganz erwartungsvoll an.

3.6.2 Das Benennen von Interdependenzen

Für die Paartherapie ist das Benennen von Interdependenzen von besonderer Bedeutung, da ein zentrales Ziel die Erarbeitung eines Verständnisses für die gegenseitigen Abhängigkeiten und Verstrickungen der Partner ist. Diese können sich auf verschiedenen Ebenen realisieren:

Auf der *Verhaltensebene* geht es um Sensibilisierung für die Interdependenz von Verhalten: Jeder Interaktionspartner erlebt sein Verhalten als Reaktion auf das Tun des anderen, und vice versa sieht dieser sich wiederum ebenfalls als Reagierender. Diese *Zirkularität des Verhaltens*, indem jede Handlung eine innere und/oder äußere Reaktion beim Gegenüber auslöst, wird in Beziehungen zugunsten einer kausalen Interpretation gedeutet, was dazu führt, dass nun der andere zum Verursacher des eigenen Verhaltens wird. In einem positiven Beziehungsgefüge führt dies zu einer Intensivierung der Verbindung; im Konfliktfall allerdings erhält der Partner eine aggressive Zuschreibung und wird leicht als der für den Konflikt Verantwortliche erlebt.

> B./T.: Sie beschreiben zwei unterschiedliche Verhaltensweisen, die immer wieder zu Konflikten zwischen Ihnen führen: Sie, Frau B, sind sehr zuverlässig und möchten, dass Ihr Mann das auch ist. Sie, Herr B, sind da eher großzügig und verstehen den Ärger Ihrer Frau nicht und fühlen sich durch ihre Nachfragen kontrolliert. Inzwischen hat sich das zu einem regelrechten Muster verfestigt: Je unzuverlässiger Sie, Herr B, sind, desto mehr müssen Sie, Frau B, kontrollieren, umgekehrt gilt aber auch: Je mehr Sie, Frau B, kontrollieren, desto weniger halten Sie, Herr B, sich an Absprachen.

In ähnlicher, aber weitaus komplexerer Weise verhält es sich mit dem in Partnerschaften üblichen *Polarisierungsprozess*, der umso rigider ist, je stärker die Polarisierung die Partner von eigenen konfliktbeladenen inneren Haltungen und Wünschen befreit. Diese Annahme geht von der bereits beschriebenen Hypothese aus, dass die Polarisierungstendenz dem Bestreben entspringt, ängstigende Impulse und Bedürfnisse im Partner zu deponieren, anstatt sich mit ihnen und der dazugehörenden Angst zu beschäftigen. Indem der Partner zum Träger und Repräsentanten dieser abgewehrten Seiten wird, muss er mit derselben Intensität bekämpft werden, wie der Einzelne es innerpsychisch angesichts der entsprechenden Impulse tut. Vor diesem Hintergrund ist es nicht nur logisch, sondern unvermeidbar, dass das, was im eigenen Inneren nicht ertragen werden kann, beim anderen bekämpft werden muss. Chronische Konflikte sind daher unausweichlich, solange an der Ambivalenzspaltung festgehalten wird.

> B./T.: Wir sehen immer wieder, wie sehr Sie sich in Ihrer Beziehung wichtige Themen aufgeteilt haben: Sie, Herr C, sind sehr entscheidungsfreudig, Sie sind aktiv und gehen voller Neugier neue Herausforderungen an, während Sie mit dem eher gefühlsbetonten Handeln Ihrer Frau nicht viel anfangen können. Das Aktive ist etwas, was Ihnen, Frau C, eher schwerfällt, Sie sind eher abwartend und vorsichtig und sorgen damit für Sicherheit in Ihrem Leben. So hat inzwischen jeder von Ihnen eine Position besetzt, die etwas einseitig ist, da Sie einen wichtigen Teil von Ihnen bei Ihrem Mann/Ihrer Frau unterbringen. Das wäre ja nicht weiter problematisch, wenn Sie sich nicht dafür immer wieder gegenseitig attackieren und entwerten würden.

3.6.3 Das Konfrontieren

Konfrontierende Interventionen verweisen Klienten auf widersprüchliche Aspekte ihres Erlebens und Handelns, die vorbewussten Charakter haben und ihrer Wahrnehmung entzogen sind. So kann ein Klient zum Beispiel mit seinem nonverbalen Verhalten konfrontiert werden, das im Gegensatz zu seinen inhaltlichen Mitteilungen steht, oder mit Lücken in seinem Erleben, die dazu führen, dass innere oder äußere Prozesse unverständlich bleiben. Bei der Konfrontation geht es also immer um eine Vervollständigung der Wahrnehmung der Klientinnen und Klienten, indem ihnen nicht unmittelbar zugängliche Aspekte ihres Handelns mitgeteilt werden mit dem Ziel, eine bewusste Auseinandersetzung mit den entsprechenden Inhalten zu ermöglichen.

> B./T.: Wir hatten in der letzten Stunde besprochen, dass Ihre Frau sich von Ihnen mehr Unterstützung bei der Hausarbeit wünscht, und Sie hatten sich dazu bereiterklärt. Nun ist Ihre Frau gerade sehr aufgebracht, weil Sie ihr auf ihre Nachfrage erklärten, Sie hätten die Absprache vergessen. Können Sie sich das erklären?

Die Vertiefung dieser Thematik könnte verdeutlichen, dass der Mann den Forderungen seiner Frau zugestimmt hatte, um »seine Ruhe« zu haben und nicht, weil er damit einverstanden war, seinen Beitrag zur Hausarbeit zu leisten. Hieran könnte sich eine Thematisierung dieser Abwehrstrategie anschließen, die möglicherweise von ihm oft zur Vermeidung unangenehmer Dinge angewendet wird, mit der Option, sich und dem Partner seine »Unschuld« zu versichern.

> B./T.: Sie, Frau S, beklagen sich erneut über die viele Hausarbeit und beschreiben, dass Sie Ihren Mann nicht um Hilfe gebeten haben. Können Sie sich das erklären?

Es könnte deutlich werden, dass die Klientin ihren Mann aus »Stolz« nicht gefragt hat, da er nach der letzten Stunde hätte sehen müssen, was zu tun ist. Auch hier wäre in der Folge die masochistische Abwehrstrategie zu benennen, die dazu angetan ist, unter Vermeidung eigener Forderungen und Erwartungen den Partner zum »Schuldigen« zu machen.

3.6.4 Das Deuten

Diese Interventionsform zielt darauf ab, un- bzw. vorbewusste Inhalte mit bewusst wahrgenommenem Material zu verknüpfen. Derartige Interventionen sind immer eingebettet in den empathisch-sinnstiftenden Therapieprozess, sodass Deutungen niemals für sich allein stehen, sondern durch Interventionsformen wie Beschreiben und Konfrontieren vorbereitet werden und häufig gar nicht klar voneinander abgrenzbar sind. Deutungen in der Paartherapie können sich auf den einzelnen Partner oder aber das Gemeinsame des Paares beziehen. Sie können unterschiedliche Aspekte des therapeutischen Prozesses aufgreifen und thematisieren (Wöller u. Kruse, 2018), zum Beispiel:

- Abwehrvorgänge,
- Widerstandsphänomene,
- Übertragungsprozesse oder
- biografische Verknüpfungen.

Abwehrdeutungen thematisieren die vom Paar in Szene gesetzten Abwehrmanöver und verknüpfen sie mit vor- bzw. unbewussten Motiven der Partner.

Abwehrdeutung bezogen auf einen Partner (z. B. durch Ansprechen abgewehrter neidischer Impulse):

> B./T.: Könnte es sein, dass Sie Ihrem Mann gegenüber so wenig tolerant sind, wenn er sich seinen Interessen zuwendet, weil sie sich so vollkommen für die Familie aufopfern und Ihnen selbst so ein ganz eigener Bereich fehlt? Könnte es sein, dass Sie ihn auch ein wenig darum beneiden?

Abwehrdeutung zur gemeinsamen gleichsinnigen Abwehr:

> B./T.: Wir wissen, dass Sie in vielen persönlichen Bereichen uneins sind, in Ihrer Empörung gegenüber der Ansprüchlichkeit Ihrer beiden Freunde sind Sie sich sehr einig. Könnte es sein, dass Sie Gemeinsamkeit leichter herstellen können, wenn es nicht um Sie persönlich geht?

Abwehrdeutung zur gemeinsamen polarisierten Abwehr:

> B./T.: Während Sie, Frau S, sich gerade sehr aufregen und auch recht laut werden, sind Sie, Herr S, sehr zurückgenommen und beinah verstummt, nachdem wir uns dem Thema Ihrer finanziellen Probleme zugewandt haben. Beide Reaktionen eignen sich nicht dazu, genauer auf Ihre Finanzen zu schauen. Könnte es sein, dass Sie das am liebsten beide vermeiden möchten?

Widerstandsdeutungen thematisieren die in der Beratungssituation auftretenden Widerstände.

Widerstandsdeutung zum gemeinsamen Widerstand:

> B./T.: Ich hatte Ihnen vorgeschlagen, sich einmal Zeit für ein intensiveres Gespräch

über Ihre Wünsche aneinander zu nehmen. Sie teilen mir gerade beide viele Gründe mit, warum Sie unsere Vereinbarung von der letzten Stunde nicht durchführen konnten. Halten Sie es für denkbar, dass Sie sie vielleicht für unpassend hielten und es schwierig fanden, mir das mitzuteilen?
B./T.: Wenn Sie es nicht für einen unpassenden Vorschlag hielten, welche Gründe könnte es dann gegeben haben, dass Sie beide keine Zeit für den Austausch fanden?
B./T.: Könnte es sein, dass Sie beide befürchtet haben, dass Sie sich erneut missverstehen, und Angst hatten, wieder in die heftigen Vorwürfe und Anklagen zu geraten?
B./T.: Wenn Sie diese Befürchtung hatten, war mein Vorschlag doch tatsächlich unpassend, weil ich ja offenbar übersehen habe, dass Sie allein noch nicht so miteinander reden können, dass es nicht zu Verletzungen kommt.

Widerstandsdeutung zum gemeinsamen polarisierten Widerstand:

B./T.: Ich hatte Ihnen vorgeschlagen, sich einmal Zeit für ein intensiveres Gespräch über Ihre Wünsche aneinander zu nehmen. Nun berichten Sie beide von sehr unterschiedlichen Reaktionen auf meinen Vorschlag. Sie, Herr T, wollten gern den Vorschlag aufgreifen, während Sie, Frau T, sehr zögerlich waren. Was gab es für Gründe für Ihre Zurückhaltung?
B./T.: Letzte Stunde sprachen wir über ein ähnliches Phänomen, da ging es um einen Ausflug, den Sie, Frau T, gern unternehmen wollten, und da waren Sie, Herr T, sehr abweisend.
B./T.: Sie, Frau T, hatten ja mitbekommen, dass Ihrem Mann das vorgeschlagene Gespräch sehr wichtig war. Könnte es sein, dass Sie sich jeweils boykottieren müssen, wenn einem von Ihnen etwas sehr am Herzen liegt?

Übertragungsdeutungen thematisieren die Wiederholung spezifischer Beziehungskonstellationen in der Beziehung zur Beraterin:

B./T.: Sie haben schon wiederholt beschrieben, wie angespannt und ärgerlich Sie werden, wenn Ihr Mann »trödelt«. Könnte es sein, dass es Ihnen auch hier zu langsam geht?
B./T.: Wir haben schon öfter darüber gesprochen, dass Sie sich innerlich ausklinken, wenn Ihre Frau über Dinge spricht, die Sie nicht interessieren. Gerade habe ich den Eindruck, dass Sie hier auch abgeschaltet haben. Könnte es ein, dass das, was ich gerade angesprochen habe, Sie auch nicht interessiert?
B./T.: Sie wirken gerade beide sehr verschlossen und angespannt. Kann das damit zu tun haben, dass ich eben Ihren Vorschlag nicht aufgegriffen habe, mit Ihnen über die Ferienplanung nachzudenken?

Biografische Deutungen stellen eine Verknüpfung her zwischen einer aktuellen und einer oder mehreren biografisch relevanten Beziehungspersonen:

> B./T.: Sie verhalten sich Ihrem Mann gegenüber oft ganz unsicher und ängstlich, beinah so, als wenn Sie Ihrer Mutter gegenüberstehen würden.
> B./T.: Sie erleben Ihre Frau häufig so verschlossen und kühl, wie Sie es von Ihrer Mutter kennen, wenn Sie sich von Ihr Zuwendung und Aufmerksamkeit gewünscht haben.
> B./T.: Sie beide geraten immer wieder in Konkurrenzsituationen, wenn es darum geht, wer kompetenter ist und die besseren Ideen für die Lösung von Problemen entwickelt. Es wirkt so, dass Sie dann beide in die Situation mit Ihren Geschwistern geraten, wo Sie so heftig um Anerkennung kämpfen mussten und im Grunde doch immer gescheitert sind.

3.6.5 Das Anregen

Diese Interventionsform zielt darauf ab, das Paar immer wieder zu neuen Perspektiven auf die Beziehung, auf den Partner und die eigene Person aufzufordern. Dies kann durch verschiedene Interventionsformen erfolgen:

Anregung zur Selbstexploration:

> B./T.: Kennen Sie das Erleben, das Ihr Partner eben beschrieben hat, auch bei sich?

Anregung zur Entwicklung einer Problemlösung:

> B./T.: Wir haben bereits viel darüber gesprochen, wie leicht Sie immer wieder in Ihr altes Muster geraten. Was würde Ihnen helfen, um diesem Prozess nicht so ausgeliefert zu sein?

Anregung zur Haltungsänderung:

> B./T.: Sie beschreiben wiederholt, wie schwer es für Sie ist, die Rückzüge Ihres Partners zu ertragen. Inzwischen können Sie besser nachvollziehen, warum das für Ihren Partner notwendig ist; es ist aber sehr schwer für Sie, dies auszuhalten. Was würden Sie denn brauchen, damit Sie damit besser umgehen können?
> B./T.: Sie merken, dass die häufige Unzufriedenheit Ihrer Partnerin Sie nach wie vor sehr stört, auch wenn wir inzwischen einiges von den Hintergründen verstanden haben. Wie könnten Sie Ihrer Partnerin denn dabei behilflich sein, diese Stimmungen ein wenig aufzulockern, denn wir haben ja bereits darüber gesprochen, dass das für Sie beide sehr unangenehme Situationen sind.

3.7 Das Zwiebelmodell: Ebenen psychodynamischer Interventionen

Diese unterschiedlichen Interventionsformen sind eingebettet in ein tiefenpsychologisches Modell, das von außen nach innen, von der Oberfläche zur Tiefe arbeitet. Ausgehend von bewussten bzw. bewusstseinsnahen Äußerungen des Paares werden im Prozess der Therapie Ebenen angesprochen, die bewusstseinsferner und den Partnern nicht unmittelbar zugänglich sind. Diese Ebenen werden bei allen relevanten Themen des Paares thematisiert und deren psycho- und paardynamische Wirkung beschrieben. Folgende Ebenen können unterschieden werden (vgl. Volger, 2002, S. 99):

Die interaktionelle Ebene thematisiert die gegenseitige Bedingtheit des Verhaltens und die Zirkularität von Handlungen und Erlebensweisen. Ziel ist die Wahrnehmung von Interdependenzen.

> Diese Interventionsebene
> - unterstreicht die subjektive Stimmigkeit der beiden polarisierten Standpunkte,
> - thematisiert die Relativität von Wahrnehmung und Erleben,
> - würdigt den Schutzcharakter von Abwehr und
> - verweist auf die Chronifizierungsneigung polarisierter Interaktionen.

Die emotionale Ebene thematisiert für jeden Partner die Gefühle, die hinter den manifesten Mitteilungen und paarbezogenen Verhaltensweisen stehen. Ziel ist die Kommunikation von Gefühlen.

> Diese Interventionsebene
> - benennt abgewehrte Gefühle,
> - anerkennt Gefühle als plausible und nachvollziehbare innere Antworten,
> - lockert die individuelle Abwehr der Partner,
> - ruft im Partner (meist) eine Bereitschaft hervor, ebenfalls eine akzeptierende Haltung den fremden bis hin zu den abgelehnten Merkmalen des Partners zu entwickeln,
> - ruft im Partner (meist) eine Offenheit hervor, sich mit eigenen gefühlsbetonten Seiten zu konfrontieren, und

- ist die Grundlage für die Formulierung gemeinsamer Themen des Paares.

Die beziehungsdynamische Ebene thematisiert diejenigen Aspekte des Verhaltens des einen Partners, die zu Abwehr- und Widerstandszwecken vom anderen benutzt werden. Ziel ist die Wahrnehmung der Zirkularität der Abwehr.

Diese Interventionsebene
- fördert die Wahrnehmung der aktiven Herstellung eines abwehrintensiven Beziehungsgefüges,
- fördert eine Auflockerung von Abwehr- und Widerstandsmanifestationen,
- konfrontiert jeden Partner mit seiner Verantwortung für die Beziehungsgestaltung und
- lockert die Ambivalenzspaltung auf.

Die psychodynamische Ebene thematisiert die individuellen psychodynamischen Hintergründe, die durch Aspekte des Verhaltens des Partners ausgelöst werden. Ziel ist die bewusste Wahrnehmung der Reinszenierung biografischer Themen.

Diese Interventionsebene
- stellt eine Kontinuität zum biografischen Hintergrund der Partner her,
- fördert bei beiden Partnern ein gegenseitiges Verständnis für die Eigenarten des anderen,
- fördert die Reduktion von aggressiver Abwehr wie Streit und Entwertung und
- fördert ein sinnstiftendes Verstehen für aktuelle Beziehungskonflikte.

Die Herstellung von Sinnverstehen auf den vier unterschiedlichen Ebenen wird durch Interventionen wie Beschreiben, Konfrontieren und Deuten befördert. Verstehen allein bewirkt allerdings nicht unmittelbar Veränderung. Sie muss ebenso erarbeitet werden wie das Sinnverstehen. Die fünfte Ebene thematisiert den Transfer des Verstandenen in die innere und äußere Beziehungsrealität. Im Bild der Zwiebel könnte hier eine quer liegende Schale gedacht werden, die das

Innen mit dem Außen verbindet. Hier werden besonders Interventionen wie das Konfrontieren und das Anregen genutzt.

Die Ebene des Transfers thematisiert den Beitrag, den jeder der Partner zur Herstellung einer förderlichen Beziehungsgestaltung und Paardynamik leisten kann. Ziel ist die bewusste Auseinandersetzung mit einer persönlichen Haltungsänderung und entsprechenden Verhaltensoptionen.

Diese Interventionsebene
- verdeutlicht die Verantwortung beider Partner für die Beziehung,
- betont die Entscheidungsfreiheit der Partner trotz biografischer Fixierungen,
- anerkennt restringierende innere Bedingungen der Partner,
- sondiert vor diesem Hintergrund Möglichkeiten von Veränderungen,
- entwickelt innere Haltungsänderungen und
- entwirft und erprobt eine Flexibilisierung des Verhaltens.

Das Zwiebelmodell stellt ein Konzept bereit, in dem paardynamisches Verstehen erarbeitet und als Voraussetzung für Veränderung betrachtet und genutzt wird. Dadurch wird eine neue Verbindung zwischen dem Innen und dem Außen etabliert, indem Verstehen und Verändern als zwei unabhängige, zugleich aber einander bedingende Prozesse beschrieben werden. Insofern veranschaulicht dieses Modell ein Konzept, das die Beratungsarbeit von der Oberfläche zur Tiefe beschreibt und zugleich von der Tiefe zurück zur Oberfläche, indem Bewusstheit und reale Verhaltensänderung initiiert werden.

Das Zwiebelmodell findet seine Anwendung aber nicht nur im Therapieprozess, sondern dient dem übergeordneten Beratungsziel, die Sprachfähigkeit des Paares zu verbessern. Indem in der Beratung die verschiedenen Ebenen des Zwiebelmodells immer wieder thematisiert und verstehend eingeordnet werden, dient diese Erfahrung dem Paar als *Modell für die Beziehungskommunikation* in seinem Alltagsleben. Da die Differenzen der Alterität in Paarbeziehungen nicht aufzulösen sind, müssen sie kommunikativ überwunden werden. Insofern werden die Partner angeregt, ihre Wahrnehmungsfähigkeit mit Blick auf ihre persönlichen und gegenseitigen Abwehrmanöver zu schärfen und eine Sprache für ihre inneren und interaktionellen Prozesse zu finden. Hier spielt in Paargesprächen die emotionale Ebene des Zwiebelmodells eine zentrale Rolle, die per se bereits Abwehr überwindet und im Gegenüber eine ähnliche Bereitschaft fördert. Zugleich kann eine Identifikation mit der empathischen Haltung der

Therapeutin das Paar darin unterstützen, die emotionale Offenheit vor gegenseitigen Angriffen zu bewahren. Der kontinuierliche Austausch des persönlichen Erlebens kann dann nicht nur zu einer konstruktiveren Bewältigung von Konflikt- und Krisensituationen beitragen, sondern sich als gemeinsames Bedürfnis nach Herstellung von Nähe bei gleichzeitiger Unterschiedlichkeit etablieren. Wie Paare diese Begegnungen gestalten, ist unterschiedlich, manche benötigen einen festen Rahmen, wie er in den »Zwiegesprächen« (Moeller, 1990) vorgeschlagen wird, andere bemühen sich um Kommunikationstrainings (Rosenberg, 2013), wieder andere gestalten diese Gespräche spontan in Abhängigkeit von den jeweiligen inneren Bedürfnissen und äußeren Gegebenheiten.

3.8 Ein Therapie- und Beratungsprozess im Überblick

Vor dem Hintergrund der unter 3.2 erläuterten Beratungsperspektiven:

- Perspektive der Paardynamik,
- Perspektive der Reinszenierung biografischer Themen,
- Perspektive der Veränderung,

und den unter 3.6 beschriebenen Interventionsebenen werden im folgenden Kapitel am Beispiel eines Falles Interventionen und diagnostische Hypothesen im Prozess einer Paartherapie verdeutlicht.

Fall Herr und Frau G: Das Paar kommt wegen immer wiederkehrender schwerer Konflikte zur Beratung, die bereits öfter zu Handgreiflichkeiten geführt haben. Beide Partner sind über diese Entgleisungen sehr bestürzt, sind aber unsicher, ob sie in Zukunft derartige Zusammenstöße vermeiden können. Herr und Frau G sind Mitte fünfzig, haben zwei Kinder und arbeiten beide als Angestellte.

Das Paar beschreibt den letzten Vorfall, indem zunächst Herr G berichtet, wie seine Frau ihn für eine Verspätung angeklagt habe und sich trotz seiner Erklärungen nicht habe beruhigen können. Er habe dann wiederholt versucht, sie davon zu überzeugen, dass ihre Unterstellung, er habe sich einer Vereinbarung mit ihr entziehen wollen, nicht zutreffend sei, er habe sie aber immer weniger erreichen können, da sie ihn immer weiter angeschrien habe, da habe er sie schließlich am Arm gepackt und weggeschubst. Frau G umgekehrt beschreibt, dass es schon oft passiert sei, dass er Verabredungen ignoriere und sie sich dann immer stehen gelassen fühle wie ein dummes Schulmädchen.

3.8.1 Perspektive der Paardynamik

Diese Perspektive befasst sich mit den interaktionellen und psychischen Prozessen, die das Paar entwickelt hat, um die jeweils besetzten Positionen zur Ausbalancierung des gemeinsamen Paarthemas zu gewährleisten. Folgende Fragen sind in diesem Zusammenhang zu reflektieren:

- Welche Hauptkonfliktlinien beschreibt das Paar?
- Welche darunterliegenden Themen werden von dem Paar verhandelt?
- Welche Bewältigungs- und Abwehrmechanismen benutzt das Paar zu deren Regulierung?
- Wie ist die Interaktion des Paares beschaffen?
- Welche Interaktionszirkel lassen sich beschreiben?
- Wie polarisiert ist das Paar?
- Welche gemeinsamen Themen verbindet das Paar?
- Welche Paardynamik kennzeichnet das Paar?
- Welche inneren Themen und Konflikte verhandelt das Paar mittels welcher Strategien und Verhaltensweisen?
- Welcher Aspekt des Konflikts wurde jeweils besetzt, welcher an den Partner delegiert?
- Welcher Bindungsmodus zeichnet sich ab?
- Mit welchen Themen will, mit welchen kann das Paar sich beschäftigen, mit welchen nicht?

Ziel ist es, mit dem Paar ein Verständnis für ihre interaktionelle Verstrickung, die sich bedingenden Eskalationen und die jeweilige individuelle Beteiligung am Zustandekommen der Beziehungsstörung zu entwickeln. Das folgende Beratungsprotokoll gibt Anregungen zur Thematisierung der zentralen Elemente, die die Psychodynamik dieses Paares charakterisiert.

Fall Herr und Frau G

> B./T.: Wenn Sie diese Situation beschreiben, kommt gerade noch einmal der ganze Ärger wieder hoch, sie wirken gerade beide ganz verärgert und empört über das, was Ihnen der Partner zugemutet hat.

Hauptkonflikt: Aggressive Entgleisung. Frau G verortet die Schuld daran eindeutig bei ihrem Mann. Dieser stimmt ihr insofern zu, dass er seine aggressive Attacke bedauert, zugleich sieht er aber in dem provozierenden Verhalten seiner Frau eine Mitschuld an der Entwicklung.
Intervention: Beschreiben von Gefühlen.

> B./T.: Sie waren beide offenbar völlig außer sich in dieser Situation und hatten keine Möglichkeit, sich zu regulieren.

Gemeinsames Thema: Beide dekompensieren in der fraglichen Situation, beide Partner verfügen über eine mangelnde Regulationsfähigkeit.
Intervention: Beschreiben eines gemeinsamen Defizits.

> B./T.: Sie beschreiben das, was da vorgefallen ist, so, dass es eigentlich immer schlimmer wurde, jede Reaktion des anderen hat den Konflikt verschärft. Je mehr Sie, Frau G, Ihrem Mann Vorwürfe gemacht haben, umso mehr haben Sie, Herr G, Argumente für Ihr Verhalten ins Feld geführt, was Sie, Frau G, nur noch ärgerlicher gemacht hat, etc. So haben Sie beide immer lautstärker Ihre Standpunkte vertreten und sich damit immer weiter in Ihrem Ärger angefeuert.

Interaktionszirkel: Beide Partner können die Situation emotional nicht unterbrechen und befeuern sich gegenseitig in ihrer Aggression.
Intervention: Benennen der aggressiven Dynamik.

> B./T.: Wenn Sie sich angegriffen fühlen, dann steht Ihnen beiden offenbar nur die Möglichkeit zur Verfügung, zurückzuschlagen, entweder verbal oder auch gelegentlich im wörtlichen Sinne.

Gemeinsame Abwehr über Aggressionen
Intervention: Deutung einer gemeinsamen gleichsinnigen Abwehr.

> B./T.: Sie kämpfen beide darum, recht zu bekommen, Sie, Herr G, indem Sie nicht aufhören können, zu argumentieren, und Sie, Frau G, indem Sie nicht aufhören können, Ihren Unmut und Ihre Vorwürfe zu äußern.

Gemeinsame Abwehr über rationale versus emotionale Logik: Ziel ist es, sich dem Partner gegenüber in eine überlegene Position zu bringen.
Intervention: Benennen des Abwehrmechanismus.

> B./T.: Wenn wir jetzt so auf die Situation schauen, dann machen Sie sich zwar gegenseitig für die Eskalation verantwortlich, aber zugleich haben wir doch den Eindruck gewonnen, dass Sie sich in der Art Ihres Umgangs mit diesem Konflikt nichts nehmen: Sie beide reagieren zunehmend verärgert, sie beide können aus so einer Eskalation nicht aussteigen, und Ihnen beiden steht bei einem Angriff

> lediglich ein Gegenangriff zur Verfügung. Unter diesem Gesichtspunkt ist es ja nicht so einfach zu bestimmen, wer hier die Schuld trägt.

Gemeinsames Thema Schuldzuweisung: Die Paardynamik ist durch eine aggressive Abwehr gekennzeichnet, die beide Partner dazu benutzen, um im anderen Schuld zu deponieren.
Intervention: Beschreibung und Deutung der Abwehrstrategie.

> B./T.: Jeder von Ihnen hat offenbar beim anderen einen wunden Punkt getroffen, was dazu führte, dass sie sich immer weiter hochgeschaukelt haben in Ihrem Streit.

Gemeinsames Thema Verletzlichkeit: Schwäche wird durch Aggression abgewehrt.
Intervention: Deutung abgewehrter Gefühle.

3.8.2 Perspektive der Reinszenierung biografischer Themen

Diese Perspektive bezieht sich auf das Verständnis von Wiederholungen von Aspekten der persönlichen Lebensgeschichte des Einzelnen in der Partnerschaft. Sie beabsichtigt eine Sensibilisierung für die aktive Einflussnahme der Partner auf die Struktur ihrer Paarbeziehung. Unter diesem Aspekt sind folgende Fragen zu erörtern:

- Welche Hypothesen zur Persönlichkeitsstruktur der Partner lassen sich formulieren?
- Welche Annahmen zur innerpsychischen Konfliktdynamik können mit Blick auf die zu bearbeitenden Beziehungsstörungen formuliert werden?
- Welche Rolle bzw. Haltung nehmen die Partner in der Paarbeziehung zueinander ein?
- Aus welchen biografischen Kontexten ist den Partnern diese Erfahrung bekannt?
- Wie wird der Partner unter dieser Perspektive wahrgenommen?
- Wie stabil bzw. veränderbar ist diese Wahrnehmung des Partners?
- Welches Thema, welcher Konflikt wird in der Beziehung zum Partner reinszeniert?

Ziel ist die Sensibilisierung des Paares für den Einfluss zentraler biografischer Erfahrungen und Mangelsituationen der Partner auf ihre Rolle und Position in der Paarbeziehung und ihre Neigung, lebensgeschichtlich bedeutsame Themen in der Paarbeziehung zu wiederholen. Das Therapieprotokoll schildert Explorationsmöglichkeiten biografischer Hintergründe der Partner und deren Wiederholung in der Paarbeziehung.

Fall Herr und Frau G

> B./T.: Wenn Sie beide so miteinander kämpfen, muss ja viel für Sie auf dem Spiel gestanden haben. Was haben Sie, Frau G, in der Situation erlebt?

Thematisierung der hinter der aggressiven Abwehr liegenden Themen.
Intervention: Frage zur Exploration des psychodynamischen Hintergrunds.

> B./T.: Sie beschreiben ein sehr quälendes Gefühl der Missachtung und hatten den Eindruck, Sie müssten immer wieder darum kämpfen, sich Gehör zu verschaffen, sonst würden Sie vollkommen ignoriert werden.

Beschreibung der Abwehr von Ohnmacht und Ausgeliefertsein vor dem Hintergrund einer depressiven Konfliktdynamik.
Intervention: Deutung eines psychodynamischen Zusammenhangs.

> B./T.: Das ist sehr verletzend, wenn man so darum kämpfen muss, wahrgenommen zu werden. Und da es sich dabei ja um ein ganz existenzielles Bedürfnis handelt, ist es auch sehr verständlich, dass Sie diesen Kampf gewinnen wollten.

Anerkennung der Folgerichtigkeit des Verhaltens angesichts der inneren Konfliktdynamik.
Intervention: Positive Validierung des Erlebens von Frau G.

> B./T.: Das scheint für Sie ein sehr vertrautes inneres Thema zu sein. Woher kennen Sie das in Ihrer Geschichte?

Intervention: Frage zur biografischen Exploration.

> B./T.: Wenn Sie Ihre familiäre Situation schildern, dann können wir nun verstehen, dass Sie sich in der Situation mit Ihrem Mann plötzlich emotional in Ihrer Kindheit befanden und dasselbe Gefühl von Missachtung wieder auftauchte, wie Sie es in Ihrer Familie immer wieder erlebt haben.

Thematisierung der Wiederholung biografischer Themen in der Paarbeziehung.
Intervention: Deutung biografischer Zusammenhänge.

> B./T.: Wie haben Sie, Herr G, diese Situation erlebt?

Intervention: Frage zur Exploration des Erlebens.

> B./T.: Sie haben in der Kritik Ihrer Frau sofort einen Angriff erlebt und mussten sich sofort verteidigen. Es wirkt so, als ob Sie es gar nicht aushalten können, wenn Ihre Frau mit Ihnen unzufrieden ist und Sie kritisiert.

Thematisierung der hohen narzisstischen Kränkbarkeit (Hypothese zur Persönlichkeitsstruktur von Herrn G) angesichts von Kritik an seiner Person.
Intervention: Abwehrdeutung.

> B./T.: Da sind Sie sehr verletzlich und schließlich auch angreifbar. Wo haben Sie diese Erfahrungen in Ihrer Geschichte gemacht?

Intervention: Frage zur Exploration biografischer Zusammenhänge.

> B./T.: Es ist sehr schwer, wenn man immer kritisiert wird und es nie richtig machen kann. Und offenbar hat die Kritik Ihrer Frau all die alten Verletzungen angestoßen, die Sie von Ihrem Elternhaus kennen.

Thematisierung der Wiederholung biografischer Themen in der Paarbeziehung.
Intervention: Biografische Deutung.

> B./T.: Sie beide waren in dieser Streitsituation plötzlich innerlich ganz intensiv mit alten, unerträglichen Gefühlen konfrontiert: Sie, Frau G, mit dem Gefühl, erneut nicht wahrgenommen zu werden, und Sie, Herr G, mit der Verletzung, wieder etwas »falsch« gemacht zu haben und kritisiert zu werden. Nun können wir auch besser die Heftigkeit Ihrer Auseinandersetzung verstehen, wenn Sie in Ihrer Beziehung plötzlich eine Wiederholung von derart schmerzlichen Gefühlen erleben.

Thematisierung der Wiederholung biografischer Verletzungen in der Paarbeziehung.
Intervention: Biografische Deutung.

3.8.3 Perspektive der Initiierung von Veränderungen

Die veränderungsinduzierende Perspektive bezieht sich auf die Formulierung realistischer Veränderungsziele und deren konsequente Bearbeitung im Therapieprozess. Dabei sind die folgenden Fragen zu bedenken:

- Welche inneren und äußeren Barrieren führen zu dem Stillstand in der partnerschaftlichen Beziehung?
- Welche können durch die Beratungsarbeit aufgelockert werden, welche nicht?

- Kann sich das Paar gegenseitig dabei unterstützen?
- Was benötigt der Einzelne vom Gegenüber, um eine fixierte Position verlassen zu können?
- Wird eine Veränderung als Gewinn oder Verlust wahrgenommen?

Ziel ist es, mit dem Paar Bedingungen in ihrer Beziehung zu schaffen, die beiden das Verlassen ihrer fixierten Positionen erlauben und eine neue Balance in der Partnerschaft herstellen.

Fall Herr und Frau G

> B./T.: Sie sind so mit Ihren alten Themen verstrickt, dass es Ihnen ganz schwerfällt, wahrzunehmen, dass es nicht nur eine Perspektive gibt, aus der man auf den Vorfall schauen kann. Das könnte uns erklären, warum Sie den Kampf miteinander erst beenden können, wenn Sie beide durch die Gewalt, die sich Bahn bricht, erschüttert sind.

Formulierung einer Hypothese zur Gewaltdynamik.
Intervention: Deutung einer Wahrnehmungslücke.

> B./T.: Sie kämpfen beide darum, dass Ihre Wahrnehmung der Situation die »richtige« ist, und wirken gerade sehr erstaunt, wenn wir hier merken, dass Ihrer beider Positionen nachvollziehbar sind.

Thematisierung der Alterität und der eingesetzten Abwehr zu deren Verleugnung.
Intervention: Konfrontation und Abwehrdeutung.

> B./T.: Es wirkt, als sei es für Sie beinah nicht auszuhalten, dass Ihr Mann bzw. Ihre Frau tatsächlich ein anderer ist.

Thematisierung des innerpsychischen Hintergrunds für die Ambivalenzspaltung.
Intervention: Konfrontation.

> B./T.: Was könnte Ihnen helfen, aus dieser Erstarrung herauszukommen?

Aufforderung zur Auseinandersetzung mit der Ambivalenzspaltung.
Intervention: Anregung zur Selbstexploration.

> B./T.: Wenn wir jetzt merken, dass Sie beide an der Eskalation Ihres Streits beteiligt sind, könnte es vielleicht ein bisschen schwerer fallen, dem anderen die Verantwortung zu geben.

Thematisierung von Schulddelegation und Relativierung dieser Abwehr.
Intervention: Konfrontation.

> B./T.: Sie, Herr G, werfen Ihrer Frau vor, dass sie so emotional ist, und Sie, Frau G, werfen Ihrem Mann vor, dass er so sachlich und rational ist. In Ihren Streitsituationen sind Sie beide sehr von Ihren Gefühlen bestimmt. Vielleicht ist diese klare Unterscheidung zwischen Ihnen gar nicht zutreffend, möglicherweise gibt es trotz aller Unterschiede viele Ähnlichkeiten, die Sie bisher nicht wahrnehmen können.

Thematisierung der Ambivalenzspaltung und deren Relativierung.
Intervention: Konfrontation.

> B./T.: Sie erleben beide einen Mangel in Ihrer Beziehung. Sie, Frau G, wünschen sich mehr Anerkennung und emotionale Verbundenheit, und Ihnen, Herr G, fehlt oft die körperliche Nähe mit Ihrer Frau. Wie möchten Sie beide mit dieser Situation in Ihrer Beziehung umgehen?

Anregung zur Akzeptanz von Differenzen und deren Folgen.
Intervention: Anregung zur gemeinsamen Selbstexploration.

4 Tiefenpsychologische Paartherapie und -beratung: Praxis und Methodik

4.1 Ziele tiefenpsychologischer Paartherapie und -beratung

Vor dem Hintergrund der theoretischen Ansätze zur Entwicklung von Störungen der Paardynamik und des im vorangegangenen Kapitel dargestellten Therapie- und Beratungskonzeptes werden im Folgenden am Beispiel eines Beratungsfalls exemplarisch die Phasen einer Paarberatung beschrieben und die in jeder Phase zu bearbeitenden thematischen Schwerpunkte verdeutlicht.

Vor dem Hintergrund der drei unter Kapitel 3.2 beschriebenen Beratungsperspektiven – Perspektive der Paardynamik, der Reinszenierung und der Veränderung – verfolgt die Beraterin folgende Ziele:

- die Polarisierungen in der Paardynamik aufzulockern,
- eine neue Balance in der Paardynamik zu entwickeln und
- das neue Gleichgewicht positiv zu besetzen.

Um diese Ziele zu erreichen, wird das Paar darin unterstützt, die Dynamik der wechselseitigen Verstrickungen zu verstehen und die Reinszenierung biografischer Muster und Verhaltensweisen als aktiven Beitrag jedes Partners zur Gestaltung einer dysfunktionalen Paarbeziehung zu begreifen. Ein derartiger Perspektivwechsel kann dazu beitragen, die oft bei belasteten Paarbeziehungen zu beobachtende chronifizierte Ambivalenzspaltung bewusst zu machen und im Zuge der Beratungsarbeit aufzulockern. Die Paarberatung soll dazu beitragen, diese Dynamik nicht nur kognitiv zu begreifen, sondern so weitgehend zu verändern, dass neue Positionen in der Beziehung entwickelt werden können.

Diese Ziele beinhalten auch die Akzeptanz von den in der Polarisierung zum Ausdruck kommenden Unterschieden ebenso wie die Einsicht in das Erleben von Defizit und Mangel in einer Partnerschaft. Sie betonen aber zugleich die Notwendigkeit, eine Balance zu finden, die von beiden Partnern ausreichend positiv besetzt werden kann, da dies die Voraussetzung dafür ist, dass die weiterhin bestehenden Unterschiede nicht durch gegenseitige Aggression oder Autoaggression verarbeitet werden. Die in verschiedener Weise zum Ausdruck gebrachten gegenseitigen Aggressionen werden verstanden als Abwehrmaßnahmen gegenüber der Enttäuschung, dass der Partner nicht den persönlichen Erwartungen entspricht. Dabei besteht eine implizite Überzeugung, dass es einen Anspruch auf die Erfüllung dieser Erwartungen durch den Partner gebe.

Indem die positive Besetzung des neuen Gleichgewichts als explizites Ziel formuliert wird, steht nicht ausschließlich die wünschenswerte Reduktion von gegenseitiger Enttäuschung und Aggression im Vordergrund. Es geht vielmehr um die möglicherweise schwerer zu erreichende Akzeptanz des Andersseins des Partners und die Aufgabe der Illusion eines Anrechts auf Liebe und Wertschätzung. Das Vorhandensein dieser Merkmale trägt in der Regel dazu bei, dass die Partner sich zufrieden, gestärkt und sicher fühlen in ihrer Beziehung. Zugleich verweist es darauf, dass ein derartiger Zustand nicht aus einem Anspruch erwächst, sondern aus dem Ertragen von Ambivalenz und der Entwicklung gegenseitiger Bezogenheit und Akzeptanz trotz aller bestehender Frustration persönlicher Wünsche und Bedürfnisse. Diese Perspektiven anzustoßen und eine Basis für die dazu notwendige Ich-Stärke zu entwickeln, ist ein wesentliches Anliegen tiefenpsychologischer Paarberatung.

4.2 Das Therapie- und Beratungssetting

Paarberatungen finden nach diesem Konzept stets in einem Dreiersetting statt. Die klare Definition des Settings ist von besonderer Bedeutung, da Settingfragen nicht selten zum Agieren von Paarkonflikten genutzt werden. So kann es geschehen, dass ein Partner zur vorgesehenen Beratungsstunde erscheint, während der andere aus verschiedenen, meist konfliktbetonten Gründen in der Partnerschaft abwesend ist. Unabgesprochene Settingveränderungen markieren immer einen Widerstand des Paares und müssen in dem vereinbarten Setting gemeinsam beleuchtet und in ihrer paardynamischen Bedeutung eingeordnet werden. Auf keinen Fall sollte daher mit einem der Partner eine Einzelstunde abgehalten werden. Um ein Verständnis für eine derartige Inszenierung erarbeiten zu können, muss der Rahmen des Settings stabil und Sicherheit vermittelnd für alle Beteiligten sein.

Gleichwohl kann es trotz klarer Favorisierung des Dreiersettings eine Indikation für die Arbeit im Einzelsetting für einen der Partner, möglicherweise auch beide geben. Diese Settingveränderungen müssen gut vorbereitet und in ihrer Bedeutung für das Dreiersetting reflektiert werden. Eine Indikation für ein getrenntes Setting besteht beispielsweise, wenn die Partner eine Vertiefung der persönlichen biografischen Hintergründe der Paarkonflikte erarbeiten möchten. Voraussetzung dafür ist allerdings die Fähigkeit des Paares, Trennendes und Individuelles des Partners zu ertragen, ohne sich von dem Ausgeschlossensein angegriffen zu fühlen. Es bedarf hier also immer auch der Einschätzung der Therapeutin, in welchem Umfang die Triangulierungsfähigkeit des Paares entwickelt ist (siehe Kapitel 6.4). Bei einem Paar, das über diese Fähigkeit nicht in ausreichendem Maße verfügt, sollte von Einzelsitzungen Abstand genommen werden, da der mögliche Nutzen für die Partner das damit mobilisierte Konfliktpotenzial in der Paardynamik nicht rechtfertigt.

Die Arbeit im Dreiersetting hat unterschiedliche Hintergründe. Es gibt bisher keine empirische Evidenz für die Überlegenheit eines Vierersettings, bei dem zwei Paartherapeuten unterschiedlichen Geschlechts zugegen sind. Angesichts knapper Ressourcen spricht dies bereits aus ökonomischen Gründen für die Wahl des Dreiersettings.

Von Paaren wird das Vierersetting gelegentlich gewünscht, bei genauerer Exploration der Motive für diesen Settingwunsch wird allerdings deutlich, dass dieser eher einer Vermeidung der im Dreiersetting mobilisierten ödipalen Themen geschuldet ist. So wird in genderheterogenen Triaden zum Beispiel häufig das Motiv genannt, dass beide Geschlechter sich von jeweils demselben Beratergeschlecht besser verstanden fühlen könnten. Bereits in dieser Fantasie klingt ein ödipales Konkurrenzthema an: Dem Partner im Dreiersetting, der das Geschlecht der Paarberaterin teilt, könnte es in der Beratung »besser« gehen. Umgekehrt kommt es oft zu der ebenfalls ödipalen Fantasie, die beiden gleichgeschlechtlichen Personen könnten miteinander in einer Rivalitätsbeziehung gefangen sein. All diese Befürchtungen sind wichtige und für die Paardynamik bedeutende Themen, sie sollten allerdings im Rahmen der Paarberatung thematisiert und bearbeitet und nicht in Form des Settings vermieden werden.

Der zeitliche Rahmen einer Paarberatung orientiert sich an der Komplexität der Themen des Paares. So gibt es Paarberatungen, die sich über einen langen Zeitraum erstrecken, dies allerdings meist in einem sehr variablen Setting. Es kann sich allerdings auch als sinnvoll erweisen, nach der Anfangsphase mit dem Paar ein festes Stundenkontingent zu vereinbaren, das sich in einem Zeitraum von circa zehn Stunden bewegt. Nach Ablauf dieses Kontingents findet dann eine Bilanzierung des bisherigen Prozesses statt, der je nach Ergebnis fortgeführt oder beendet wird. Auch die Regelmäßigkeit der vereinbarten Termine ist bei Paarberatungen oft fluide, was zumeist der Lebens- und Arbeitssituation der Partner geschuldet ist. Sofern es sich dabei nicht um ein Widerstandsphänomen handelt, sind erfahrungsgemäß auch größere zeitliche Abstände der Beratungsarbeit nicht abträglich.

Nach dem Erstgespräch sollte nicht unmittelbar die Frage nach einer Fortführung der Sitzungen erörtert werden, vielmehr empfiehlt es sich, mit dem Paar ein zweites Beratungsgespräch zu vereinbaren, in dem das weitere Vorgehen geklärt wird. Dies trägt der Erfahrung Rechnung, dass das Paar einen persönlichen Raum benötigt, um eine von beiden getragene Entscheidung zu entwickeln, in der die Übertragungsneigungen des Dreiersettings weitgehend ausgeschaltet sind. So kann das Paar sich in Abwesenheit der Beraterin über sein Erleben im Erstgespräch verständigen und insbesondere unterschiedliche Einschätzungen zur Beraterin überdenken, ohne diesen Prozess der Dynamik der Triade auszusetzen.

4.3 Die Anfangsphase

4.3.1 Kontaktaufnahme und Inhalte des Erstgesprächs

Das Erstgespräch in der tiefenpsychologischen Paartherapie ist von besonderer Bedeutung, da sich hier dem Paar durch die Haltung und die Interventionen der Therapeutin die tiefenpsychologische Arbeits- und Verstehensweise vermittelt. Neben der Informationserhebung geht es immer um die Art und Weise, wie sich die Kontaktaufnahme gestaltet und welche Perspektive die Therapeutin dem Paar für dessen Verstehensprozess seiner Schwierigkeiten anbietet. Diese Verstehensperspektive strukturiert dann nicht nur die weitere Beratungsarbeit, sondern gibt dem Paar eine Sicht seiner Probleme an die Hand, dessen Relevanz und Stimmigkeit es in seinem Alltagserleben ständig überprüfen kann. Insofern kann das Erstgespräch als Prototyp von Fremdverstehen und im gelingenden Fall als Möglichkeit einer zentralen neuen Beziehungserfahrung des Paares verstanden werden. Umgekehrt erhält die Therapeutin durch entsprechende Rückmeldungen des Paares Hinweise auf fehlerhafte oder ungenaue Aspekte ihrer Hypothesen zur inneren Dynamik der beschriebenen Konfliktbereiche des Paares. Methodisch zielt das Erstgespräch darauf ab, die Dynamik der Paarbeziehung kennenzulernen und einen ersten Zugang zu der damit in Verbindung stehenden Konfliktdynamik der beiden Partner zu gewinnen.

Getragen durch die empathische Haltung der Therapeutin dient die Anfangsphase der Beratung:

- der Kontaktaufnahme,

- der Kommunikation von Empathie dem Paar gegenüber,
- der Erfassung und Einordnung des Therapieanlasses und der aktuellen Konflikte und Schwierigkeiten,
- der gezielten Erhebung relevanter Informationen zur Lebenssituation des Paares,
- einem ersten Zugang zur Paardynamik,
- einer verständlichen Kommunikation der zu vermutenden Paardynamik.

Folgende Fragenkomplexe werden dabei von der Paartherapeutin wahrgenommen bzw. thematisiert:

- Um welche Thematik kreist das Konfliktgeschehen?
- Welche dahinterliegenden Themen sind zu vermuten?
- Welche kommunikativen Fähigkeiten besitzt das Paar?
- Wie kommuniziert das Paar angesichts der Konflikt- oder Krisensituation miteinander?
- Über welche Mentalisierungsfähigkeiten verfügt das Paar?
- Welche interaktionelle Verstärkung/Interpunktion folgt daraus?
- Welche Abwehrmanöver benutzt das Paar?
- Welche Lebensbereiche werden als intakt erlebt?

Bei diesen Fragestellungen handelt es sich um eine diagnostische Orientierung, die nicht im Sinne eines »Fragenkatalogs« bearbeitet werden kann, sondern als Verstehensfolie dient, vor deren Hintergrund die Therapeutin die Selbst- und Fremddarstellung der Partner ebenso wie die gemeinsame Paarinszenierung interpretiert und einordnet (siehe Volger, 2021). In diesem Zusammenhang ist besonders zu berücksichtigen, dass das Paar der Therapeutin seine Geschichte in einer Weise erzählt, die sich von der sonst erzählten insofern unterscheidet, als sie nun einem Dritten mitgeteilt wird, von dem ein neuer Verständnisrahmen erwartet wird. Erinnerungen sind ganz entscheidend geprägt von dem aktuellen Kontext, in dem sie mitgeteilt werden. So sind erinnerte Geschichten und Ereignisse auch im therapeutischen Kontext immer rekonstruierte, die geprägt sind von dem, was im aktuellen therapeutischen Prozess zwischen dem Paar und der Therapeutin abläuft. Wenn »die Erinnerung an die Vergangenheit [...] eine Gefangene der Übertragung« ist (Spence, 1982, S. 95), geht es in der Paartherapie nicht in erster Linie um die Rekonstruktion tatsächlicher Ereignisse, sondern darum, dem Paar zu einem neuen Verstehenszugang zu seiner Geschichte zu verhelfen und damit eine neue gemeinsame Paargeschichte zu konstruieren.

4.3.2 Exploration der Paardynamik

Bei der Beschreibung der Paardynamik handelt es sich um die genauere Erfassung der interaktionellen Verstrickungen der Partner und deren gegenseitige Bedingtheit (siehe Kapitel 1). Dieser Explorationsprozess zielt darauf ab, ein Verständnis für die je spezifische Beteiligung beider Partner an den Störungen und Beeinträchtigungen zu entwickeln. Damit wird indirekt das in allen Paarkonflikten virulente Thema von Schuld berührt und das Erleben von gemeinsam getragener Verantwortung für die Qualität der Beziehung ermöglicht.

Im Rahmen eines therapeutisch-beraterischen Verfahrens, das sich nicht in erster Linie auf Beobachtungsdaten bezieht, sondern diese als Ausgangspunkt für dahinterliegende innere individuelle und paardynamische Prozesse betrachtet, muss die Therapeutin stets in besonderer Weise eine professionelle Haltung realisieren, die die Unversehrtheit der Einzelnen und des Paares garantiert. Der therapeutische Umgang ist daher stets getragen von dem Respekt vor dem Paar, das zu seinem Schutz eine Vielzahl meist unbewusster Aktivitäten und Maßnahmen entwickelt hat, um die persönliche Integrität der Einzelnen und die dyadische des Paares zu bewahren. Dies bedeutet, dass weder ein zu forsches »Aufdecken« noch eine zu zaghafte »Unbestimmtheit« das therapeutische Handeln leiten sollten.

Das psychodynamische Verstehen und die Entwicklung von Hypothesen zur Paardynamik als zentrale beraterische Aufgabe gelingen durch:

- die aufmerksame Wahrnehmung des Paares,
- das Zulassen der jeweiligen Übertragungsantworten,
- das Formulieren psychodynamischer und paardynamischer Hypothesen.

Im Folgenden wird am Beispiel einer Paartherapie exemplarisch der methodische Zugang zu zentralen Zielen, Fragestellungen und Hypothesenbildungen tiefenpsychologischer Paarberatung veranschaulicht. Die Darstellung konzentriert sich auf ausgewählte Themen und bildet nicht die Therapie in ihrem Verlauf ab.

Fall Herr und Frau H: Das Erstgespräch: Das Paar, beide Mitte fünfzig, kommt in Beratung, weil es seit längerer Zeit immer wieder zu Konflikten komme, in deren Verlauf sich beide unverstanden fühlen und die Differenzen in ihrer Beziehung nicht beilegen können. Das Paar lebt seit 25 Jahren zusammen, hat einen gemeinsamen

Sohn, beide Partner sind in gehobenen Positionen in unterschiedlichen Institutionen tätig. Die Auseinandersetzungen drehen sich immer wieder um das Thema, dass beide sich nicht gesehen fühlen und den Eindruck haben, sich verbal nicht so mitteilen zu können, dass es zu einem gegenseitigen Verstehen kommt.

Im ersten Eindruck erlebt die Therapeutin das Paar als angenehm und sympathisch. Frau H ist eine zugewandte und freundliche Frau, sie wirkt gefühlsbetont und bezieht in die Beschreibungen ihrer Situation immer wieder Schilderungen ihrer Gefühlslage mit ein. Herr H wirkt ebenfalls freundlich, aber deutlich sachlicher und um Abgrenzung bemüht. Seine Schilderungen basieren eher auf Beschreibungen von Vorfällen oder Verhaltensweisen. In ihrem Auftreten als Paar wird dieser Unterschied insofern deutlich, dass Frau H sich ihrem Mann immer wieder zuwendet, während er auch physisch eher in der Distanz bleibt.

Auf Nachfrage, wer beginnen möchte, fängt Herr H an:

> Herr H: Wir haben in den letzten Jahren immer wieder Konflikte gehabt, aber irgendwie konnten wir die glätten. In der letzten Zeit geraten wir aber immer häufiger in Streit und unsere Auseinandersetzungen werden auch immer heftiger. Katrin (die Frau) wollte schon seit Langem eine Beratung machen, das konnte ich mir bisher nicht vorstellen, ich will nicht alles aussprechen, was ich fühle, ich glaube nicht, dass uns das weiterhilft. Aber jetzt, wo die Situation zwischen uns immer verfahrener geworden ist, sehe ich ein, dass wir allein da nicht rauskommen.
> B./T.: Worum geht es denn in Ihren Auseinandersetzungen?
> Herr H: Ich bin in unserer Beziehung für alles verantwortlich, der gesamte Haushalt liegt auf meinen Schultern, ich schreibe die Einkaufslisten und besorge die Sachen, die zum Leben gehören. Ich bin damals, als Arne (Sohn) geboren wurde, in Elternzeit gegangen und übernehme bis heute den Job, für die Familie zu kochen. Dabei ist es nicht so, dass ich nichts zu tun habe, ich arbeite genauso viel wie du. (Zu seiner Frau gewandt) Wenn ich dir gesagt habe, dass ich deine Unterstützung brauche, hast du zugestimmt, es hat sich aber nie dauerhaft etwas geändert in unserer Aufteilung.
> B./T.: Sie beschreiben, dass Sie in Ihrer Beziehung sehr viel Verantwortung übernommen haben und das als eine große Belastung erleben. Wie erleben Sie, Frau H, Ihre gemeinsame Situation?
> Frau H: Wenn du das so aussprichst, merke ich deinen Wunsch, wegzuwollen aus unserer Beziehung. Das merke ich schon seit Langem, ich habe all die letzten Jahre deine unterschwellige Aggression gespürt. Ich konnte dich nicht darauf ansprechen, weil ich nicht sicher war, ob ich das aushalten kann, direkt von dir zu

hören, dass du wegwillst. Deshalb wollte ich ja schon so lange eine Beratung und bin jetzt froh, dass du eingewilligt hast.
B./T.: Sie schildern ebenfalls eine seit langer Zeit bestehende Anspannung zwischen Ihnen, was ist denn Ihr Anliegen für die Beratung?
Frau H: Ich fühle mich von meinem Mann schon seit Langem nicht geliebt. Für ihn geht es immer um die Organisation des Alltagslebens, immer muss etwas getan und geregelt werden; was bei uns aber völlig auf der Strecke geblieben ist, ist die Liebe und sind die Gefühle, die wir mal füreinander hatten. Immer, wenn ich dich darauf anspreche oder von dir Zuwendung und Zärtlichkeit erwarte, gehst du auf Abstand und lässt mich mit meinen Wünschen stehen.
B./T.: Für Sie, Frau H, ist der Gefühlsbereich sehr wichtig, und da fühlen Sie sich regelrecht »unterernährt«.
(Frau H stimmt heftig zu.)
Herr H: Ja, ich weiß, das ist unser altes Thema, für dich ist ein Blumenstrauß wichtiger als ein Gespräch über die Versorgung und Organisation unseres Alltags. Ich bin so oft auf dich zugegangen und habe versucht, dich einzubinden, ich hätte das sehr gern mit dir zusammen gemacht, aber es hat sich nie wirklich etwas daran geändert, dass ich für alles zuständig bin. Da ist mir nicht nach Zärtlichkeit.«
B./T.: Sie beschreiben beide, dass Sie offenbar schon lange in einer Situation leben, mit der Sie beide höchst unzufrieden sind, Ihnen, Frau H, fehlt die gefühlsmäßige Resonanz und der emotionale Austausch mit Ihrem Mann; Ihnen, Herr H, fehlt die Verantwortungsübernahme Ihrer Frau für Ihr gemeinsames Leben.
(Beide Partner stimmen zu.)
B./T.: Wie sind Sie denn mit dieser schwierigen Situation umgegangen, denn es wird ja sehr deutlich, dass Sie beide schon lange unzufrieden und enttäuscht voneinander sind.
Frau H: Na, ich habe ja deine Gereiztheit gemerkt, da war ganz oft diese Anspannung und Aggression im Raum, das war manchmal nicht mehr zum Aushalten.
Herr H: Du kannst froh sein, dass ich das zurückgehalten habe, das war mein Schutzimpuls für die Beziehung.
B./T.: Herr H, Sie stimmen Ihrer Frau zu, dass Sie viel Ärger erlebt haben als Antwort auf Ihre Unzufriedenheit und Enttäuschung, und Sie beschreiben Ihre Zurückhaltung, Ihren Ärger auszudrücken, als Ihren Versuch, die Beziehung zu Ihrer Frau nicht zu beschädigen.
Herr H: Ich weiß ja, wie empfindlich meine Frau ist; wenn ich ärgerlich werde, bricht sie gleich zusammen, und dann haben wir das große Drama.
B./T.: Frau H, auf meine Frage, wie Sie mit all den Enttäuschungen umgegangen sind, haben Sie den Umgang Ihres Mannes geschildert. Mögen Sie einmal beschreiben, was Sie damit gemacht haben?

Hier konfrontiert die Therapeutin Frau H mit deren Abwehr, die störenden Verhaltensweisen ihres Mannes zu thematisieren, ohne sich auf die gestellte Frage einzulassen.

> Frau H: Wenn es für mich zu viel wird, dann ziehe ich mich zurück, das kann ich dann nicht anders. Ich war in der letzten Zeit gesundheitlich sehr belastet und war im letzten Jahr auf einer Reha, weil ich mit dem Stress auf meiner Arbeitsstelle nicht mehr klarkam. Ich habe immer gearbeitet, und als die Anforderungen an mich als Leiterin immer größer wurden und ich keine Unterstützung bekam, wurde ich krank. Inzwischen geht es mir wieder gut, und ich bin dabei, wieder im Beruf Fuß zu fassen. Ich empfinde allerdings die Beschreibung meines Mannes nicht zutreffend. Er hat recht, dass ich mich nicht um das Kochen oder das Einkaufen kümmere, alles andere übernehme ich genauso wie er. Deshalb finde ich die Beschreibung meines Mannes ganz ungerecht, weil ich mich sehr wohl um die Familie kümmere und versorgend bin, wer macht denn bei uns den ganzen Bürokram?«
> B./T.: Sie, Frau H, gehen mit Ihrer angespannten Beziehungssituation eher so um, dass Sie sich in sich selbst zurückziehen und offenbar dann auch sehr gefährdet sind, körperlich zu reagieren und krank zu werden.
> (Frau H stimmt zu.)

Im weiteren Verlauf des Gesprächs schildert das Paar die Verschlechterung seiner Beziehungssituation als schleichenden Prozess, für den beide keine Auslöser benennen können, und beschreibt in verschiedenen Facetten weitere Konfliktsituationen. Auslöser für die Bereitschaft von Herrn H, mit seiner Frau eine Paarberatung aufzusuchen, könnte der bevorstehende Schulabschluss des Sohnes sein, der mit seinem zu vermutenden Auszug aus der elterlichen Wohnung eine erhebliche Beziehungsveränderung bewirken könnte.

(!) Nach dieser ersten Begegnung ergibt sich folgendes psychodynamisches Verständnis des Paares: Frau H ist die gefühlsbetonte und »weicher« wirkende Person, die gleich zu Beginn ihre Angst vor dem Verlassenwerden thematisiert. Diese Befürchtung hat sie offenbar schon über lange Zeit gequält, ohne dass sie Möglichkeiten fand, sie in der Beziehung zu thematisieren. Ihr Wunsch nach Beratung, den sie laut Aussage von Herrn H schon lange äußert, könnte mit ihrer Vorstellung in Verbindung stehen, in einem geschützten Setting ihre Angst vor dem Verlassenwerden anzusprechen. Dass Frau H vor dem Hintergrund dieser Trennungsangst immer wieder Versuche unternimmt, diese durch Anpassung zu regulieren, schildert sie für ihren beruflichen Bereich; inwieweit eine Neigung zu Überforderung auch für die Paarbeziehung gilt, ist zu überprüfen. Die Bemerkung, sie fühle sich nicht geliebt, enthält einen Vorwurf an ihren Mann, zugleich klingt aber auch ein unsicheres Selbstwertgefühl an, ohne seine Liebe mit möglicherweise schwer erträglichen Selbstzweifeln konfrontiert zu sein.

Während Frau H eher eine depressive Persönlichkeitsstruktur zu haben scheint, ist Herr H intensiv damit beschäftigt, die Außenwelt zu organisieren und dabei nichts dem Zufall zu überlassen. Dass Spontaneität und Kontrollverlust für ihn ängstigend sind, spricht er gleich am Anfang der Stunde an, indem er betont, dass er nichts davon halte, seine Gefühle mitzuteilen. Zugleich beschreibt er sein Bemühen, seine Frau in das von ihm bevorzugte regulierte Lebensmodell einzubeziehen, und seine Enttäuschung angesichts ihrer Verweigerung. Vor dem Hintergrund seiner eher zwanghaften Persönlichkeitsstruktur ist anzunehmen, dass hinter dem von ihm angesprochenen Ärger massive Ängste vor den Unwägbarkeiten der von seiner Frau geforderten Gefühle stehen könnten.

Unter einem psychodynamischen Aspekt haben wir es hier demnach mit einem Paar zu tun, das sehr unterschiedliche innerpsychische Bedürfnisse aneinander hat und in der Paarbeziehung dementsprechend sehr polarisierte Positionen besetzt. Frau H hat ein großes Bedürfnis nach Liebe und Bestätigung und erwartet dessen Befriedigung von ihrem Mann. Diese fast als Forderung imponierende Haltung ist vermutlich dem instabilen Selbstwertgefühl von Frau H geschuldet und erhält von daher ihren drängenden Charakter. Herr H hat ein großes Kontrollbedürfnis und sucht Sicherheit in einer Lebensführung, die er aktiv beeinflussen und gestalten kann. Die Rigidität, mit der er seine Vorstellungen vertritt, ist vermutlich seiner Angst vor allem Gefühlsbetonten und damit Spontanen geschuldet. Vor dem Hintergrund dieser unterschiedlichen Bedürfnislagen der Partner ist deren konflikthafte Beziehung in ihrer Dynamik folgerichtig: Frau H möchte von ihrem Partner Gefühlszuwendungen, genau das, was ihn in besonderer Weise ängstigt. Herr H möchte von seiner Frau Zuwendung durch gemeinsam ausgeübte Kontrolle, was wiederum Frau H ängstigt, weil es die bereits vorhandene innerpsychische Mangelsituation vertiefen würde. Hier hat demnach eine komplementäre Partnerwahl stattgefunden, von der zu vermuten ist, dass das jeweils Bedrohliche im anderen zunächst eine Attraktivität hatte und eine Hoffnung auf »Erweiterung« des eigenen Selbst. Offenbar hat das Zusammenleben aber eher die alten Ängste und Befürchtungen wiederholt, anstatt sie aufzulockern.

4.3.3 Die Schlussintervention

Auch wenn nach dem Erstgespräch kein umfassendes Verständnis der Paardynamik möglich ist, dies vielmehr immer auch ein Ziel der Mittelphase bildet, sollte doch bereits zum Ende des Erstgesprächs die Formulierung einer ersten paardynamischen Hypothese erfolgen und dem Paar in Form einer Schlussintervention mitgeteilt werden. Diese hat zum Ziel, dem Paar den Verstehenszugang der Beraterin zu kommunizieren und zu überprüfen, inwieweit das Paar sich von ihr verstanden fühlt und für ein tiefenpsychologisches Einordnen seiner Probleme zu gewinnen ist. Indem dem Paar in der Regel neue Perspektiven zu seinen Schwierigkeiten angeboten werden, kann es eine Orientierung und Ordnung seiner Schwierigkeiten erleben. Insbesondere wenn es gelingt, aus den zumeist polarisierten Positionen Ansätze von in der Beziehung gemeinsam erlebten Grunderfahrungen zu kommunizieren, kann das Trennende unter dem Aspekt des Verbindenden betrachtet werden. Erfahrungsgemäß bildet eine derartige Intervention einen wesentlichen Baustein für den Aufbau einer »hilfreichen« Beratungsbeziehung, da das Paar die Erfahrung macht, dass sich die Beraterin mit den gemeinsamen Erfahrungen und dem inneren Erleben der Einzelnen in einer Weise beschäftigt, die es erlaubt, eine Verstehensfolie für zumeist disparate Verhaltens- und Erlebensweisen zu erarbeiten.

Fall Herr und Frau H: Schlussintervention im Erstgespräch

> B./T.: Sie haben beide eine zunehmende Entfremdung voneinander beschrieben, die Sie beide sehr verstört und ratlos macht. Sie können beide nicht genau benennen, wodurch sich diese Entwicklung ergeben hat, Sie merken allerdings, dass Sie sich in den letzten Jahren innerlich doch sehr voneinander abgeschottet haben. Sie haben auch beschrieben, dass Sie an vielen Stellen sehr unterschiedlich sind und diese Unterschiedlichkeit inzwischen als sehr störend und belastend empfinden. Sie, Frau H, sind sehr gefühlsbetont und wünschen sich sehr viel mehr Nähe, als Sie von Ihrem Mann bekommen. Das verletzt sie und macht sie traurig. Sie, Herr H, sind eher auf die lebenspraktischen Themen in Ihrer Beziehung ausgerichtet, Sie treffen die wesentlichen Entscheidungen und setzen sich mit großem Engagement für deren Realisierung ein, und dieses große Engagement sehen Sie durch Ihre Frau nicht gewürdigt und anerkannt. Wir haben weiter verstanden, dass Sie sich in den letzten Jahren immer weiter voneinander zurückgezogen haben, da Sie beide keine Möglichkeiten der Verständigung hatten und in der Zwischenzeit gar keine Gespräche mehr über Ihre Beziehung stattfinden mit dem Ergebnis, dass Sie einander richtiggehend fremd geworden sind.
> (Das Paar stimmt dieser Intervention zu, jeder schaut nachdenklich vor sich hin.)

Am Beispiel dieser Schlussintervention wird deutlich, dass sie für Paare, die es nicht gewohnt sind, auf sich selbst und ihre Beziehung zu schauen, vermutlich sehr anspruchsvoll, möglicherweise sogar zu komplex sein kann. Selbstverständlich wird auch diese Intervention immer im Kontext der Beratungsbeziehung formuliert, sodass die Therapeutin hier ganz besonders die Reaktionen des Paares auf ihre Intervention im Auge haben muss. Vermittelt sich ihr der Eindruck, dass einer der Partner mimisch-gestisch Überforderung, Zweifel, Unverständnis oder Ablehnung signalisiert, so haben diese nonverbalen Mitteilungen stets Vorrang vor dem Inhalt. In einem solchen Fall würde die Therapeutin ihre Beobachtung unmittelbar thematisieren und mit dem Paar ein Verständnis für die Hintergründe entwickeln. Eine entsprechende Intervention könnte folgendermaßen lauten:

> B./T.: Ich habe gerade den Eindruck, dass Sie, Herr H, ein bisschen zögerlich wirkten, als ich beschrieb, dass Sie beide sich in der letzten Zeit nicht verständlich machen konnten. Habe ich das richtig wahrgenommen?
> Herr H: Ja, schon, weil ich es ja immer wieder versucht habe, meine Frau einzubinden, sie hat es ja immer blockiert.
> B./T.: Ja, Sie haben beschrieben, wie sehr Sie sich darum bemüht haben, und ich hatte Sie so verstanden, dass Ihre Angebote nichts fruchteten.
> Herr H: Ja, so war das.
> B./T.: Kann es denn sein, dass Sie den Eindruck haben, dass ich Ihr Bemühen nicht ausreichend berücksichtige, wenn ich beschreibe, dass Sie *beide* sich nicht verständlich machen konnten?
> Herr H: Ja, vielleicht.

Hier könnte der große Mangel an Resonanz deutlich werden, den Herr H in der Beziehung zu seiner Frau erlebt hat und seine Verletzung darüber immer wieder abwehren musste. Für den weiteren Therapieprozess bleibt nun zu klären, inwieweit die Therapeutin den Bemühungen von Herrn H real zu wenig Aufmerksamkeit geschenkt hat, möglicherweise als Antwort auf eine Gegenübertragungsreaktion. So könnte sie Herrn H in seiner aggressiv getönten Haltung als zu »mächtig« erlebt haben und seine Abwehrbemühungen angesichts der Abweisungen seiner Frau als zu intensiv. Die Therapeutin könnte dann zu der Einschätzung gelangen, dass sie in der Tat die Bemühungen von Herrn H nicht wirklich anerkennen kann, da sie ja zu keiner friedvollen Atmosphäre zwischen den Partnern geführt haben. Damit müsste die Therapeutin ihre Einschätzung zum Ausmaß der Aggressivität von Herrn H möglicherweise revidieren und könnte angesichts seines offenbar recht hohen aggressiven Potenzials dessen Abwehrleistung deutlicher honorieren.

Die Therapeutin könnte auch zu der Einschätzung gelangen, dass sie das Bemühen von Herrn H ausreichend und mit innerlicher Überzeugung gewürdigt hat, dies aber für das möglicherweise besonders große Anerkennungsbedürfnis von Herrn H nicht deutlich genug war. In einem solchen Fall würde die Therapeutin dies als eine Inszenierung eines großen narzisstischen Bedürfnisses verstehen und dies mit Blick auf ihr Verständnis der Paardynamik besonders berücksichtigen und überprüfen.

Es kann auch sein, dass weniger eine narzisstische Anspruchshaltung oder Bedürftigkeit in der nichtverbalen Mitteilung von Herrn H zum Ausdruck kommt, sondern eher sein Bedürfnis nach deutlicherer Schuldzuweisung. Hier könnte es sich dann um eine eher zwanghaft anmutende Haltung handeln, das eigene Tun stets mit dem des anderen abgleichen zu müssen, um für Gerechtigkeit zu sorgen. Die auf diese Weise thematisierte »Ungerechtigkeit« müsste dann als wichtige Hypothese bei der Entwicklung des paardynamischen Verständnisses berücksichtigt werden.

Unabhängig davon, zu welcher diagnostischen Einschätzung die Beraterin gelangt, werden ihre Hypothesen nicht formuliert, vielmehr geht es darum, einen wesentlichen Aspekt in der Übertragungsbeziehung des Paares zu verdeutlichen.

> B./T.: Das ist sehr hilfreich, wenn Sie mir diese Rückmeldung geben, denn es kann ja gut sein, dass ich etwas übersehen habe.

Auch andere meist nonverbal formulierte Mitteilungen sollten unbedingt berücksichtigt werden. Hat die Therapeutin zum Beispiel den Eindruck, dass das Paar oder einer der Partner ihren Ausführungen nicht folgen kann oder will, indem eine Haltung von Unaufmerksamkeit kommuniziert wird, sollte die Therapeutin ihre Ausführungen unterbrechen und, ohne ihre Beobachtung zu kommentieren, zunächst beenden. Der daraufhin folgenden Reaktion des Paares kann sie dann entnehmen, ob das Gesagte zu fremd oder möglicherweise zu komplex war, um von dem Paar aufgenommen zu werden. Dann hätte sie die Gelegenheit, das Gesagte durch eine neue Formulierung oder Anreicherung zu wiederholen. Derartige Wiederholungen, insbesondere wenn der zu vermittelnde Inhalt von der Beraterin jeweils mit neuen Facetten des Beziehungslebens des Paares oder mit in der Beratung gemeinsam erlebten Interaktionen verknüpft wird, sind nicht als überflüssige Redundanz zu verstehen. Im Gegenteil sind sie wesentliche Bausteine, die dazu beitragen, dass sich die für das Paar neuen Perspektiven emotional verankern können.

Ein nichtverbal kommuniziertes Desinteresse kann allerdings auch vielfältige andere Motive haben, die jeweils zu erforschen sind. Dies gelingt insbesondere in der Anfangsphase nicht durch eine unmittelbare Thematisierung der Inszenierung, sondern durch ein genaues Beobachten des entsprechenden Verhaltens in verschiedenen Kontexten. Erst dann sollte eine Konfrontation durch die Beraterin erfolgen.

4.3.4 Die Übertragungsbeziehung: Inszenierung eines Paarkonflikts

So wie in jeder beraterisch-therapeutischen Beziehung eine Übertragung von Selbst- und Objektrepräsentanzen auf die Beraterin stattfindet, so werden auch in der Paarberatung von jedem der Partner Übertragungsreaktionen auf die Beraterin mobilisiert. Diese können von ihr zum Verständnis der Beziehungsdynamik des Paares genutzt werden, indem sie ihre Gegenübertragung versteht als ihre emotionale Antwort auf das Beziehungssystem des Paares und auf jeden der Partner (siehe Kapitel 6).

Bei dem geschilderten Fall erlebte die Beraterin das Verhalten von Frau H als Ausdruck einer Mutterübertragung. Sie war sehr zugewandt, wirkte kooperativ und warb um die Gunst der Beraterin ebenso wie um die ihres Mannes. Gleichzeitig ging von ihr etwas Manipulatives aus, indem sie immer wieder ihren Mann nötigte, zu ihrer Beziehung Stellung zu nehmen, ohne sich selbst in ihrer Einschätzung der Beziehung festzulegen.

Umgekehrt erschien Herr H zunächst deutlich distanziert und klarer in seiner Position; der Beraterin begegnete er freundlich, gleichwohl abgegrenzt. In der Gegenübertragung erlebte die Beraterin den Impuls, sich in besonderer Weise um Frau H kümmern zu müssen, während Herr H sich zunächst nicht sehr bedürftig zeigte, sondern den Eindruck einer relativ großen Stabilität machte. Diese Unterschiede in den Gegenübertragungsreaktionen der Beraterin verdeutlichen das Ausmaß der Polarisierung des Paares und geben der Beraterin zusätzliche diagnostische Hinweise zur Bestimmung der Paardynamik.

Zur zweiten Stunde erscheint das Paar zunächst entspannter und wirkt weniger abgegrenzt als zur ersten Stunde. Dazu kontrastiert die Eingangsszene dieser Stunde, in der Frau H sich fürsorglich um ihren Mann kümmert, indem sie nachfragt, ob er bequem sitze, was dieser mit einem etwas schroffen »Ja, darum brauchst du dich nicht zu kümmern« quittiert. Zur Beraterin gewandt bemerkt sie, sie wolle ihm ihre Sitzgelegenheit anbieten, da ihr Mann Rückenschmerzen habe und sie ihren Sessel für passender halte.

Die Beraterin beobachtet diese kurze Interaktion und erlebt die Fürsorge von Frau H ihrem Mann gegenüber als Grenzüberschreitung und fühlt Ärger in sich aufsteigen. Zugleich hat sie ein gewisses Mitleid mit Herrn H, der sich zwar durch seine Schroffheit zu wehren versteht, zugleich aber der Übergriffigkeit seiner Frau hilflos ausgeliefert ist. Über diese Inszenierung verändert sich das Bild des Paares in der Beraterin: In der über Fürsorge getarnten Aggression von Frau H erlebt sie nun deren in der ersten Stunde gezeigte Zugewandtheit als zwiespältig. In dem hilflos wirkenden Versuch, sich vor der Aggression seiner Frau zu schützen, erlebt sie die bisher zur Schau gestellte Abgrenzung von Herrn H als nachvollziehbar und zugleich sehr brüchig.

Um diese Interaktion zu verstehen, fragt die Beraterin Frau H nach der Motivation für ihr Handeln:

B./T.: Sie sind sehr bemüht darum, dass Ihr Mann bequem und rückenschonend sitzt.
Frau H: Ja, ich dachte, vielleicht sei der Sessel, in dem ich letzte Stunde gesessen habe, besser für seinen Rücken.
B./T.: Gleichzeitig hat Ihr Mann Sie eben etwas schroff mit Ihrer Fürsorge abgewiesen. Können Sie sich das erklären?
Frau H: Er mag es halt nicht, dass man sich um ihn kümmert, wenn es ihm schlecht geht. Das kenne ich schon. Er hat nämlich öfter mal Rückenschmerzen.
B./T.: Wie haben Sie denn die Fürsorge Ihrer Frau gerade erlebt, Herr H?
Herr H: Mir ist das unangenehm, ich kann schon für mich selber sorgen. Aber so ist es immer: Da, wo ich die Unterstützung meiner Frau brauchen würde, da kommt sie nicht, und da, wo ich sie nicht brauche, ist sie auf einmal so aufmerksam.
B./T.: Könnte es sein, dass Sie heute hier von sich aus Ihre Rückenschmerzen gar nicht angesprochen hätten und nun merken, durch die Fürsorge Ihrer Frau wird das zu einem Thema hier, ohne dass Sie das miteinander besprochen haben?
Herr H: Genau, ich hätte das gar nicht angesprochen, es ist schon viel besser geworden, aber sie stürzt sich sofort drauf, wenn es mir mal nicht so gut geht.
B./T.: Das hört sich so an, als ob Sie sich von der Fürsorge Ihrer Frau ein bisschen bedrängt fühlen würden.
Herr H: Ja, tue ich auch! Und es ist eben nicht da, wo ich es brauchen würde, aber das habe ich ja schon in der letzten Stunde angesprochen.
B./T.: Frau H, Ihr Mann hat gerade beschrieben, dass er Ihre Sorge um seine Rückenschmerzen ein bisschen zudringlich findet und sich Ihre Fürsorge woanders wünsche würde. Wie können Sie das verstehen?
Frau H: Na ja, ich möchte halt für ihn da sein, wenn es ihm nicht gut geht, er ist dann immer so abweisend. Aber das kenne ich schon von ihm, dass er immer stark sein muss.
B./T.: Das heißt, Sie versuchen, damit einen Kontakt zu Ihrem Mann herzustellen, weil Sie es für hilfreich halten. Und gleichzeitig hat Ihr Mann eben beschrieben, dass er es gar nicht angenehm und hilfreich findet.

Herr H: Das ist wie immer, mit meinen Wünschen kann ich bei ihr nicht landen! Sie macht das, was sie für richtig hält.
B./T.: So erleben Sie das, Herr H. Und gleichzeitig spricht Ihre Frau ein Thema an, das ja ebenfalls zu Ihnen gehört, das Sie aber hier gar nicht auftauchen lassen möchten, nämlich, dass es Ihnen nicht gut geht und Sie Schmerzen haben.
Herr H: Ich sagte ja schon, dass es bereits viel besser ist.
B./T.: Kann es denn sein, dass es für Sie eine große Überwindung ist, Schwäche oder Bedürftigkeit einzugestehen? Sie wirken gerade so, als ob das ein sehr schwieriges Thema für Sie sei.
Herr H: Ja, das habe ich natürlich nicht so gern.
B./T.: Das ist verständlich, aber sie kämpfen richtig dagegen an, als würde es Ihnen nicht nur unangenehm sein, sondern auch ein bisschen Angst machen.
(Frau H hört aufmerksam zu und fühlt sich offensichtlich in ihrer Einschätzung ihres Mannes bestätigt.)
B./T.: Ihr Mann hat soeben betont, dass Sie von ihm wissen, dass er auf Schwäche nicht angesprochen werden möchte, trotzdem tun Sie es hier. Was ist denn der Hintergrund dafür?
Frau H: Ich kann das überhaupt nicht verstehen, dass mein Mann mit seinen häufigen Rückenschmerzen immer so tut, als ob nichts wäre.
B./T.: Das wirkt so, als ob Sie immer wieder genervt sind, dass Ihr Mann trotz seiner Schmerzen so stark wirken möchte.
(Frau H stimmt zu.)
B./T.: Vielleicht haben wir mit dieser Situation etwas sehr Wichtiges erfahren, was uns in unserem Verständnis für Ihre Beziehungsprobleme helfen kann. Sie, Frau H, möchten Ihrem Mann Gutes tun und ihn versorgen und bieten ihm diese Fürsorge in einem Bereich an, von dem Sie wissen, dass Ihr Mann das nicht mag. Sie, Herr H, finden diese Fürsorge unangebracht und weisen sie zurück und betonen, dass Sie Unterstützung nur für Bereiche annehmen möchten, die Sie bestimmen können. Das war auch ein Thema in der letzten Stunde, in der Sie Ihren Wunsch nach Unterstützung bei der Versorgung im Alltag ansprachen.
(Beide sind in sich gekehrt und überlegen.)
Herr H: Mhm, ich lasse mir eben nicht gern sagen, wie ich mich zu fühlen habe.
B./T.: Möglicherweise ist das ein Thema, was Sie beide sehr vereint. Sie, Herr H, wollen sich nicht vorschreiben lassen, wie Sie sich fühlen sollten, und Sie, Frau H, wollen sich nicht darauf verpflichten lassen, sich für Dinge zu engagieren, die sie nicht interessieren, wie die Alltagsversorgung. Da erleben Sie beide den anderen als kontrollierend und betonen deutlich Ihre Eigenständigkeit. Zugleich haben wir eben gesehen, dass Sie sich beide gelegentlich innerlich ganz anders fühlen, als Sie es nach außen zeigen: Sie, Frau H, möchten Ihren Ärger nicht zeigen, und Sie,

Herr H, nicht Ihre Schwäche. Da sind Sie sich möglicherweise sehr ähnlich, indem Sie beide sich schützen und genau aufpassen, was Sie jeweils dem anderen von sich zeigen. Das hört sich so an, als sei es Ihnen beiden sehr wichtig, die Kontrolle nicht aus der Hand zu geben.

Diese Szene verdeutlicht noch einmal sehr eindrücklich den Machtkampf des Paares. Frau H bezieht sich offensiv auf die Beeinträchtigung ihres Mannes und wirkt in dieser Fürsorge zugewandt und liebevoll. Herr H hingegen wirkt unangenehm berührt von der Intervention seiner Frau und wehrt die Thematisierung seine Schwäche schroff und ärgerlich ab. Er möchte als unversehrte Person, sie als fürsorgliche wahrgenommen werden. Mit ihrer »Zuwendung« nötigt Frau H ihn, diese Schwäche zu offenbaren, die sie damit im Beratungskontakt zum Thema macht. Damit stellt sie eine Situation her, in der sie ihren Mann in zweifacher Weise verunsichert: Sie greift seine Abwehr an und bringt ihn in eine Situation der Ohnmacht, indem sie ihn seiner Kontrollmöglichkeiten beraubt, und konfrontiert ihn zugleich mit dem bedrohlichen Gefühl von Schwäche.

Ein weiteres Motiv für die Inszenierung könnte der Wunsch von Frau H gewesen sein, das ihr bekannte Gefühl der Schwäche nun in ihrem Mann wiederzufinden und als ein gemeinsam empfundenes Erleben markieren zu können. Damit wird zugleich aber deutlich, dass eine Situation, in der Frau H sich wohlfühlt, für ihren Mann ängstigend ist, und umgekehrt sind Situationen, in denen sich Herr H wohlfühlt, für sie unangenehm und angstauslösend. In dieser Szene wird ein zentraler Beziehungskonflikt des Paares mikroskopisch deutlich: Indem die Wünsche des einen Partners die Abwehr des anderen mobilisieren, kann Begegnung nicht stattfinden. Der Umgang des Paares mit diesem Grundkonflikt wird in dieser Situation nun durch einen Machtkampf in Szene gesetzt. Frau H spricht seine körperlichen Beschwerden offensichtlich ohne Absprache mit ihm an und bringt ihn damit in die Position des Schwachen, eine Rolle, von der sie weiß, dass er sie konsequent meidet. Unter diesem Aspekt lässt sich das fürsorgliche Verhalten von Frau H als aggressiver Akt verstehen, der das genaue Gegenteil dessen in Szene setzt, was sie bewusst intendiert hat.

Vor dem Hintergrund dieser Hypothese muss nicht davon ausgegangen werden, dass Frau H das aggressive Motiv zugänglich war, vielmehr wirkte sie vollständig identifiziert mit der guten Absicht. Dennoch war sie sich bewusst, dass sie nicht im Einklang mit ihrem Mann handelte, sondern auf ihn Druck ausübte. Hier handelt es sich daher nicht um eine Mentalisierungsschwäche, sondern über ein wissentliches Übergehen ihrer gut ausgebildeten Mentalisierung ihres Mannes mit Blick auf sein Verhältnis zu Schwäche und Bedürftigkeit. Der so inszenierte Machtkampf wird von Herrn H dann auch unmittelbar aufgenommen und mit einer Gegenaggression beantwortet. So stehen beide nun in einer Pattsituation, indem Frau H sich mit ihrer vermeintlichen Fürsorge und Herr H sich in seiner vermeintlichen Stärke abgelehnt fühlen. Beide begegnen sich demnach über ein Verhalten, was der Abwehr von Gefühlen dient: Frau H verwandelt ihre Aggression in Fürsorge, Herr H seine Schwäche in Stärke.

Da diese Inszenierung in einem Setting stattfand, in dem die Beraterin als Dritte zugegen war, wurde sie ebenfalls in diese Szene hineingezogen und geriet mit ihrer Gegenübertragung in einen emotionalen Konflikt. Einerseits konnte sie Frau H mit ihrem Wunsch nach mehr Gefühlsaustausch in ihrer Beziehung verstehen und spürte das Wohltuende, das Frau H in der Identifikation mit der Bedürftigkeit ihres Mannes empfand, andererseits mobilisierte deren Aggression ärgerliche Gefühle in ihr. Andererseits erlebte sie ein gewisses Mitleid mit Herrn H angesichts seiner aggressiv getönten Hilflosigkeit, mit der er den Angriff auf sein Schutzbedürfnis beantwortete. So erlebte die Beraterin in ihrer Gegenübertragung in dieser Inszenierung zwei von dem Paar abgewehrte Gefühle: mit Blick auf Frau H fühlte sie deren Aggressivität, und mit Blick auf Herrn H hatte sie Zugang zu seiner Schwäche. Zugleich aber verstand sie diese Szene auch als Versuch von Frau H, die Beraterin für ein chronisches Konfliktthema in der Paarbeziehung zu gewinnen, auch wenn sie zur Erreichung dieses Ziels die Interessen ihres Mannes überging.

In diesem Deutungsversuch der Szene werden verschiedene Ebenen deutlich, auf denen das Paar agiert und die Motive für das eigene Verhalten verortet. So sind bewusste Motive von unbewussten zu unterscheiden und vorbewusste Impulse von gänzlich unbewussten abzuheben. Diese Perspektive bestimmt die Interventionen der Beraterin: Sie bleibt mit ihren Interventionen stets auf der bewussten oder bewusstseinsnahen Ebene und erarbeitet dadurch einen interpsychischen Raum, in dem dem Paar seine Abwehrmanöver bewusst werden können. So wäre Frau H in einer späteren Stunde möglicherweise der Deutung zugänglich, dass sie wichtige Themen ihrer Beziehung auch gegen den Willen ihres Mannes in der Beratung platzieren möchte. Dass sie Aggression durch Fürsorge abwehrt, könnte Frau H, die betont »unaggressiv« auftritt, möglicherweise erst zu einem späteren Zeitpunkt der Beratung wahrnehmen. Umgekehrt könnte Herr H die Thematisierung seiner Verletzlichkeit angesichts der Grenzüberschreitung seiner Frau bejahen, diese möglicherweise aber mit Blick auf seine generellere Angst vor passiven Gefühlen abwehren. So stellt das paardynamische Verständnis eine zentrale Verstehensfolie für die Beraterin dar, welche un- oder vorbewussten Aspekte mit dem Problem des Paares verbunden sind, ihre Interventionen sollten hingegen immer an bewusstseinsnahen Themen anknüpfen.

Herr H: Ich fühle mich einfach nicht gesehen von dir!
Frau H: Das geht mir mit dir nicht anders, ich habe dir schon so oft gesagt, dass ich mir mehr Zuwendung, auch im körperlichen Bereich, von dir wünsche, da fühle ich mich von dir auch nicht gesehen.
B./T.: Da sind Sie beide in einer sehr schwierigen inneren Situation, wenn Sie so viel vermissen in Ihrer Beziehung. Nun beschreiben Sie gerade, dass Sie nicht nur dasselbe vermissen, sondern auch beide versuchen, den anderen dazu zu zwingen, Ihnen das zu geben, was Ihnen beiden fehlt.
Herr H: Ich weiß nicht, ob das so stimmt. Letzte Woche zum Beispiel waren wir zusammen einkaufen und es war so, wie ich es mir immer gewünscht habe. Wir haben uns ausgetauscht über das, was wir kochen wollen, waren gemeinsam auf dem Markt und haben uns mit den Leuten am Marktstand unterhalten, das war richtig schön.
Frau H: Ja, das fand ich auch, und ich habe ja auch gar nichts dagegen, ab und zu mal mitzugehen, aber es macht mir eben nicht die Freude, die es dir macht.
B./T.: Da haben Sie einerseits eine schöne gemeinsame Erfahrung miteinander gemacht und andererseits ist dabei Ihre Unterschiedlichkeit deutlich geworden: Während Sie, Herr H, viel Freude und Befriedigung bei dem ganzen Versorgungsthema erleben können, ist das für Sie, Frau H, ein unwichtigeres Thema und so, wie Sie beide hier darüber sprechen, auch eine irgendwie unangenehme Thematik.
Frau H: Ja, das stimmt, ich werde nie die Freude am Kochen aufbringen, die mein Mann hat, das war schon früher so.

Im weiteren Stundenverlauf geht es um die Beschreibung weiterer Unterschiede des Paares, insbesondere den größeren Wunsch nach körperlicher Zuwendung und Zärtlichkeit, den Herr H nicht teilen kann.

Schlussintervention zur zweiten Stunde:

B./T.: Wir haben heute intensiver über Ihre Differenzen mit Blick auf das Versorgungsthema und den Umgang mit Intimität gesprochen. In beiden Bereichen scheint es so, als würden Sie sehr weit entfernte Positionen besetzen, in denen Sie sich

> jeweils sehr allein und unverstanden fühlen. Gemeinsam ist Ihnen dabei, dass Sie sich beide mit Ihren Bedürfnissen nicht wahrgenommen und anerkannt und damit als Person abgelehnt fühlen. Das löst bei Ihnen, Frau H, eine große Traurigkeit und Enttäuschung aus, und Sie, Herr H, erleben viel Ärger und Anspannung. Gemeinsam ist Ihnen der Umgang mit Ihren Gefühlen, da sie beide Ihre Gefühle nicht zum Ausdruck bringen. Stattdessen ziehen Sie, Frau H, sich aus der Beziehung zurück, und Sie, Herr H, werden angespannt und verschlossen. Am Anfang der letzten Stunde sprachen Sie, Herr H, davon, dass Sie das zum Schutz der Beziehung tun, und möglicherweise haben Sie, Frau H, dasselbe Motiv, wenn Sie sich abschotten und Ihrem Mann nichts von Ihrer Enttäuschung mitteilen. Im Ergebnis sehen wir allerdings, dass diese Strategie leider nicht zum Schutz Ihrer Beziehung taugt, sondern im Gegenteil den Graben zwischen Ihnen vertieft und eine große Entfremdung hergestellt hat.

Diese Schlussintervention thematisiert verschiedene Konfliktebenen:

- die kommunikative Inkompetenz des Paares,
- die gemeinsam erlebte, durch Enttäuschung und Vorwurf gekennzeichnete affektive Beziehungsebene,
- die polarisierte Paardynamik,
- die gemeinsame Abwehr durch Sprachlosigkeit,
- die individuell unterschiedliche Abwehr durch Rückzug bzw. Anspannung.

4.3.5 Therapie- und Beratungskontrakt

Trotz des zunächst oft breit gefächerten Problemspektrums, das sich im Erstgespräch entfalten kann, geht es mit Blick auf die Konkretisierung der Beratungsziele um die Formulierung einer möglichst konkreten und erreichbaren Zielsetzung. Diese dient dann im Beratungsprozess dazu, am Beispiel anschaulicher Alltagserfahrungen mit dem Paar neue Perspektiven auf ihre Probleme zu entwickeln und daraus alternative Handlungsoptionen in der Beziehungsgestaltung zu ermöglichen. Es ist günstig, wenn es gelingt, im dritten oder vierten Gespräch einen derartigen Kontrakt zu entwickeln, auf den sich die Arbeit immer wieder beziehen sollte. Selbstverständlich handelt es sich nicht um eine starre Vereinbarung, sondern um vorläufige und, wenn nötig und indiziert, jederzeit änderbare Beratungsziele.

Fall Herr und Frau H: Therapie- und Beratungskontrakt

> B./T.: Wir haben uns mit verschiedenen für Sie schwierigen Situationen in Ihrer Beziehung beschäftigt und gesehen, dass es für Sie beide inzwischen kaum noch möglich ist, die Bedürfnisse des anderen zu verstehen. Das führt zu vielen Konflikten

in Ihrem Alltagsleben, die sich immer wieder um die Frage drehen, wie Ihr Bedürfnis, Frau H, nach mehr Zuwendung und Bezogenheit und Ihr Bedürfnis, Herr H, nach einer guten und gemeinsam verantworteten Alltagsgestaltung besser verbunden werden können. Wir haben weiterhin gesehen, dass Sie beide große Schwierigkeiten haben, sich über Ihre innere Situation und Ihr jeweiliges Erleben auszutauschen, was wiederum zu Enttäuschungen und Distanz in Ihrer Beziehung führt.
(Die Beraterin macht hier eine kurze Pause und registriert, ob das Paar ihrer Zusammenfassung nonverbal zustimmt.)
Ich möchte Ihnen vorschlagen, dass wir uns in unserer gemeinsamen Arbeit mit diesen beiden Konfliktbereichen beschäftigen und versuchen, ein neues Verständnis für die Haltung des anderen zu entwickeln und Ihre Sprachlosigkeit in Ihrer Beziehung zu überwinden. Ich denke, dass damit eine Basis geschaffen werden könnte, um andere Lösungsmöglichkeiten für Ihre Konflikte in Ihrem Alltagsleben zu finden. Das bedeutet, dass wir uns in unserer Arbeit damit beschäftigen, ob und wie es gelingen kann, dass jeder von Ihnen die eigene Position ein wenig auflockern kann, um wieder mehr Gemeinsamkeit herzustellen. Könnten Sie sich das vorstellen?

Dieser Kontrakt formuliert in deskriptiver Weise konkrete Beziehungsthemen, die vorrangig in der Beratung bearbeitet werden sollen. Er knüpft an die in der Anfangsphase erarbeiteten paardynamischen Positionen der Partner an und thematisiert die Notwendigkeit zu deren Flexibilisierung. Inhaltlich formuliert der Kontrakt zu Herrn und Frau H in alltagssprachlicher Form

- die Auflockerung der Ambivalenzspaltung und
- die Verbesserung der Mentalisierungsfähigkeit des Paares.

Damit steht in der Paarberatung immer ein Beziehungsthema im Fokus der Kontraktformulierung, das in der Beratungsarbeit mit Blick auf zentrale Konfliktsituationen des Paares konkretisiert wird.

4.3.6 Essentials der Anfangsphase

- Die Anfangsphase umfasst zwei bis drei Beratungsstunden.
- Sie dient der Kontaktaufnahme zum Paar und der Entwicklung einer Hypothese zur Paardynamik.
- Die Beraterin kommuniziert ihr Verständnis der Paardynamik in einer dem Paar angemessenen und nachvollziehbaren Weise in einer Schlussintervention.

- Die Beraterin entwickelt gemeinsam mit dem Paar eine Zielformulierung für den anvisierten Beratungsprozess in einem Beratungskontrakt.
- Die Beraterin verabredet mit dem Paar das Setting, das heißt in welcher Frequenz mit wem gearbeitet wird.

4.4 Die Mittelphase

4.4.1 Ziele der Mittelphase

Die Ziele der Mittelphase gruppieren sich um die Entwicklung einer neuen Verstehensperspektive auf die Paarbeziehung (siehe Kapitel 3.2).

Allein die Tatsache, dass mit dem Paar ein Modell seiner Paardynamik entwickelt wird, initiiert eine Veränderung in den Partnern. Indem die Bedingtheit des gegenseitigen Tuns beschrieben und anerkannt wird, wird die erlebte subjektive Überzeugung einer Verursachung der Konflikte durch den anderen obsolet. Dieses Ziel ist mit der *Beschreibung der aktuellen Paardynamik* auf das Hier und Jetzt ausgerichtet.

Ein weiteres Ziel dient dem *Verstehen von Reinszenierungen* biografischer Themen in der Partnerschaft. Auch bei dieser Thematik, die den Einfluss der individuellen Lebensgeschichte auf das Schicksal der Paarbeziehung beleuchtet, geht es um die Entwicklung eines Verstehensprozesses, der den Partnern verdeutlicht, in welchem Umfang ihre Haltungen und Verhaltensweisen nicht allein Antworten auf den Partner sind, sondern auf Verarbeitungen biografischer Konfliktsituationen verweisen.

Eine weitere Gruppe von Zielen befasst sich mit der *Initiierung konkreter Veränderungen.* Diese beziehen sich auf die Auflockerung von fixierten Positionen in der Paardynamik und berücksichtigen alle wesentlichen Aspekte der innerpsychischen, paardynamischen und äußeren Situation des Paares, die für das zu erreichende Beratungsziel wesentlich sind. Dabei kann es sich sowohl um eine Haltungsänderung als auch um eine konkrete Veränderung des Verhaltens handeln.

Die Mittelphase der Paartherapie befasst sich mit folgenden Zielen:
- Beschreibung der Paardynamik,
- Wahrnehmung von Reinszenierungen,

- Formulierung des gemeinsamen unbewussten Themas,
- Bearbeitung von Widerständen,
- Auflockerung der Ambivalenzspaltung,
- Initiierung von Veränderungen,
- Anregung zur Reflexion persönlicher Haltungen.

4.4.2 Beschreibung der Paardynamik

Um ein umfassendes Bild der Paardynamik entwickeln zu können, müssen die unterschiedlichen Merkmale, in denen diese Dynamik im Handeln der Partner zum Ausdruck kommt, sorgfältig vom Berater wahrgenommen und beschrieben werden. Die im Folgenden beschriebenen Aspekte sind nicht als Ergänzungsreihe zu verstehen, sondern markieren unterschiedliche Facetten, in denen sich Paardynamik zeigt. In besonderer Weise ist hier die Verbalisierungsfähigkeit des Beraters gefragt, der in seiner Beschreibung zum einen das Beobachtete präzise erfassen und zum anderen das Wahrgenommene in einer dem Paar verständlichen und empathischen Weise kommunizieren muss. Im Folgenden werden am Beispiel von Herrn und Frau H Interventionsvorschläge entwickelt.

Kommunikation:

> B./T.: Sie sprechen gerade beide sehr vorwurfsvoll miteinander, und es hört sich so an, als seien Sie beide davon überzeugt, der andere trage die Schuld an dem Konflikt der letzten Woche.

Mentalisierung:

> B./T.: Sie können beide hier sehr gut beschreiben, an welchen Punkten Sie jeweils andere Vorstellungen und Bedürfnisse haben. Da verfügen Sie ja über eine wichtige Fähigkeit, die das Zusammenleben sehr erleichtern kann. Zugleich haben Sie aber offenbar große Schwierigkeiten, das, was Sie voneinander wissen, in Ihrer Beziehung und Ihrem Zusammenleben auch zu berücksichtigen. Da wirkt es eher so, dass Sie den anderen dann nicht mehr wahrnehmen können, sondern nur noch mit Ihren Bedürfnissen in Kontakt sind.

Inszenierungen:

> B./T.: Wenn Ihr Mann von seinen Interessen spricht, wirken Sie oft so, als wenn es Sie nicht richtig interessiere. Sie, Herr H, wirken angespannt und beinah ungeduldig, wenn Ihre Frau davon spricht, was sie sich von Ihnen wünscht. Was teilen Sie sich denn dadurch jeweils mit?

Interaktionszirkel:

> B./T.: Sie beschreiben, wie Ihre Unterschiede immer wieder Ihre Beziehung belasten. Gleichzeitig wurde auch deutlich, dass sich im Laufe Ihrer Beziehung Ihre beiden unterschiedlichen Positionen sehr verfestigt haben. Je mehr Sie, Herr H, auf eine Beteiligung Ihrer Frau an der Versorgung drängen, umso passiver werden Sie, Frau H, und umgekehrt, je mehr Sie, Frau H, sich aus der Versorgung zurückziehen, umso mehr drängen Sie, Herr H, Ihre Frau. Das hat sich inzwischen offenbar so eingespielt, dass es gar keine Bewegung mehr gibt mit dem Ergebnis, dass Sie sich beide nicht wahrgenommen fühlen.
> B./T.: Diesem Prozess sind Sie in Ihrer Beziehung ja schon oft begegnet, und wir sehen gerade, dass jeder von Ihnen für sich in Anspruch nehmen kann, lediglich auf den anderen zu reagieren. Vom Erleben her ist das ganz sicher nachvollziehbar, wenn wir allerdings sehen, dass jeder von Ihnen mit derselben Überzeugung die Verursachung beim anderen sucht, wird deutlich, dass Sie jeweils nur Ihre eigene Perspektive wahrnehmen, nicht aber die ganze »Wahrheit«, denn zu der würde auch die Perspektive des anderen gehören.
> B./T.: Was meinen Sie, wie Sie diesen Kreislauf durchbrechen könnten?
> Was könnte das für Ihre Auseinandersetzungen bedeuten?
> Wie könnten Konflikte verlaufen, wenn Sie nicht die Ursache beim anderen suchen würden?
> Was macht es schwer, diese Perspektive zu verlassen?

Die Auseinandersetzung des Paares mit diesen Fragen gibt einen Einblick in dessen Mentalisierungsfähigkeit. Wird dabei deutlich, dass umfänglichere Einschränkungen vorliegen, ist zunächst deren Bearbeitung vorrangig. Häufig kann, wie bei Herrn und Frau H, eine in der Regel gute Mentalisierungsfähigkeit angesichts von inneren und äußeren Belastungen nicht zur Anwendung kommen. Diese Auslöser müssen mit dem Paar reflektiert werden, um ein gemeinsames Verständnis für die Dekompensation einer ansonsten intakten Funktion zu entwickeln und entsprechende Veränderungen zu ermöglichen.

4.4.3 Wahrnehmung von Reinszenierungen

Eine vertiefte Bearbeitung biografischer Themen kann in der Regel nur in längeren Paartherapien erfolgen. Oft ist sie auch nicht gewünscht, wenn durch eine Auflockerung der Polarisierungen bereits eine ausreichende Veränderung der Projektionen stattgefunden hat, sodass eine konstruktivere Beziehungsgestaltung möglich wird ohne eine gezielte Auseinandersetzung mit der persönlichen Biografie. Umgekehrt sind viele Paare nach der Überwindung der akuten Konflikte sehr interessiert an einem besseren Verständnis ihrer bisher »unverständlichen« Beziehungsprobleme. Die Arbeit an biografischen Themen bezieht sich auf Übertragungen von Repräsentanzen und Introjekten, die die Gestaltung der Konfliktbewältigung und die interaktionellen Verstrickungen des Paares prägen. Das heißt, oft findet die Kommunikation der Partner mit den gegenseitigen Projektionen statt, nicht aber mit der Realität des Partners.

Im Verlauf einer Stunde berichtet Frau H von ihrem schlechten Gewissen, weil sie eine Arbeit noch nicht erledigt habe, deren Ausführung sie verabredungsgemäß übernommen hatte. Sie spricht von ihrem Druck, den sie in solchen Situationen erlebe, und von ihrer Erwartung, von ihrem Mann kritisiert zu werden.

> B./T.: Ihr Mann hat ja gerade signalisiert, dass er Sie nicht kritisieren wollte. Haben Sie eine Vorstellung, womit Ihre Befürchtungen, die Sie bei Ihrem Mann erleben, in Verbindung stehen?
> Frau H: Weil ich das ja schon so oft von ihm erlebt habe, er sagt das dann nicht immer direkt, aber ich sehe es ihm ja an, er verbreitet dann atmosphärisch eine ganz angespannte Stimmung.
> B./T.: Das ist verständlich, dass Sie eine solche Stimmung unschön finden, da Sie darüber ja ohne Worte eine Botschaft erhalten, die Sie unangenehm und vielleicht sogar ängstigend empfinden.
> Frau H: Er vermittelt mir dann, dass ich wieder was falsch gemacht habe, dass ich seinen Erwartungen nicht entspreche.
> B./T.: Sie erleben es dann so, als machten Sie alles falsch, beinah so, als seien *Sie* falsch?
> Frau H: Ja, genau.
> B./T.: Woher kennen Sie denn dieses Gefühl, nicht richtig zu sein?

An dieser Stelle berichtet Frau H davon, dass sie aufgrund einer Erkrankung als Kleinkind operiert werden musste und allein im Krankenhaus lag, eine Situation, die sie als »traumatisch« erinnert. Sie habe sehr junge Eltern gehabt, die sich, aus der 68er-Generation kommend, sehr viel mit ihren Angelegenheiten beschäftigten und für Frau H wenig Aufmerksamkeit entwickelten. Als angenehm erinnere sie die Zeiten bei der Großmutter, die sie immer »aufgepäppelt« habe. Im Kontakt mit den Eltern habe sie stets Erwartungen gespürt und immer versucht, herauszufinden, wie sie es den Eltern recht machen könne. Besonders die Mutter habe ihr durch einen vorwurfsvollen Ton immer zu verstehen gegeben, dass sie nicht in Ordnung sei.

B./T.: Das sind sehr verunsichernde Erfahrungen, die Sie da machen mussten, und Sie merken, das hat Ihr ganzes Leben geprägt und ist in Ihnen ein ständiges Thema, das Sie nicht loslässt. Und diesem Zweifel, nicht zu genügen, begegnen Sie natürlich auch in der Beziehung zu Ihrem Mann. Dabei haben wir gerade gesehen, dass diese Verunsicherung auch dann wachgerufen wird, wenn es »objektiv« gar keinen Anlass für ein derartiges Gefühl gibt.
Frau H: Ja, das stimmt, für mich ist das immer da, ich scanne jede Situation danach ab, ob der andere mich mag oder nicht.
B./T.: Und das bedeutet ja, dass Sie andere und auch Ihren Mann immer erst einmal so wahrnehmen, als wäre es Ihre Mutter. Erst wenn Sie dann deutliche Signale der Akzeptanz bekommen haben, können Sie sich von dem kritischen Blick der Mutter distanzieren.
Frau H: Ja, im Grunde bin ich immer ein bisschen auf der Hut und verunsichert.
B./T.: In der Beziehung zu Ihrem Mann haben Sie diese Unsicherheit schon oft beschrieben, gleichzeitig ist uns heute deutlich geworden, dass Sie sich da ständig mit einer sehr entwertenden Stimme in *Ihnen* beschäftigen müssen, die sie dann auch bei Ihrem Mann erleben. So wird er in Ihrem Erleben offenbar immer wieder zu Ihrer Mutter, vor der Sie Angst haben und sich gleichzeitig schützen müssen.

(!) Psychodynamik Frau H: In dieser Schilderung von Frau H werden Hintergründe für die vermutete depressive Persönlichkeitsstruktur deutlich. Frau H hat viele frühe Trennungserfahrungen erlebt und befindet sich in der Folge in einer großen Beziehungsunsicherheit. Unter bindungstheoretischem Aspekt handelt es sich um einen unsicher-ambivalenten Bindungsmodus. Diese traumatischen Bindungserfahrungen hat Frau H schließlich autoaggressiv verarbeitet, indem sie sich für den erlebten Mangel an Liebe und Fürsorge selbst die Schuld gibt. Indem sie sich selbst anklagt, wird ihre Identifikation mit dem mütterlich-skeptischen Blick auf sie deutlich, der all ihre sozialen Beziehungen ausrichtet. So ist es nicht verwunderlich, dass in der Partnerschaft in ganz besonderer Weise die mütterliche Haltung reaktualisiert wird, da Paarbeziehungen immer Orte sind, wo eine Heilung alter Beziehungsthemen gesucht wird. Indem sie nun potenzielle Mängel ihrer Person als Ursache für unzureichende Liebeszuwendungen durch ihren Mann vermutet, macht sie Liebe zu einem Leistungsthema. Leistung wird in dieser Paarbeziehung nun zum Dauerthema, das Frau H aufs engste mit ihrem Mann verbindet, der Tatkraft und Leistung ganz offensiv vertritt. Für Frau H hat diese als Identifikation mit dem Aggressor zu verstehende Verarbeitung der frühen Beziehungsentbehrungen eine weitere beruhigende Abwehr zur folge: Wenn Liebe durch Leistung errungen werden kann, muss Frau H nicht mehr der Ohnmacht ausgesetzt sein, sondern kann durch eigene Anstrengung die von ihr gewünschte Beziehung gestalten. Neben dieser Hoffnung birgt ihre Vorstellung allerdings auch den Kern ihres Scheiterns, da die Fantasie, sich liebe »erarbeiten« zu müssen, in der Regel mit heftiger Abwehr und Widerstand beantwortet wird. Genau dies beschreibt Frau H, wenn sie immer wieder angesichts »freiwillig« übernommener Aufgaben »in die Bremse geht«. Hier ist Frau H in einem tragischen Paradox gefangen, das sich immer wieder in der Paarbeziehung reinszeniert.

Welche Rolle spielt die Biografie von Herrn H in dieser Paardynamik?

B./T.: Ihre Frau hat eben beschrieben, dass viele schmerzhafte innere Themen in Ihrer Paarbeziehung angestoßen werden und dann zu Verstrickungen zwischen Ihnen führen, unter denen Sie beide leiden. Welche inneren Themen tragen Sie denn Ihrer Meinung nach in Ihre Paarbeziehung hinein?
Herr H: Bei uns mussten keine Verbote ausgesprochen werden, bei uns war alles schon bestimmt. Meine Mutter hatte das Sagen, sie hat Hauswirtschaft studiert und das bei uns angewendet. Sie hat ein perfektes Haus geführt und uns perfekt im Griff gehabt. Sie arbeitete mit Geboten und wehe, man hat sie nicht eingehalten, dann kam Verachtung und Entwertung.
B./T.: Das muss ja auch sehr schmerzlich für Sie gewesen sein.
Herr H: Das kann man so sagen. Aber da ging es uns allen gleich. Wir waren drei Geschwister und keiner von uns war in den Augen meiner Eltern in Ordnung, mein älterer Bruder war zu weich, meine Schwester zu widerborstig, ich war zu laut. Ich kann mich nicht erinnern, dass meine Eltern zu mir gestanden hätten, wir wurden immer mit so einem kritischen, abschätzigen Blick gesehen. Wenn ich mich in der Schule ungerecht behandelt fühlte, bekam ich von meiner Mutter zu hören, ich hätte sicher auch was dazu beigetragen. Wenn man so was hört, ist man dann lieber ruhig und behält die Dinge für sich.
Herr H beschreibt weiter, wie er versuchte, durch höchste Aufmerksamkeit »spürnasenmäßig« zu erfassen, wie die Eltern gerade »drauf« waren. Um sich vor Angriffen zu schützen, habe er früh gelernt, aus allen Botschaften die »Subbotschaften« herauszufiltern und »blitzschnell« zu reagieren. Dies alles habe sich unter einer sehr »glatten« Oberfläche abgespielt; er könne sich nicht erinnern, dass die Eltern laut gestritten hätten, allerdings habe es viele Sticheleien gegeben, aber auch das immer leise.

B./T.: Das hört sich nach einer verständlichen, aber auch resignierten Antwort auf diese vielen Abweisungen in Ihrem Elternhaus an.
Herr H: Klar, da ist schon so was wie Resignation, aber es war ja nicht zu ändern. Ich setze dann Grenzen und gehe weg, wenn ich merke, dass mein Bemühen nichts bringt.
B./T.: Sie beschreiben, dass Sie im Grunde ganz ähnliche Erfahrungen wie Ihre Frau gemacht haben. Sie waren nicht »richtig« und haben eine chronische Ablehnung erfahren, sobald Sie nicht den Regeln und Erwartungen der Mutter entsprachen. Und wenn Sie sich hilfesuchend an sie gewandt haben und Ihre Mutter besonders gebraucht hätten, waren Sie allein und ohne Unterstützung. Sie haben damals einen Bewältigungsmechanismus entwickelt, den wir auch aus Ihrer Paarbeziehung kennen: Sie behalten die Dinge für sich, weil Sie, nach Ihrer Erfahrung mit Ihrer Mutter, nicht erwarten, mit Ihrem Anliegen Gehör zu finden.

(!) Psychodynamik Herr H: In der Beschreibung seiner biografischen Erinnerungen wird die zwanghafte und affektisolierte familiäre Situation deutlich, die Herrn H in seinem Erleben und Verhalten geprägt hat. Für emotionale Prozesse gab es keinen Raum, ebenso wenig konnte er die Erfahrung machen, mit seinen Wünschen und Bedürfnissen wahrgenommen zu werden. In dieser durch Regeln geprägten Welt konnte er sich einerseits durch vorauseilenden Gehorsam vor der Verachtung der Mutter schützen und fand andererseits im emotionalen Rückzug und einer ausgeprägten Retentivität eine gewisse Sicherheit. Vor dem Hintergrund dieser lebensgeschichtlichen Erfahrungen wird der unsicher-vermeidende Bindungsmodus und die zwanghafte Persönlichkeitsstruktur von Herrn H verständlich als Abwehr von Angst und Verunsicherung angesichts aller gefühlsbetonten Wünsche. Und genau diese werden durch seine Frau mit ihrem hohen Bedürfnis nach emotionalem und sexuellem Austausch immer wieder eingefordert, womit in seinem Inneren zugleich die biografisch bedingte Angst vor seinen lebendigen Impulsen angestoßen wird. Neben dieser als Schutzhaltung imponierenden emotionalen Kargheit ist Herr H zugleich in seiner Strenge angesichts von Regelbrüchen in hohem Maße mit der strafenden Mutter identifiziert, was zu den heftigen Anklagen und Streitsituationen mit seiner Frau beiträgt.

Biografische Deutung zu Herrn H:

B./T.: Zwar haben Sie beide ähnliche Erfahrungen von Ablehnung und Alleingelassensein gemacht, Sie haben diese Erfahrungen aber sehr unterschiedlich verarbeitet. Sie, Herr H, haben sich vor dem Hintergrund der vielen Enttäuschungen in sich zurückgezogen und versucht, Ihren Gefühlen nicht mehr so viel Raum zu geben. Nun wünscht sich Ihre Frau immer wieder mehr Begegnungen, in denen Sie sich gefühlsmäßig nahekommen, und zeigt Ihnen sehr deutlich ihre Enttäuschung, wenn Sie diesen Wunsch nicht ausreichend beantworten. Und wenn Sie dann das Gefühl haben, was Sie Ihrer Frau anbieten, reicht nicht aus, dann sind Sie wieder in der Situation, »nicht richtig« zu sein, so wie Sie es auch bei Ihrer Mutter nicht richtig machen konnten. Dann tun Sie das, was Sie immer geschützt hat, Sie grenzen sich ab und finden in Ihrer Entscheidungsfreude und Ihren vielfältigen Aktivitäten eine Sicherheit. Und gleichzeitig werden Sie innerlich sehr streng und unnachgiebig Ihrer Frau gegenüber, was Sie aus Ihren Streitsituationen kennen. Da begegnen Sie der Strenge, unter der Sie bei Ihrer Mutter so gelitten haben, nun auch bei sich selbst.

Biografische Deutung zu Frau H:

Sie, Frau H, kennen das Gefühl, »falsch« zu sein, ebenfalls, Sie gehen allerdings etwas anders damit um, indem Sie darauf ausgerichtet sind, es dem anderen recht machen zu wollen, weil Sie darüber eine Verbindung herstellen und Trennung vermeiden können. Das haben Sie auch in Ihrer Partnerschaft gemacht und sich vielen Aktivitäten angeschlossen, die Ihr Mann angestoßen hat. Und zugleich haben Sie gemerkt, dass Sie dadurch die Nähe zu Ihrem Mann, wie Sie sie sich gewünscht haben, nicht herstellen konnten. Da waren Sie erneut konfrontiert mit der Beziehung zu Ihrer Mutter: Sie bemühen sich um Nähe und bekommen sie nicht. Das ruft in Ihnen dann so viel Ärger hervor, dass Sie sich völlig verschließen. Ich könnte mir vorstellen, dass diese Enttäuschung und der große Ärger der Hintergrund für Ihre Verweigerungshaltung ist, von der Sie schon oft gesprochen haben und die zu vielen Streitsituationen geführt hat. Da werden Sie dann ein bisschen so, wie Ihre Mutter, die sich ja auch der Beziehung zu Ihnen verweigert hat und für Sie im Grunde unerreichbar blieb.

Mit dieser Beschreibung können beide Partner erfahren, dass sie in ihrer Beziehung immer wieder in die biografisch bedingten frühen Konfliktthemen geraten und das gemeinsame Lebensthema der fehlenden Anerkennung wiederholen.

(!) Paardynamik Herr und Frau H: Trotz des gemeinsamen frühen Mangelgefühls bestehen Unterschiede zwischen den Partnern mit Blick auf die jeweilige Bedeutung des erfahrenen »Falschseins«. Während Frau H eine primäre Unbezogenheit der Eltern erfahren hat und mit wiederholten und schweren Trennungserfahrungen konfrontiert war, ist Herr H in einer wenngleich Individualität ablehnenden, so doch stabilen, durch klare Regeln Orientierung gebenden Familienkonstellation aufgewachsen. Dies hat ihm die Möglichkeit eröffnet, durch Autonomie, Aktivität und Retentivität eine Kontrolle über seine bedrohlichen, mit Enttäuschung und Ablehnung assoziierten passiven Wünsche zu erreichen. Das führt in der Beziehung zu seiner Frau zu einer deutlichen Abgrenzung ihren Nähewünschen gegenüber und zu seiner Hinwendung zu planerischem Tun. Dass er mit seiner Abwehr von seiner Frau gesehen werden möchte und eine Verbindung mit ihr in gemeinsam verfolgten Projekten (Kochen, Radfahren, Wohnungsumbau) sucht, ist aus seiner Perspektive verständlich, führt allerdings zu einer tragischen Reinszenierung seines Lebensthemas, es nicht richtig zu machen und daher keine Anerkennung zu bekommen.

Für Frau H hingegen ist das Thema des »Falschseins« immer mit der Angst vor dem Verlassenwerden assoziiert. Bei ihr geht es nicht darum, durch Unterwerfung und Befolgung von Regeln Anerkennung zu gewinnen, sondern um den Versuch, durch Anpassung an den anderen eine potenzielle Trennung zu vermeiden. Da diese Abwehr immer zu einem Selbstverlust führt und in der Regel das gewünschte Ergebnis nicht herzustellen vermag, kommt es für Frau H immer wieder zu einer Wiederholung ihrer kindlichen Situation, den Partner durch Anpassung nicht halten zu können. In der Beziehung zu ihrem Mann ist das über lange Zeit nicht in explizit formulierten Trennungsabsichten seinerseits spürbar, sondern in seiner persönlichkeitsstrukturell bedingten Vermeidung zu großer Nähe und Emotionalität. Erst nachdem sie begonnen hatte, seine Distanziertheit zu kritisieren und sich seinen Beziehungsvorstellungen gegenüber zu verweigern, entwickelte Herr H ihm bewusste Trennungsabsichten, die er aus Schutz vor dem Zerbrechen der Beziehung allerdings über lange Zeit hinweg nie explizit äußerte.

Neben den sich in diesen Reinszenierungen wiederholenden frühen Beziehungserfahrungen, die durch erhebliche elterliche Beziehungsdefizite gekennzeichnet sind, wird zugleich deutlich, in welchem Maße beide Partner mit den abgelehnten elterlichen Verhaltensweisen identifiziert sind, die sie selbst als zutiefst kränkend und schmerzvoll erlebt haben. So ist Frau H in spannungsreichen Situationen ebenso beziehungsabweisend wie ihre Mutter und nötigt damit Herrn H, den Kontakt zu ihr wiederherzustellen, so wie sie dies als Kind tun musste. Umgekehrt ist Herr H mit der Strenge und Affektisolation seiner Mutter identifiziert, unter der er als Kind sehr gelitten hat und die nun in der Beziehung zu seiner Frau die Heftigkeit und Schärfe ihrer Konflikte bedingt.

So hatte sich das, was in der Partnerwahl zunächst attraktiv erschien, im Laufe der Jahre zu einer Beziehung entwickelt, in der das Verheißungsvolle zugunsten der Reinszenierung biografischer Themen fast vollkommen verschwunden war. Zu Beginn ihrer Beziehung war Frau H beglückt über einen versorgenden und Schutz gebenden Partner und fühlte sich durch seine Aktivität und Autonomie inspiriert. Herr H fühlte sich von ihrer Weichheit und Wärme angesprochen und anerkannt in dem, was er gut beherrschte und ihr anbieten konnte.

Methodisch wird an diesem Beispiel deutlich, dass es um das Verstehen zentraler biografisch relevanter Lebens- und Entwicklungskonstellationen geht und nicht um eine detailreiche Anamnese. Dies bedeutet, dass der Berater nur für sein Verständnis notwendige Nachfragen stellt, sich aber der Versuchung der Erforschung eines genaueren Bildes enthält. Dasselbe trifft auf kommentierende oder deutende Interventionen zu. So sollte das geschilderte Material vom Therapeuten in seiner emotionalen Bedeutung thematisiert, nicht aber konfrontativ gedeutet werden. So würde der Therapeut den fehlenden emotionalen Ausdruck von Herrn H beim Schildern seiner Biografie nicht durch Nachfragen zu seinem Empfinden (damals und heute) anregen. Ebenso würden alle Konkretisierungen der frühen Bindungsstörung von Frau H unterbleiben. Intensivierende Interventionen sind nur angebracht, wenn die bisher entwickelte Psychodynamik zum Verständnis der aktuellen Paardynamik nicht ausreicht.

4.4.4 Formulierung des gemeinsamen unbewussten Themas

In Kapitel 1 wurde die Bedeutung der Elternrepräsentanzen bei der Partnerwahl beschrieben und die daraus erwachsenden unbewussten Verbindungen von Partnern, die phänomenologisch als besonders unterschiedlich in Erscheinung treten. Diese Dynamik kann nun auch für Herrn und Frau H genauer bestimmt werden. Hilfreich ist hier die *Formulierung eines zentralen Satzes,* der den Zusammenhang eines inneren Themas mit dessen Bewältigung und Abwehr beschreibt (siehe Lachauer, 1992/2004; Volger, 2021, S. 258 ff.).

Fall Herr und Frau H

Für Herrn H könnte ein zentraler Satz sein inneres Erleben folgendermaßen beschreiben: »Ich muss immer alles richtig machen, weil ich sonst Angst habe, verachtet und vernichtet zu werden.« Wenn Herr H dann doch mit Ablehnung konfrontiert wird, wie er es in der Beziehung zu seiner Frau oft erlebt, schützt er sich durch Trennungsfantasien.

Ein entsprechender Satz für Frau H könnte folgendermaßen lauten: »Ich muss mich immer um andere bemühen, weil ich sonst Angst habe, verlassen zu werden und abzustürzen.« Wenn Frau H dann doch mit Verlassenheitsängsten konfrontiert wird, wie sie es durch das kontaktabweisende Verhalten ihres Mannes erlebt, schützt sie sich durch Verweigerung.

Beide Partner teilen demnach das un- bzw. vorbewusste Konfliktthema, stets einer Fremdbestimmung ausgesetzt zu sein, die als Projektion, aber auch Externalisierung im Partner immer wieder im Außen sowohl aufgefunden als auch hergestellt wird. Diese Inszenierungen können demnach als Folge von projektiv bedingten Wahrnehmungsverzerrungen erlebt werden, etwa wenn Frau H sich von der ärgerlichen Stimmung ihres Mannes persönlich angegriffen fühlt. Sie können aber auch Realitätsgehalt bekommen, indem die ungewünschten, das heißt konfliktträchtigen Seiten des Partners zunächst übersehen bzw. toleriert werden, im Laufe der Beziehung jedoch aufgrund ihrer Ähnlichkeit zu den Elternrepräsentanzen im Partner attackiert und bekämpft werden.

(!) Paardynamik Herr und Frau H: Herr H suchte keinesfalls eine ähnlich strenge und strafende Mutter, wie er sie selbst als Kind erlebt hatte. In Frau H fand er im Gegenteil eine zugewandte, weiche und großzügige Partnerin. Der Wiederholung der mütterlichen Unerreichbarkeit, unter der er so gelitten hatte, begegnete er allerdings in der Abwehr seiner Frau, die die vermeintlichen oder auch realen Ansprüche anderer mit der für ihr seelisches Gleichgewicht zentralen Verweigerungshaltung beantwortete. Dieses chronische Abwehrmanöver konfrontierte Herrn H unbewusst tagtäglich in der Beziehung zu seiner Frau mit einem ihn ängstigenden Aspekt der Beziehung zur Mutter, nämlich diese nicht erreichen zu können und in einen Abgrund aus Angst und vermutlich heftigster Wut zu stürzen, Empfindungen, die selbstverständlich unbewusst bleiben. Zur Bewältigung dieser Bedrohung entwickelt Herr H Trennungsfantasien.

Umgekehrt hat Frau H sich keinesfalls einen Partner gesucht, der in demselben Maße unzuverlässig ist, wie ihre Mutter es war. Im Gegenteil fand sie in Herrn H einen äußerst zuverlässigen, sie umsorgenden und das gemeinsame Leben in umsichtiger und tatkräftiger Weise gestaltenden Partner. Dass Herr H sehr auf die Kontrolle seines affektiven Erlebens ausgerichtet und in seinen Äußerungen von Zuwendung und Liebe sehr sparsam und verbal eher ungeschickt war, bewertete sie angesichts der großen Geborgenheit, die sie bei ihm fand, nicht als bedrohlich. Vielmehr ging sie davon aus, dass sich diese wenig gut entwickelte Seite in ihrer von Gemeinsamkeiten und Verbundenheit geprägten Beziehung entwickeln würde. So begegnet Frau H in diesem Verhalten ihres Mannes ebenfalls tagtäglich einer zentralen Facette ihrer Mutterbeziehung, mit der es keine innere Verbundenheit, sondern immer wieder schwerwiegende Beziehungsabbrüche gab. In der Konzentration ihres Mannes auf sein Tun und Gestalten des gemeinsamen Lebens kann Frau H nichts Verbindendes entdecken, sie erlebt sein Handeln als Abgrenzung und Ausgeschlossensein und damit in vielen kleinen Facetten des Alltags ein erneutes Gefühl der Verlassenheit. Zur Bewältigung dieser Bedrohung entwickelt Frau H eine Verweigerungshaltung.

So haben beide Partner sich in dem unbewussten Thema des Ausgeliefertseins an unempathische und unbezogene Bindungspersonen gewählt. Die mit einer solch frühen Mangelsituation einhergehenden Empfindungen und Wahrnehmungen wurden von beiden allerdings diametral entgegengesetzt verarbeitet. Vor dem Hintergrund objektiv unterschiedlicher Familienkonstellationen fühlte Frau H sich lebenslang durch potenzielles Verlassenwerden bedroht und entwickelte zur Regulation dieser chronischen Verunsicherung eine hohe Empathiefähigkeit, die ihr dazu diente, derartige Gefahren durch vorauseilenden »Gehorsam« abzuwehren. Damit war Frau H in einem kindlichen, regressiven Verarbeitungs- und Abwehrmodus gefangen, der unter anderem zu ihrer chronischen Überforderung beitrug. In der Beziehung zu Herrn H erwies sich diese regressive Abwehr allerdings als unbrauchbar, da sie mit ihrem großen Wunsch nach Rückversicherung und Zerstreuung ihrer Befürchtungen, nicht liebenswert zu sein, auf einen Partner stieß, der seine frühen Verletzungen ganz anders bearbeitet hatte. Vor dem Hintergrund einer stabilen Familienkonstellation entwickelte Herr H eine persönlichkeitsstrukturell verfestigte Abwehr allen passiven, regressiven und damit Abhängigkeit signalisierenden Wünschen gegenüber. Stattdessen wählte er eine progressive Abwehr, indem er den Kontakt zu emotionalen Prozessen insgesamt einschränkte und stattdessen im Tun eine Möglichkeit von fortwährendem »Effektanzerleben« herstellte, das eine dauerhafte Distanz zu der frühkindlichen Ohnmacht garantierte.

Auf diese Weise hat sich im Laufe der langjährigen Beziehung von Herrn und Frau H eine Polarisierung in ihrer Beziehung ergeben, in der die bereits bestehenden unterschiedlichen Bewältigungs- und Abwehrmanifestationen der Partner durch ein stetiges Wiederholen und Reinszenieren des gemeinsamen Themas des »Falschseins« verfestigt und zementiert wurden. Das Tragische all dieser interaktionellen Wiederholungen wird hier noch einmal besonders evident: Beide Partner handeln in einer Weise, die der persönlichen Gefahrenabwehr und dem individuellen Schutz dient, den Partner allerdings mit dessen frühen Verletzungen und Entbehrungen konfrontiert und zur Mobilisierung seiner Schutzreaktionen führt. In der Interaktion der Partner bewirkt dies, den anderen als Verursacher des erneut erlebten Leids zu identifizieren und über die jeweils vorgenommene Interpunktion diesen Zuschreibungsprozess zu etablieren.

Das gemeinsame unbewusste Thema des Paares ist demnach eine dauerhafte Angst vor dem Verlust der Beziehung und der Liebe des Partners. Frau H beantwortet diese Angst mit Verweigerung, was im Erleben von Herrn H die Unerreichbarkeit der Mutter anstößt. Herr H beantwortet diese Angst durch Trennungsimpulse, die bei Frau H das Verlassenwerden durch die Eltern anstoßen. Vor diesem Hintergrund intensivieren die Schutzmaßnahmen des Einzelnen jeweils die Ängste des anderen, was zur Stabilisierung der Polarisierung der Paardynamik führt.

Für die therapeutische Arbeit ist eine Reflexion und ein psychodynamisches Verstehen der jeweiligen Konfliktdynamik der Partner von großer Bedeutung, da sie ganz entscheidend die Ziele der Paartherapie definieren. Es ist allerdings kein Ziel von Paartherapie, die Abwehr- und Bewältigungsmanifestationen der Partner zu »bearbeiten«. Sofern dies gewünscht wird, wäre dies Aufgabe eines längerfristigen therapeutischen Prozesses. Gleichwohl sind es gerade diese Abwehrmanöver, die das Paar in seiner Polarisierung festhalten und fixieren. Betrachtet man diese unter dem Aspekt ihrer psychogenetischen Dimension, so ist die Vermutung naheliegend, dass Hinweise oder Übungen zu deren Überwindung nur bedingt erfolgversprechend sind. Vielmehr geht es darum, für beide Partner einen inneren Beziehungsraum auszuloten, der beiden eine Flexibilisierung der starren Abwehr ermöglicht, ohne jeweils allzu viel Angst zu mobilisieren. Wenn es gelingt, die auftauchende (und mittels der bevorzugten Verhaltensweisen unmittelbar abgewehrte) Angst dadurch zu minimieren, dass der Partner aus der Rolle des Aggressors entlassen werden kann, entsteht in der Beziehung ein Raum, der nicht mit Gefahr, sondern mit Wohlwollen und Akzeptanz assoziiert ist. Auf diese Weise können in der Partnerschaft neue Beziehungserfahrungen gemacht werden, auch wenn nicht davon auszugehen ist, dass diese die alten Überzeugungen und Introjekte verändern. Erfahrungsgemäß bleiben diese innerpsychisch wirksam, können allerdings in ihrer destruktiven Wirkung im Rahmen einer dann tatsächlich »neuen« Beziehung zumindest in diesem Kontext relativiert werden.

Die Förderung und Stabilisierung einer in diesem Sinne »neuen« Beziehungserfahrung, die sich abgrenzt von der »alten«, durch Reinszenierungen gekennzeichneten Beziehung, ist das zentrale Ziel der Paartherapie.

4.4.5 Bearbeitung von Widerständen

Das Paar beschreibt eine Konfliktsituation zu dem bereits öfter zur Sprache gekommenen Thema der Unterschiedlichkeit in ihren Nähe- und Distanzbedürfnissen.

> Herr H: Ich fühle mich von dir ständig missverstanden! Durch das, was ich tue, zeige ich dir doch, wie ich zu dir stehe. Ich wünsche mir, dass du das anerkennst.
> Frau H: Das war von Anfang an so, Liebeserklärungen zeigst du über Taten. Wenn ich dir was Liebes sage, dann kommt von dir: In deinen Handlungen zeigst du was anderes.
> Herr H: Was soll ich mit liebevollen Worten anfangen, wenn du mich mit der ganzen Arbeit und Verantwortung alleinlässt.
> Frau H: Wenn wir uns mehr mit Liebe begegnen würden, dann würden wir die Basis unserer Beziehung stärken, das würde uns wieder zusammenbringen und aufbauen, dann wäre auch der Alltag leichter. Aber so gibt es oft gar kein Zusammengehörigkeitsgefühl.
> B./T.: Darüber haben wir schön öfter gesprochen und wir merken heute, dass es da gar keine Bewegung gibt. Sie beharren beide auf Ihren Positionen, Sie, Herr H, dass Taten und nicht Worte zählen und Ihre Beziehung bestimmen. Sie, Frau H, sehen es genau umgekehrt, dass über eine liebevolle Begegnung und nicht über das Tun die Beziehung bestimmt wird. Nun fällt doch sehr deutlich auf, dass Sie in Ihren Positionen so unbeweglich sind, dass Sie sich fast feindlich gegenüberstehen. Damit erreichen Sie zunächst einmal mit großer Sicherheit, dass sich nichts ändern wird. Könnte es denn sein, dass das auch beabsichtigt ist, dass sich auch nichts ändern soll?
> *Das Paar widerspricht vehement, beide beteuern ihren Veränderungswunsch.*
> B./T.: Sie beschreiben beide, dass Sie sich eine Veränderung wünschen; wie erklären Sie sich dann, dass Sie so konsequent in Ihren Überzeugungen verharren?
> Frau H: Das weiß ich auch nicht. Wir sind halt so unterschiedlich, und wie sollen wir da rauskommen?
> B./T.: Ich denke, Ihre Unterschiedlichkeit ist uns bereits bekannt. Ich habe eher den Eindruck, dass Sie sich gegenseitig die Verantwortung zuschieben möchten, wer an der Misere Ihrer Beziehung die Schuld trägt.

Herr H: Ja, was soll ich denn davon halten, wenn sie mich freundlich umarmt und ich sehe, dass sie sich für unser gemeinsames Leben nicht engagiert.
Frau H: Ich sage doch, es geht hier nur ums Aufrechnen.
B./T.: Das sehe ich auch so, aber das tun Sie beide. Sie investieren viel Energie, den anderen zu einer Änderung zu bewegen. Es wirkt allerdings so, als habe keiner von Ihnen ein wirkliches Interesse daran, sich mit der Frage zu beschäftigen, was jeder von Ihnen an seiner Haltung verändern kann, um sich aufeinander zuzubewegen. Wenn Sie das beabsichtigen und sich darin einig sind, sollten wir darüber offen sprechen, denn das würde unser Beratungsziel verändern.
Es entsteht eine lange Pause, in der das Paar schweigt und ratlos wirkt.
B./T.: Sie sind beide sehr nachdenklich geworden.
Frau H: Ja, das ist schon so, das machen wir immer so. Ich habe keine Ahnung, wie wir da rauskommen können.
Wieder entsteht Schweigen. Die Beraterin wendet sich Herrn H zu. Dieser schaut vor sich hin und äußert schließlich:
Herr H: Es ist so traurig, wo wir gelandet sind. Wir haben doch mal ganz anders angefangen.
B./T.: Das ist tatsächlich etwas zutiefst Trauriges, wenn Sie merken, was Ihnen verloren gegangen ist.
Herr und Frau H schauen sich ernst in die Augen und schweigen.
B./T.: Ich weiß nicht, ob Sie es bemerkt haben, aber eben haben Sie sich das erste Mal in der Stunde einander zugewandt und sich angeschaut. Vielleicht können wir das als ein erstes gegenseitiges Wahrnehmen verstehen?

Die Therapeutin konfrontiert zunächst in großer Deutlichkeit die gemeinsame Abwehr des Paares, indem sie die zum Widerstand gewordene Verantwortungsdelegation thematisiert und das Paar auffordert, dieses Verhalten als Abwehr zu erkennen und aufzulockern. Eine derartige Konfrontation kann sehr hilfreich sein, indem sie dem Paar verdeutlicht, dass Veränderung nicht beim anderen beginnt, sondern in der eigenen Person. Dies zu erkennen, kann eine Auflockerung rigider Abwehrmanöver in Gang setzen und damit einen Veränderungsprozess der Paardynamik bewirken, da jedes neue Verhalten des einen eine neue Reaktion des anderen hervorruft. Sollte eine derartige Konfrontation über längere Zeit keine Bewegung in der Paardynamik bewirken, muss diese Fixierung thematisiert und in ihrer Bedeutung für das im Beratungskontrakt formulierte Ziel reflektiert werden. Im Ergebnis kann dies dazu führen, mit dem Paar die Sinnhaftigkeit der Fortführung der Beratung zu überdenken, wenn die Bereitschaft zur Veränderung eigener Überzeugungen und Haltungen nicht gegeben scheint, sondern im anderen deponiert wird.

Im vorliegenden Fall gelang es dem sonst eher rationalen Mann, sich seinem Gefühl der Trauer zuzuwenden angesichts des bedauernswerten Zustands ihrer Beziehung. Auslöser dafür war vermutlich die Intervention der Therapeutin, die auch eine Beendigung der Beratung für denkbar hielt, sollte der Widerstand nicht aufgelöst werden können. Indem Herr H ein Gefühl zulassen konnte, änderte sich unmittelbar die Atmosphäre in der Beziehung des Paares, sie wandten sich einander zu und schauten sich an. Dieses »Schauen ins Angesicht des anderen« könnte als ein Symbol verstanden werden, sich erstmals in dem Beratungsprozess als verletzliche Individuen wahrzunehmen und nicht als zu bekämpfende Angreifer. Eine derartige Szene kann über den gesamten Beratungsprozess hinweg als Erinnerungssymbol für die Entwicklung einer neuen Haltung dem Partner gegenüber benutzt werden, insbesondere dann, wenn erneute Abwehrmanöver zu Widerstand führen.

4.4.6 Auflockerung der Ambivalenzspaltung

Zum zehnten Gespräch kommt das Paar in einer ernsten Stimmung. Nachdem es zu einem heftigen Streit anlässlich der Frage gekommen war, wie ein großes Auto mit einem Anhänger zu navigieren sei, kam es bei beiden zu einer Dekompensation. In der Folge fragte Frau H ihren Mann, der immer wieder seine fehlende Perspektive für die Paarbeziehung thematisiert hatte, ob er der Beziehung noch eine Chance gebe. Dies verneinte Herr H, da er die ständigen Reibereien im Alltag nicht mehr ertragen könne. Nach dieser Mitteilung verlässt Frau H ihre regressive Position.

> Frau H: Ich war froh, dass du das so klar ausgesprochen hast, denn das war ja schon lange ein Thema bei uns.
> B./T.: Sie haben diese Frage Ihrem Mann gestellt, was ist denn *Ihre* Antwort auf die Frage, ob Ihre Beziehung noch eine Chance hat?
> Frau H: Ich habe das doch schon lange gespürt, ich hatte aber nie den Mut, ihn zu fragen, denn damit verliere ich ja all meine Träume und alles, was wir uns gemeinsam aufgebaut haben.
> B./T.: Das heißt, es war Ihnen wichtig, dass Ihr Mann das entscheidet, Sie selbst waren dazu nicht in der Lage. Hatten Sie denn auch an Trennung gedacht? Denn hier war das doch immer ein Thema, das Ihr Mann eingebracht hat.
> Frau H: Ich war nicht so stabil, um mich mit einer Trennung zu beschäftigen, daher bin ich jetzt so froh, dass ich in der Lage war, ihn danach zu fragen.

Während Frau H darüber spricht, wirkt sie klar und gefasst. Dies kontrastiert zu verschiedenen Situationen aus vorangegangenen Stunden, wo sie sehr emotional und instabil auf entsprechende Andeutungen ihres Mannes reagiert hatte. Gleichwohl befindet Frau H sich erneut in der regressiven Position, indem sie ihrem Mann die Entscheidung für die Zukunft der Beziehung nicht nur überlässt, sondern ihm abverlangt.

> B./T.: Herr H, Sie wirken gerade sehr bedrückt.
> Herr H: Ja, das ist auch so. (Zu seiner Frau gewandt) Vor zwei Wochen hast du mir die Pistole auf die Brust gesetzt. Nach dem Vorfall mit dem Auto war ich richtig erschüttert, dass wir beide in so einen furchtbaren Streit geraten, den wir gar nicht mehr stoppen können. Da bin ich von dir abgerückt und habe deine Frage so beantwortet. Aber seitdem bin ich supereinsam, es geht mir nicht gut, auch wenn ich zu dem, was ich gesagt habe, stehe.
> B./T.: Sie wirken gerade auch sehr betroffen, so, als seien Sie bestürzt darüber, dass Ihre Antwort tatsächlich Trennung bedeutet. Es wirkt so, als hätten Sie zwar sagen wollen, dass Sie sich das weitere Zusammenleben so nicht vorstellen können, dass Sie aber möglicherweise nicht eine reale Trennung von Ihrer Frau gewünscht haben.
> Herr H: Ja, irgendwie schon, das wäre ja ein ganz radikaler Schritt, und ich weiß auch nicht, ob es eine Alternative gibt, denn so kann es ja nicht weitergehen.
> B./T.: Ja, das ist sehr verständlich und natürlich auch bedrückend, wenn Sie keinen Ausweg sehen können. Trotzdem hat sich heute etwas ganz grundlegendes verändert, denn Sie beide haben Ihre Positionen, die Sie bisher hier hatten, gewechselt. Sie, Herr H, sind heute sehr zurückgenommen und wirken traurig und bedrückt, während Sie, Frau H, heute sehr klar und zupackend wirken. Bisher waren Sie eher diejenige in Ihrer Beziehung, die in gutem Kontakt zu ihren weichen, verletzlichen Gefühlen steht, während Sie, Herr H, eher in Kontakt waren mit den aktiven und entscheidungsfreudigen Impulsen. Das hat sich heute nun plötzlich verkehrt, heute sind Sie, Herr H, sehr weich und betrübt, während Sie, Frau H, klar und entscheidungsfreudig wirken.

Das Paar stimmt, obgleich etwas erstaunt, zu.

> B./T.: An dieser Veränderung wird uns noch einmal etwas deutlich, worüber wir schon öfter gesprochen haben. Offenbar sind Sie beide durch die Frage nach der Zukunft Ihrer Beziehung in Kontakt gekommen mit einer Seite in Ihnen, die Sie in der Regel gar nicht so spüren: Sie, Herr H, mit Ihrer weichen Seite und Sie, Frau H, mit Ihrer aktiven Seite. Wir haben ja wiederholt gesehen, dass Sie sich jeweils sehr auf Ihrer Position eingerichtet hatten, und die andere Seite, die ja auch zu Ihnen

gehört, haben Sie jeweils dem anderen rübergereicht. Und da das Haltungen waren, die Ihnen vertraut und angenehm sind, haben Sie sie immer weiter verfestigt, bis es gar keine Beweglichkeit mehr zwischen Ihnen gab. Das ist zunächst eine sehr verständliche Problemlösung, da Sie ja jeweils gute Gründe haben, die jeweilige Seite loswerden zu wollen, und es spricht nichts dagegen, wenn Sie einen Partner finden, der das übernimmt.

Leider hat diese Problemlösung aber einen gravierenden Nachteil, denn wenn Sie das, was Sie bei sich nicht mögen und schlecht ertragen können, beim andern unterbringen, dann sind Sie es zwar los, aber nun müssen Sie es bei Ihrem Mann oder Ihrer Frau bekämpfen. Und so können wir doch noch einmal Ihre vielen Auseinandersetzungen besser verstehen. Wenn Sie, Frau H, gern gekuschelt hätten, statt die Versorgung zu planen, hat Sie, Herr H, das stets verärgert. Wenn Sie, Herr H, auf eine Entscheidung für wichtige Dinge gedrängt haben, haben Sie, Frau H, sich verplant und reglementiert gefühlt. In beiden Fällen haben Sie im anderen das abgelehnt und attackiert, was auch in Ihnen keinen Raum hat. Und von daher ist die Situation heute so bedeutsam, da jeder von Ihnen Kontakt hat mit einer Seite, die sonst der andere lebt.

Wenn das für Sie Sinn macht, könnten wir uns damit beschäftigen, ob und wie es möglich ist, ein bisschen was von dieser Aufteilung zurückzunehmen und damit wieder etwas in Ihnen zum Klingen zu bringen, was Sie lange Zeit vermieden haben.

Herr H: Ich habe keine Idee, wie das gehen sollte.

B./T.: Na, wir könnten uns zum Beispiel damit beschäftigen, ob Sie mal das eine oder andere Planen und Handeln reduzieren und mal schauen, was passiert, wenn Sie mal hier und da Dinge ein bisschen laufen lassen. Das würde Ihren passiven Bedürfnissen ein bisschen mehr Raum geben. Und es würde sicher Ihrer Frau gefallen, die ja oft schon den Wunsch nach einem unverplanten Wochenende angesprochen hat. Umgekehrt könnten wir uns damit beschäftigen, was mit Ihnen passiert, wenn Sie, Frau H, an verschiedenen Stellen mehr Initiative und Aktivität entwickeln könnten, was sicher Ihrem Mann gut gefallen würde, der sich schon öfter über Ihre Passivität beklagt hat.

Das würde für Sie beide etwas in Bewegung bringen und die etwas erstarrten Positionen auflockern. Aber sicher wird das nicht ganz einfach sein, denn es gibt ja auch innerlich viele Gründe für jeden von Ihnen für Ihre jeweilige Position. Es ist nicht nur schwer, alte »Gewohnheiten« aufzugeben, sondern macht ja auch Angst, weil man in Kontakt mit inneren Themen kommt, die man aus nachvollziehbaren Gründen lieber meidet.

Interventionen zur Ambivalenzspaltung können erfolgreich platziert werden, wenn sie an eine in der Beratungssituation wahrnehmbare Auflockerung der

Polarisierung anknüpfen. Diese kann dazu genutzt werden, die Dynamik von interpersoneller Spaltung von innerpsychisch zusammengehörigen Erlebensweisen zu veranschaulichen. Dies bedeutet, dass die Therapeutin derartigen Veränderungen besondere Aufmerksamkeit schenken sollte. Aber auch alle entsprechenden Veränderungen der Ambivalenzspaltung, von denen das Paar berichtet, eignen sich dazu, die Paardynamik zu veranschaulichen und das Paar darüber zu gewinnen, die Unproduktivität dieses interpersonellen Abwehrmanövers zu erkennen. Da es sich allerdings um ein ubiquitäres Verhalten handelt, hat das Erkennen und Verstehen nicht zugleich eine Veränderung zu Folge. Diese muss oft mühsam und kleinschrittig erarbeitet werden.

4.4.7 Initiierung von Veränderungen

Dieser Aspekt der Paartherapie ist an unterschiedlichen Stelle des Prozesses indiziert, schließt aber oft an die Thematisierung und Bearbeitung des gemeinsamen Widerstands an. Das Bild des Begegnungsraums eignet sich dabei als Metapher für eine zu erarbeitende und zu gestaltende neue Beziehungserfahrung. Es kann die Macht des Narrativs relativieren, mit unüberbrückbaren Unterschieden konfrontiert zu sein. Dazu können folgende Fragestellungen thematisiert werden:

Mentalisieren des Partners:

- Wie präzise wird die Haltung des Partners wahrgenommen, gibt es die Möglichkeit, diese Position nachzuvollziehen?
- Unter welchen Bedingungen ist die Position des Partners auch für die eigene Person denkbar und akzeptabel?

Reflexion möglicher Reinszenierungen:

- Durch welches Verhalten des Partners werden eigene innere Themen angetriggert?
- Wie könnte die Position des Partners ohne diesen reinszenatorischen Aspekt verstanden und nachvollzogen werden?
- Durch welches eigene Verhalten werden innere Themen des Partners angetriggert?

Veränderungsbereitschaft:

- Welcher innere Spielraum steht jeder Partnerin zur Verfügung, konfliktstimulierende Auslöser für die jeweils andere zu minimieren?
- Welche Möglichkeiten der kommunikativen Reflexion gibt es, um die jeweilig konflikthaften Situationen zu bearbeiten?

- Welche Bereiche, Haltungen, Verhaltensweisen können verändert werden?
- Was würde das für die Beziehung bedeuten, was für die Betreffenden?
- Was wäre der Gewinn für die Einzelne, worauf müsste verzichtet werden?

Vor dem Hintergrund dieser Fragestellungen wird mit dem Paar reflektiert, ob und welche dieser Aspekte verändert werden können. Hier können Anregungen erarbeitet werden für:

- eine bessere Empathie für die Partnerin,
- eine bewusstere Kommunikation,
- einen veränderten Umgang mit Reinszenierungen,
- eine bessere Selbstwahrnehmung,
- einen bewussteren Umgang mit beziehungs(zer)störenden Interaktionen,
- eine leichtere Versöhnungsbereitschaft

B./T.: Sie sehen viel Verantwortung für die letzte Auseinandersetzung bei Ihrem Mann und beschreiben sein abweisendes Verhalten. Was glauben Sie denn, was Sie zu dem Streit beigetragen haben?
Frau H: Ich wüsste nicht, was. Ich kam ja erst von der Arbeit, und da war mein Mann schon schlechter Laune.
B./T.: Wissen Sie denn, was Ihrem Mann guttut, wenn er schlechte Laune hat?
Frau H: Na, schon, ich müsste ihn fragen, was los ist, und gucken, was ich ihm abnehmen kann. Dazu hatte ich aber keine Lust, ich war genervt von seiner schlechten Laune, ich hatte den Eindruck, dass er mir schon wieder zu verstehen gegeben hat, dass er sich über mich ärgert.
B./T.: Darüber haben wir ja schon öfter gesprochen, dass Sie ganz schnell in so eine Art Verweigerung geraten, wenn Sie glauben, dass Sie unter Druck gesetzt werden. Das kennen wir aus Ihrer Beziehung zu Ihrer Mutter; wenn Sie in diese Haltung geraten, rastet das ein, was Sie früher geschützt hat. Und dies hat dann offenbar dazu geführt, dass Sie Ihrem Mann nicht das anbieten konnten, von dem Sie wussten, dass es ihn hätte aus seiner schlechten Laune herausholen können.
Frau H: Das kann schon sein, aber wenn ich so einen Vorwurf merke, dann legt sich bei mir ein Schalter um.
B./T.: Das ist verständlich, wenn Sie diesen Prozess einfach so ablaufen lassen. Da Sie aber nun wissen, dass die Beziehung zu Ihrem Mann nicht identisch ist mit der zu Ihrer Mutter, könnte das eventuell helfen, noch mal kurz innezuhalten, um zu schauen, wo Sie sich innerlich eigentlich befinden. Dann könnten Sie Ihren Mann zum Beispiel fragen, ob er Ihnen tatsächlich einen Vorwurf macht oder ob Sie das so empfinden.
Frau H: Und wenn er mir einen Vorwurf macht?

B./T.: Dann ist er noch immer nicht Ihre Mutter. Dann könnten Sie sich vielleicht mit seinem Vorwurf beschäftigen und überprüfen, was daran vielleicht zutreffend ist und was nicht.
B./T.: Und Sie, Herr H, was könnten Sie zur Entschärfung dieser Situation beitragen?
Herr H: Na ja, ich hatte mich ja wirklich über sie geärgert, weil sie schon wieder unsere Absprache vergessen hatte.
B./T.: Darüber haben wir ja auch schon gelegentlich gesprochen, dass Sie sehr ärgerlich werden können, wenn Absprachen nicht eingehalten werden. Und wir hatten ja damals festgestellt, dass Sie dann so streng werden wie Ihre Mutter, wenn Sie etwas falsch gemacht hatten. Könnten Sie sich denn vorstellen, sich in einer solchen Situation auch einmal zu fragen, wo Sie sich innerlich befinden, wenn da so viel Wut auftaucht?
Herr H: Das ist ganz schön schwer, denn die Wut ist sofort da.
B./T.: Das stimmt, das ist schwer, weil der Ärger schneller ist als das Denken. Aber gerade weil Sie das wissen, haben Sie eine Chance, kurz innezuhalten und sich zu fragen, ob Sie Ihre Frau so behandeln müssen, wie Sie früher behandelt wurden.

4.4.8 Essentials der Mittelphase

Die Mittelphase dient der Bearbeitung der im Beratungskontrakt formulierten Ziele.Dies beinhaltet die Entwicklung einer paardynamischen Verstehensperspektive der Konflikte des Paares. Folgende Prozesse werden bearbeitet:

- Beschreibung der Paardynamik,
- Identifikation von Reinszenierungen,
- Formulierung des gemeinsamen unbewussten Themas,
- Bearbeitung von Widerständen,
- Auflockerung der Ambivalenzspaltung,
- Initiierung von Veränderungen,
- Initiierung von Haltungsänderungen.

4.5 Die Schlussphase

4.5.1 Beendigung der Paartherapie und -beratung

Die Schlussphase umfasst ein bis drei Stunden und dient verschiedenen Prozessen.

Setting mit begrenztem Stundenumfang: Die Beendigung der Paarberatung wird von der Beraterin thematisiert, sobald das verabredete Stundenkontingent sich seinem Ende nähert. Die Beraterin erörtert angesichts der Zeitbegrenzung gemeinsam mit dem Paar die erreichte Entwicklung und reflektiert, inwieweit eine Verlängerung notwendig und indiziert ist. Ist dies der Fall, sollte eine Erneuerung des Beratungskontrakts erfolgen, indem die mit dem neuen Stundenkontingent zu bearbeitenden Themen beschrieben werden.

Setting mit offenem Stundenumfang: Handelt es sich um eine nicht limitierte Paarberatung, so kann sowohl die Beraterin als auch das Paar angesichts von positiven Entwicklungen die Beendigung der Beratung ins Gespräch bringen. Dabei kann die Einschätzung und Beurteilung von Veränderungen zwischen Paar und Beraterin stark differieren. Hier steht immer die Wahrnehmung des Paares im Vordergrund. So kann der Wunsch nach Beendigung vom Paar formuliert werden, während die Beraterin noch keine ausreichenden Fortschritte erkennt. Die hier zu vermutende Abwehr etwa von tiefer gehenden Beunruhigungen wird nicht explizit thematisiert, sondern eher der progressive Aspekt der Entscheidung betont. Umgekehrt kann die Beraterin eine ausreichende Entwicklung wahrnehmen, während das Paar immer neue Themen anspricht. Die jeweils zu vermutende Abwehr von Trennungs- und Autonomieangst sollte thematisiert werden und zugleich das berechtigte Anliegen des Paares nach einer vertieften Weiterarbeit aufgegriffen werden. Hier könnten dann neue Themen oder die intensivere Bearbeitung bereits bekannter Themen verabredet werden.

4.5.2 Bilanzierung des Therapie- und Beratungsprozesses

Was verändert werden konnte

Besteht eine Übereinstimmung zwischen Paar und Beraterin über die Beendigung, regt die Beraterin eine gemeinsame Reflexion über die in der Beratung erarbeiteten Entwicklungen an. Der besondere Schwerpunkt der Bilanzierung liegt dabei nicht allein auf der Anerkennung der äußeren Veränderungen, sondern der Beschreibung der paardynamischen und innerpsychischen, die als Voraussetzung und Hintergrund für alle Verhaltensänderungen zu betrachten sind. Auch sollte die Bilanzierung, wenn möglich, an bereits erfolgte und von der Beraterin beschriebene Veränderungen anknüpfen. Hier sind insbesondere weniger augenfällige, meist innere Veränderungen zu markieren, die leicht mit Blick auf eine unrealistisch hohe Veränderungserwartung des Paares übersehen werden können.

Fall Herr und Frau H

Herr und Frau H konnten in ihrer Beziehung eine wesentlich verbesserte Kommunikationsfähigkeit entwickeln, die es ihnen erlaubte, konflikthafte Situationen schneller zu regulieren. Hier beschrieben sie, dass sie inzwischen in der Lage seien, einander zuzuhören, ohne die Position des anderen unmittelbar als Ablehnung oder Angriff zu erleben. Insbesondere die kontaktblockierenden Abwehrmaßnahmen des Paares, sein Beharren und ihre Verweigerung, konnten immer wieder durch einen sprachlichen Austausch aufgelockert werden. Dies führte zu einer deutlichen Abnahme der Streitsituationen und einer höheren gegenseitigen Akzeptanz.

> B./T.: Wenn Sie nun miteinander sprechen können, ohne sich so leicht angegriffen zu fühlen, wie das am Anfang der Beratung der Fall war, dann scheint sich in Ihnen eine persönliche Stärke entwickelt zu haben, die auch einen kritischen Blick auf Sie aushält.
> B./T.: Wir haben ja darüber nachgedacht, welche »Stichworte« jeweils die alten Themen und Verstrickungen bei Ihnen in Gang setzen. Wenn Sie das sofort wahrnehmen können, haben Sie ja eine ganz wesentliche neue Fähigkeit erlangt, denn dazu müssen Sie ja in der Lage sein, sich selbst beim Tun zuzuschauen.

Die Bilanzierung des Beratungsprozesses bezieht sich nicht nur auf den Entwicklungsprozess des Paares, sondern ebenso auf die Einschätzung der Beratungsbeziehung. Hier ist besonders auf Übertragungseffekte zu achten, da angesichts einer bevorstehenden Trennung mögliche Unzufriedenheiten oder Konflikte mit der Beraterin leicht verleugnet werden können. Gelangt die Beraterin zu dem Eindruck, dass ein kritischer Blick auf die Beratungsbeziehung aus Gründen von Trennungsangst vermieden wird, sollte dies thematisiert werden.

> B./T.: Ich freue mich, dass Sie unsere Arbeit als so produktiv und angenehm beschreiben, zugleich bin ich etwas verwundert, dass Sie Unstimmigkeiten zwischen uns gar nicht erwähnen.
> *Das Paar überlegt, beiden Partnern fällt dazu nichts ein.*

B./T.: Ich erinnere mich, dass es gelegentlich für Sie beide Situationen gab, in denen Sie sich von mir nicht richtig verstanden gefühlt haben. Könnte es sein, dass Sie das nicht erinnern, weil Sie ein Bild von mir festhalten möchten, das ungetrübt und nur positiv ist?
Das Paar relativiert die Unstimmigkeiten, die die Beraterin anspricht.
Herr H: Das war ja nur mal am Anfang und hatte dann keine weitere Bedeutung.
B./T.: Das ist richtig, wir konnten das gut miteinander klären, trotzdem gab es eben hier gelegentlich Differenzen. Vielleicht müssen Sie das Bild von mir ja nicht unbedingt glätten, sondern können auch einen kritischen Blick auf mich aushalten.

Je nach Beziehung und Situation könnte die Beraterin hier mit Humor die Parallele zur Ambivalenztoleranz in der Paarbeziehung ansprechen.

Was verstanden werden konnte

Die Thematisierung dessen, was von dem Paar über die Beziehungsdynamik verstanden wurde, kann nicht erfragt werden, sondern wird von der Beraterin kommentierend entwickelt. So beschreibt das Paar, dass es nicht damit gerechnet hätte, dass so viel von ihrer Vergangenheit in ihrer Beziehung enthalten sei und wie minimal die Auslöser seien, die einen Konflikt anstoßen können. Auch sind beide bereit, die persönlichen Hintergründe für ihre Unterschiedlichkeit in vielen Lebensbereichen anzuerkennen.

B./T.: Das kann ernüchternd sein, wenn man die Vorstellung hat, mit einer Beziehung fängt alles neu an und das Belastende ist man los. Wenn Sie akzeptieren, dass Sie beide einen Rucksack aus der Vergangenheit mit sich tragen, könnte das doch auch dazu führen, dass Sie miteinander nachsichtiger sein können, wenn der mal wieder im Vordergrund steht.

So geht es bei dieser Fragestellung darum, die neue Perspektive auf das Beziehungsgeschehen des Paares zu erfassen und den Kontrast zur alten zu markieren. Diese Interventionen unterstützen das Paar darin, ihr Verstehen nicht nur wahrzunehmen, sondern auch konzeptuell erfassen zu können.

Was angenommen werden kann

Hier geht es explizit um die Auseinandersetzung mit der Andersartigkeit des Partners und um die Frage, wie viel Fremdheit das Paar zu ertragen bereit und in der Lage ist. Die Ambivalenztoleranz ist in der Beziehung von Herrn und Frau H sehr fragil, beiden Partnern gelingt es noch nicht ausreichend gut, in der Fremdheit des anderen die abgewehrte Seite von eigenem Erleben wahrzunehmen. So können beide das große Bedürfnis nach Struktur und Distanz von Herrn H und die große Emotionalität und Körperlichkeit von Frau H bisher nur »theoretisch« als zwei Seiten einer Medaille wahrnehmen. Entsprechend leicht können sich hier erneut Konfliktsituationen entzünden.

Was betrauert werden muss

Konfliktbereiche, die weiterhin bestehen und durch die Beratung keinerlei Auflockerung erfahren, stehen oft mit persönlichen Begrenzungen oder denen des Partners in Verbindung und beinhalten nicht selten unumkehrbare Entwicklungseinschränkungen, die mit Abschied und Trauer konfrontieren. In diesem Zusammenhang steht auch der Abschied von Beziehungsvorstellungen, die nicht die Realität abbilden und zu betrauern sind. Dieses Thema war besonders für Frau H bedeutsam, da sie sich sehnlichst eine größere Nähe und Bezogenheit von ihrem Mann wünschte und die Vorstellung kaum ertragen konnte, dies mit ihm nicht realisieren zu können. Zwar half bei diesem Abschiedsprozess die Vergegenwärtigung, dass ihr tiefes Einsamkeitsgefühl nicht durch Näheerfahrungen zu stillen ist, die sie mit ihrem Mann ja erlebt hatte, es blieb jedoch latent eine Verweigerung, dies tatsächlich zu akzeptieren. Herrn H hingegen war es aufgrund seiner Persönlichkeitsstruktur leichter gelungen, sich mit den »unangenehmen« Seiten seiner Frau zu »arrangieren«, einen Trauerprozess verspürte er nicht.

Was verziehen werden muss

Das Verzeihen thematisiert die Frage von Schuld und Verantwortung, wenn zugefügtes Leid als schuldhaft gedeutet wird. Ist der Partner durch die Übernahme der Perspektive des anderen in der Lage, sich mit der Frage der Berechtigung der Anklage zu beschäftigen, kann Verzeihen nicht nur als Erwartung an den verletzten Partner verstanden werden, sondern als Bitte dessen, dem zu verzeihen ist. In der Beratung von Herrn und Frau H spielte die Schuldfrage zwar eine große Rolle, hier ging es aber um die Delegation von Verantwortung als Abwehr von Schuldgefühlen. Die hier thematisierte Schuld wurde von Herrn und Frau H nicht erlebt.

4.5.3 Die Prophylaxe

Ein weiterer Aspekt der Schlussphase thematisiert die Frage der Prophylaxe angesichts zukünftig zu erwartender Konflikte und Krisen. In diesem Zusammenhang werden noch einmal die im Beratungsprozess hilfreichen Verstehens- und Bewältigungsmöglichkeiten rekapituliert und im Sinne eines bewusst vorgenommenen Internalisierungsprozesses angeeignet. Dabei geht es insbesondere um die Frage, welche Haltungen und Perspektiven das Paar reaktivieren kann, um der Gefahr der Wiederholung alter Konfliktmuster zu begegnen.

Es wäre eine unrealistische Zielformulierung, derartige Entgleisungen ausschließen zu wollen. Vielmehr geht es darum, angesichts des Auftauchens alter Konfliktmuster die in der Beratung entwickelten Verstehensperspektiven zu mobilisieren und sie zur Entwicklung veränderter Bewältigungs- und Lösungsmöglichkeiten zu nutzen. Hier ist es besonders bedeutsam, bereits im Beratungsprozess Strategien zu erarbeiten, wie jede der Partnerinnen Möglichkeiten entwickeln kann, die andere bei der Auflösung der Verstrickung in alten Beziehungsmustern zu unterstützen. Dies ist in der Regel eine für beide Partnerinnen beglückende Beziehungserfahrung und schafft Raum für »neue« Begegnungen, da die in die Partnerin gesetzte Hoffnung sich realisiert, mit ihrer Hilfe »alte« Konflikte zu lösen.

Die weiterhin bestehenden Problemlagen werden als potenziell gefährdende Einflussfaktoren für die Beziehung benannt und anerkannt. Zugleich verweist die Beraterin auf die im Beratungsprozess erarbeiteten Perspektiven, die das Paar in seiner Einschätzung unterstützen können, in welcher Weise es mit den chronischen Konfliktbereichen in der Paarbeziehung leben kann bzw. sich vor deren schädigenden Auswirkungen besser zu schützen vermag.

Vor allem aber ist dem Paar immer wieder zu verdeutlichen, dass das gemeinsame Nachdenken über die innere und äußere Verfassung der Beziehung eine zentrale Ressource jeder Partnerschaft ist. Das Vertrauen in die protektive Kraft von Mentalisierungsprozessen bildet die Grundlage für eine aufeinander bezogene und zugleich abgegrenzte Fähigkeit zur gemeinsamen Regulierung innerer und äußerer Spannungen.

4.5.4 Essentials der Schlussphase

Die Schlussphase dient der Reflexion des beraterisch-therapeutischen Prozesses,

- der Einordnung der Ergebnisse mit Blick auf erreichte Veränderungen,
- der Einschätzung der paardynamischen und innerpsychischen Entwicklung des Einzelnen,
- der Verständigung über Auslöser für potentielle Konfliktsituationen und deren Bewältigung.

► Folgende Fragen werden erörtert:
- Was konnte verstanden werden?
- Was konnte angenommen werden?
- Was musste/muss betrauert werden?
- Was muss/kann/kann nicht verziehen werden?

5 Abwehr und Widerstand in der Paartherapie und -beratung

Abwehr und Widerstand tauchen in jeder Paartherapie auf und stehen im Zentrum der therapeutischen Arbeit. Beide Phänomene sind eng aufeinander bezogen, da sie beide der Sicherung der persönlichen Integrität dienen. Beide haben die Funktion, Unerträgliches im Unbewussten zu halten und damit eine ausgewogene innerpsychische Situation herzustellen. Da im Rahmen eines beraterisch-therapeutischen Prozesses Entwicklungen angestoßen werden, die die bisherige Abwehr infrage stellen und Angst mobilisieren, kommt es immer zugleich auch zu einem Widerstand gegenüber ebendiesen Veränderungen. Widerstand umfasst dabei alle Handlungen von Klienten, die den beraterisch-therapeutischen Prozess behindern. Der Widerstand ist demnach das Ergebnis von Abwehrmanövern, deren Wirkweise darauf abzielt, unangenehme Affekte in der Beratung durch eine Vermeidung ihrer Bewusstmachung auszuschalten. Insofern ist jeder Therapieprozess mit der Aufgabe konfrontiert, wie die den Widerstand motivierende Abwehr des Paares so aufgelockert werden kann, dass in der Folge Widerstand in geringerem Umfang notwendig ist. Unter diesen Bedingungen kann sich Veränderung einstellen und eine neue Beziehungsdynamik zwischen den Partnern entwickeln.

5.1 Abwehr

5.1.1 Innerpsychische Abwehr und ihre interpersonellen Folgen

Bei Abwehr handelt es sich um unbewusste Prozesse, die sich dem unmittelbaren Diskurs entziehen und dem Schutz des Menschen dienen. Da die Integrität des Menschen unentwegt von inneren und äußeren Situationen bedroht werden kann, wäre er diesen ohne Schutzmechanismen ohnmächtig ausgeliefert. Angst taucht nicht nur im beraterisch-therapeutischen Kontext auf, sondern muss auch im Alltagsleben ständig reguliert werden. Dazu verfügt der Mensch über Abwehrmechanismen, mit deren Hilfe er sich eine Entlastung von innerseelischen Konflikten verschafft. Auch die Entwicklung einer spezifischen Persönlichkeitsstruktur hat dieses Ziel, und selbst das Auftauchen von Symptomatik stellt in gewissem Sinn eine innere Stabilität her. In besonderer Weise kann auch das Aufsuchen oder Herstellen einer kompatiblen äußeren Situation dazu dienen, dass die innerseelische Verfassung einer Person gefestigt und bestätigt wird. Dazu gehört ebenfalls die Spezifik der Partnerwahl, die immer auch unter dem Aspekt der Regulation persönlicher Themen zu betrachten ist. Diese innere und äußere Korrespondenz gibt Sicherheit und soll nicht ge- bzw. zerstört werden. Auch wenn oft ein großer Preis dafür bezahlt werden muss, besteht eine hohe Bereitschaft, an dieser Sicherheit festzuhalten (siehe Kapitel 1.6).

Abwehrvorgänge dienen demnach dazu, unangenehme Affekte nicht spüren zu müssen. Dabei geht es nicht nur um schwer erträgliche Gefühle wie Angst, Kränkungen oder Scham, eher ist zu vermuten, dass es keinen unlustvollen Gefühlszustand gibt, der nicht in der Lage wäre, Abwehr zu mobilisieren. Umgekehrt gibt es kein Verhalten, Denken, Fühlen oder Fantasieren, das nicht zu Abwehrzwecken benutzt werden könnte. So kann ein besonders aufmerksamer und liebevoller Umgang eines Paares dessen Verbundenheit demonstrieren und zugleich der Abwehr von aggressiven und feindseligen Impulsen der Partner dienen. Dem beobachtbaren Phänomen ist demnach nicht seine unbewusste Intention anzumerken. Bei all diesen Maßnahmen geht es um eine innerpsychische Regulation mit dem Ziel, das innerpsychische Gleichgewicht aufrechtzuerhalten.

Neben ihrer individuell ichstabilisierenden Funktion gewinnen Abwehrmechanismen im Rahmen von Paarbeziehungen immer auch eine interindividuelle, das gesamte Paarsystem beeinflussende Bedeutung. Indem die intrapsychischen Abwehrprozesse über vielfältige unbewusste Verhaltensweisen in der Beziehung zum Partner kommuniziert werden, beeinflussen sie das gesamte Paarsystem. Sie bilden wesentliche Gestaltungselemente der Beziehung und prägen ganz entscheidend die Dynamik der Partnerschaft. Unter diesem Aspekt verändert die Spezifik der angewandten Abwehrmechanismen in ihrer Auswirkung immer auch wechselseitig die davon betroffenen Partner und damit die gemeinsame soziale Realität. Im Folgenden werden einige Abwehrmechanismen beschrieben, die häufig zur Anwendung kommen und daher eine besondere Bedeutung für die Paardynamik haben (vgl. König, 1996).

Projektion: Hier handelt es sich um einen zentralen Abwehrmechanismus in Paarbeziehungen, bei dem unbewusst Affekte und Impulse auf den Partner übertragen werden. So kann es geschehen, dass ein Partner, der sich nicht als aggressiv erleben möchte, seine aggressive Gestimmtheit auf seine Partnerin projiziert, indem er zum Beispiel ihren ernsten Gesichtsausdruck als einen feindselig getönten deutet und sich in der Folge abweisend oder distanziert verhält. Mit dieser aus seiner Perspektive folgerichtigen Antwort auf das von ihm fehlgedeutete Verhalten seiner Frau wird er entsprechende Reaktionen in seinem Gegenüber mobilisieren: Seine Frau wird sich irritiert und falsch verstanden fühlen und wird, sofern das Paar eine entsprechende Gesprächskultur entwickelt hat, ihren Mann auf seine Fehlinterpretation aufmerksam machen und so zu einer Auflockerung der Projektion beitragen. Bei weniger kommunikationsgewöhnten Paaren wird die Frau sich möglicherweise als Reaktion auf ihre Irritation zurückziehen oder auch gereizt reagieren, was in der Folge entsprechende Reaktionen aufseiten des Mannes mobilisieren wird.

Rationalisierung: Neigt ein Partner zu Rationalisierungen, so ist er bemüht, sein Erleben und Handeln durch logisch stimmige, zuweilen auch moralisch anerkannte Begründungen zu legitimieren. Sofern Gefühle und innere Prozesse überhaupt anerkannt werden, benötigen sie zugleich eine rationale Rechtfertigung. In der Kommunikation mit dem Partner erzeugt dieser Abwehrmechanismus eine Beziehungssituation, in der gefühlshafte Handlungsmotive nur unter der Voraussetzung ihrer logischen Begründbarkeit Anerkennung finden. Das Rationalisieren, das der Selbstrechtfertigung dient, erzeugt im Partner demnach immer den Impuls, für sein Handeln ebenfalls vernünftige Begründungen zu finden oder aber im Zuge einer Gegenbesetzung besonders gefühlsbetont und irrational zu sein und entsprechende rationale Erklärungen bewusst zu verweigern. Immer jedoch entsteht zwischen den Partnern eine Atmosphäre, in der es um den gegenseitigen Zwang zur Legitimation der eigenen Wünsche, Befürchtungen und Impulse geht, um die Notwendigkeit also, das eigene Wesen immer wieder durch logische Argumente in seiner Berechtigung verteidigen zu müssen.

Affektualisierung: Bei diesem Abwehrmechanismus werden Ereignisse mit besonderer Intensität erlebt und zum Ausdruck gebracht. Da mit dieser Dramatisierung von anderen Gefühlszuständen abgelenkt werden soll, haftet dem jeweiligen Verhalten eine gewisse Künstlichkeit an und löst im Gegenüber oft Ablehnung oder Gereiztheit aus. In der Paarbeziehung führt dieser Abwehrmechanismus dann zu einem verstärkten Bemühen des Gegenübers, die affektive Intensität durch eine besondere Nüchternheit und Rationalität einzudämmen. So kommt es schließlich zu einer Polarisierung, in der ein Partner die logische und der andere die gefühlsbetonte Position besetzt. Dass beide Positionen der Abwehr von inneren Prozessen dienen, muss dann nicht mehr erlebt werden.

Reaktionsbildung: Bei der Reaktionsbildung wird ein angstauslösender Impuls in sein Gegenteil verwandelt, sodass es zu einer sogenannten Gegenbesetzung kommt. So wird aus einem ärgerlichen Gefühl Freundlichkeit und Hilfsbereitschaft, der bedrohliche aggressive Affekt wird nicht gespürt. Dieser Mechanismus führt dann dazu, dass aggressive Impulse dem Partner gegenüber durch besondere Zuwendung und Verwöhnung abgewehrt werden. Da das Ziel dieses Abwehrmechanismus darin besteht, den angsterzeugenden Impuls durch entgegengesetzte Handlungen zu vermeiden, gerät auch das Gegenüber in eine Dynamik, in der es sich ebenfalls zu einem »falschen« Verhalten genötigt sieht und zugleich mit einem chronischen Gefühl von Unstimmigkeit konfrontiert ist.

Affektverschiebung: Bei diesem Abwehrmechanismus wird die Verbindung zwischen einem Affekt und der ihn betreffenden Person gelöst und mit einer anderen Objektbeziehung verbunden. So kann ein Partner einen Konflikt in seiner Paarbeziehung inszenieren, den er in seinem beruflichen Umfeld nicht lösen kann. Dies führt dazu, dass das Gegenüber mit Reaktionen konfrontiert wird, die aus der aktuellen Beziehungssituation nicht erklärlich sind. Verfügt das Paar dann nicht über die Fähigkeit der kommunikativen Bearbeitung dieser Verschiebung, kann es in der Folge zu schweren Konflikten kommen.

Projektive Identifikation: Bei diesem Abwehrmechanismus werden gefährliche innere Zustände dem Partner zugeschrieben und dort bekämpft. Durch den Mechanismus der projektiven Identifikation wird der andere durch subtile Beeinflussung dazu gebracht, sich ähnlich wie der projizierte Inhalt zu fühlen und/oder zu verhalten. Hier handelt es sich in zweifacher Weise um einen sehr fragilen Abwehrprozess: Zum einen ist das Bedrohliche nicht wie bei anderen Abwehrmechanismen verschwunden, sondern geht nun von äußeren Objekten aus. Zum anderen wird das Bedrohliche durch Manipulation direkt provoziert und hergestellt. Damit ist der intendierte Schutzcharakter der Abwehr konterkariert, sie führt im Gegenteil zur chronischen Wiederholung des Bedrohlichen. Dieser Prozess hat in Paarbeziehungen verheerende Auswirkungen, da beide Partner im anderen eine Bestätigung für ihr Fühlen und Handeln erhalten und sich schlussendlich in einer chronischen Aggressivität befinden.

5.1.2 Komplementäre interpersonelle Abwehrformen

Abwehr erzeugt beim Partner in der Regel Abwehr. Da mit jeder Abwehr eine neue Verletzung gesetzt wird, wird auch im Gegenüber Abwehr mobilisiert. Mit jedem Verhalten, das seelischen Schmerz, Scham, Ohnmacht oder Angst provoziert, Affekte, die für gewöhnlich auf biografisch »bekannte« Gefühle stoßen, wird der Partner zu einem »Feind«, vor dem es sich zu schützen gilt. Beiden Partnern gelingt damit zwar ein Unbewusstmachen schmerzhafter Affekte, für die Paarbeziehung hat die chronische Verwendung von Abwehr allerdings eine systemverändernde Konsequenz: Die Interaktion dient dann nicht mehr dem Austausch von Mitteilungen, Emotionen und der Beziehungsgestaltung, sondern hat in erster Linie eine Schutzfunktion dem Partner gegenüber. Sie wird dysfunktional und zu einer schweren Belastung für die Beziehung.

In Paarbeziehungen finden sich immer wieder spezifische interpersonelle Abwehrmanöver, die bestimmten Mustern folgen. Diese sind so beschaffen, dass sie eine dauehafte Beeinflussung der Beziehung garantieren und so eine verhaltensmäßige Validierung der in der Partnerwahl vorgenommenen psychosozialen Abwehr bewirken. Es handelt sich demnach um eine doppelt wirksame Strategie: Um sich innerer Spannungen zu entledigen, wird eine konfliktentlastende Paarkonstellation hergestellt. Die dennoch in der Partnerschaft ausgelösten innerpsychischen Konflikte werden mithilfe spezifischer Abwehrmanöver wechselseitig so reguliert, dass sie schließlich den Charakter der Paarbeziehung dominieren. Die Polarisierung der Abwehrprozesse führt in der Folge zur Verfestigung der Ambivalenzspaltung. Häufige interpersonelle Abwehrmanöver sind (Volger, 2002):

Wendung vom Passiven ins Aktive – vom Aktiven ins Passive: Bei diesem Abwehrmechanismus geht es darum, dass bedrohliche Gefühle durch eine Verkehrung ins Gegenteil bearbeitet werden. Bei der Wendung vom Passiven ins Aktive können Gefühle wie Scham oder Unsicherheit nicht zugelassen werden, bei der Wendung vom Aktiven ins Passive handelt es sich eher um zornige, wütende bis zerstörerische Impulse und Gefühle. Dabei dient die Passivität der Schuldentlastung und stellt zugleich eine fortwährende Vorbeugungsmaßnahme gegen autonome und damit auch aggressive Wünsche dar. Beiden Partnern gemeinsam ist die Verarbeitung bedrohlicher Gefühle durch deren Verkehrung ins Gegenteil. In der Partnerschaft äußert sich diese Abwehr durch: Partner A ist aktiv gestaltend – Partner B ist passiv, reaktiv.

Identifikation mit – Widerstand gegen normative Forderungen: Bei dieser Abwehr werden von den Partnern zwei grundsätzlich unterschiedliche Formen der Auseinandersetzung mit Autoritäten besetzt. In der Position der Identifikation ist der Betreffende mit den Forderungen der Autorität identifiziert und wird nun selbst zum Ankläger, der seinem Partner Schuld- oder Schamgefühle zufügt. In der Position des Widerstands wird eine direkte Auseinandersetzung mit (inneren und äußeren) Autoritäten ebenfalls vermieden und durch passiven Widerstand und Trotz beantwortet. In beiden Partnern bleibt dabei die Abhängigkeit von der normativen Instanz bestehen, die lediglich entgegengesetzt beantwortet wird. In beiden Fällen dient es der Abwehr von Schuld und Verantwortungsübernahme im Umgang mit inneren und äußeren Forderungen und damit dem Schutz der Integrität beider Partner. In der Partnerschaft äußert sich diese Abwehr durch: Partner A ist fordernd und strafend – Partner B verweigert sich.

Rationale versus emotionale Logik: Bei dieser interpersonellen Abwehr ist ein Partner bemüht, Gefühlsregungen durch rationale Argumente und Rechtfertigungen auf Distanz zu halten, während der andere Partner ausschließlich einer emotionalen Logik verhaftet ist und sich damit gegen jede Realitätsprüfung immunisiert. In der Beziehungsgestaltung realisiert sich dieser Abwehrmechanismus oft in unfruchtbaren, nicht aufzulösenden Streitsituationen, die dadurch intensiviert werden, dass die Haltung des einen Partners jeweils Abwehrbemühungen des anderen auslöst: Partner A argumentiert rational – Partner B argumentiert emotional.

Emotionale Emigration versus emotionale Grenzüberschreitung: Bei diesem Abwehrmechanismus geht es darum, die Angst vor Grenzüberschreitungen und das damit einhergehende Gefühl des Ich-Verlustes zu verhindern, wobei ein Partner sich vor Übergriffen durch einen inneren und äußeren Kontaktabbruch verschließt, während der andere Partner seine Angst vor Verlust dadurch abwehrt, dass er grenzüberschreitend den Kontakt zum anderen erzwingt: Partner A entzieht sich dem Kontakt – Partner B intensiviert den Kontakt.

5.1.3 Bearbeitung von Abwehr

Die folgende Fallskizze veranschaulicht die Dynamik dieses Abwehrmechanismus und zeigt erste Schritte der Bearbeitung.

Fall Herr J und Herr K: Das Paar ist Ende dreißig, Herr J wendet sich an die Beratungsstelle, weil es immer wieder zu massiven, sehr heftig ausgetragenen Auseinandersetzungen zwischen ihnen komme. Herr J, ein in seinem Beruf erfolgreicher Mann in leitender Position, ist allerdings aufgrund der beruflichen Anforderungen sehr belastet und auch oft in seiner Freizeit mit beruflichen Themen beschäftigt, sodass für die Partnerschaft nur wenig Zeit bleibt. Herr K ist ebenfalls engagiert in seinem Beruf, hat aber weniger Karriereabsichten und hätte daher weitaus mehr Zeit für Gemeinsamkeiten, die oft an der Überlastung von Herrn J. scheitern. Die Streitsituationen eskalieren, wenn Herr J seinem Mann mit eindringlichem Ton vorwirft, er entziehe sich ihm, sei oft geistig abwesend und biete ihm zu wenig Entlastung an, während Herr K eher abweisend und defensiv reagiert und seinem Mann Vorwürfe über sein fehlendes Interesse in ihrer Beziehung macht.

In der vierten Stunde ergreift Herr J nach der Eröffnung des Beraters das Wort:

> Herr J: Ich möchte hier noch einmal über unser Gespräch von letzter Woche sprechen.
> Herr K: Welches Gespräch?
> Herr J: Na, das Gespräch, das wir im Garten geführt haben.
> Herr K: Tut mir leid, aber mir fällt im Moment dazu nichts ein.
> *Während Herr K recht freundlich reagiert, ist Herr J zunehmend verärgert und äußert heftig:*
> Herr J: Das kann doch wohl nicht dein Ernst sein, dass du dieses Gespräch vergessen hast.
> *Herr K denkt angestrengt nach, reagiert jedoch nicht verbal.*
> Herr J: Das ist ja wieder mal typisch für dich, wir führen ein Gespräch, in dem wir beide unsere Zweifel hatten, ob es überhaupt noch Sinn hat mit uns beiden, und du vergisst dieses Gespräch und sagst, wir haben schon viele Gespräche im Garten geführt. Du kannst dir gar nicht vorstellen, wie rasend du mich damit machst.«

In dieser kurzen Interaktionssequenz inszeniert das Paar eindrücklich den Abwehrmechanismus der emotionalen Emigration versus Grenzüberschreitung: Während Herr J mit großer emotionaler Beteiligung zunehmend heftig reagiert, wird Herr K, der zunächst interessiert schien, immer ausweichender und schweigsamer und wirkt schwer zugänglich. Auch thematisch wird der gemeinsame Konflikt in Szene gesetzt, indem Herr K sich an ein offenbar bedeutsames Gespräch nicht erinnern kann, während Herr J zielstrebig das Thema anspricht, von dem er glaubt, dass es Herrn K ebenfalls beschäftigen müsse. Mit zunehmender Heftigkeit von Herrn J greift Herr K verstärkt zu defensiven Strategien.

> B./T.: Wir haben jetzt ganz unmittelbar eine Konfliktsituation zwischen Ihnen auch hier und haben gerade gesehen, wie schnell sich das zwischen Ihnen hochschaukelt. Sie, Herr K, haben sich ja noch gar nicht den Raum genommen, um zu sagen, worüber Sie heute sprechen möchten.
> Herr K: Ich habe kein Thema mitgebracht, aber ich kann mich gut auf das Thema meines Mannes einlassen.
> Herr J: Na, dann werde ich dir mal auf die Sprünge helfen. Es ging darum, dass ich dir einen Tee gekocht hatte und dich gefragt hatte, ob du Zucker haben möchtest. Und wieder ist das passiert, was ich über all die Jahre kenne und inzwischen so satt habe: Ich frage dich und bekomme keine Antwort von dir, du hörst einfach nicht, ich bin einfach nicht da für dich.

> Herr K: Genau das ist es, was ich Tag für Tag von dir höre und was mich inzwischen nur noch ankotzt: Immer muss ich für dich da sein und auf dich reagieren. Und wehe, du bekommst nicht sofort eine Antwort, dann rastest du aus.

Indem Herr K den Angriff seines Mannes mit einem Gegenangriff beantwortet, macht er deutlich, wie überlastet er sich von den Erwartungen seines Mannes nach psychischer und physischer Versorgung fühlt. An diesem Punkt verlässt er den defensiven Rückzug und reagiert in symmetrischer Weise ebenfalls aggressiv. Zu vermuten ist, dass die großen narzisstischen Wünsche seines Partners nicht nur eine Belastung darstellen, sondern ihn auch ängstigen. Herr J wiederum vermittelt in seiner wiederholten Betonung seiner narzisstischen Wünsche eine große Bedürftigkeit und Abhängigkeit von Herrn K's Aufmerksamkeit, die er in seinem selbstbewussten Auftreten nicht zur Geltung bringt. Herr J zeigt sich als der Sichere, der Herrn K in die Enge treibt. Während Herr K offenbar seine Angst angesichts von Grenzüberschreitung durch emotionale Emigration abwehren muss, scheinen bei Herrn J Kränkungsgefühle eine progressive Abwehr zu bedingen.

> Herr J: Du weißt genau, worum es geht. Ich möchte Kontakt zu dir, ich möchte mich mit dir auseinandersetzen, ich möchte deine Meinung hören, und du tauchst einfach ab, bist einfach nicht mehr da. Wie war das denn neulich? Ich kam völlig aufgelöst aus der Agentur, hatte einen schrecklichen Tag hinter mir, war wieder voller Zweifel, ob ich meine Arbeit schaffe, und was machst du? Du legst dich hin und schläfst ein! Das muss man sich einfach mal vorstellen! Du schläfst einfach ein. Kannst du dir vorstellen, wie ich mich da fühle? Wie ein Nichts!
> Herr K: Ja, das stimmt, ich bin eingeschlafen, aber kannst du dir vielleicht vorstellen, wie ich mich fühle, wenn du nach Hause kommst und sich Tag für Tag dasselbe Drama abspielt: Du bist erschöpft, du jammerst, du klagst, ich soll dir zuhören, ich soll dich aufrichten, ich sehe, wie du leidest, und ich muss mit ansehen, wie du dich für diese Firma kaputtmachst. Wie lange habe ich mich um dich bemüht, habe versucht, mich auf dich einzustellen, bin auf dich zugegangen, habe mit dir überlegt, was du ändern könntest. Hat alles zu nichts geführt. Du hast recht, ich habe zugemacht; wenn ich auf alles reagieren würde, was du von mir erwartest, dann könnte ich mich völlig aufgeben.
> Herr J: Genau, so geht es mir auch, und genau das war der Punkt in unserem Gespräch im Garten, wo wir beide überlegten, ob es überhaupt noch Sinn hat, zusammenzubleiben.

In dieser Therapiesequenz beschreibt das Paar sehr eindrücklich den Konflikt, in dem es sich befindet: Herrn J's grenzüberschreitende Forderungen nach narzisstischer Zufuhr provozieren bei Herrn K seine innere Emigration, die ihn Gespräche vergessen und belastende Affekte nicht spüren lässt. Umgekehrt erlebt Herr J angesichts seiner Not seine Erwartungen an seinen Mann als angemessen und dessen Kontaktabbrüche als tiefe narzisstische Kränkung. Sein intrusives Verhalten empfindet er als legitimen Ausdruck seiner Enttäuschung; Herr K erlebt seine Rückzüge und Fehlleistungen als legitimen Ausdruck seines Schutzbedürfnisses. Diese abwehrbedingte Interaktion hat sich schließlich chronifiziert: Herr J ist grenzüberschreitend, Herr K schottet sich ab. Beide Partner werden in ihrem Bedürfnis, wahrgenommen zu werden, chronisch enttäuscht, da ihnen für die Artikulation ihrer Bedürfnisse nur abwehrbedingte Verhaltensweisen zur Verfügung stehen.

Im Folgenden soll nun beschrieben werden, wie in der Paartherapie die Abwehr thematisiert werden kann.

Thematisierung von Rückzug als Abwehr

Nachdem Herr K gesagt hat, dass er kein Thema mitgebracht hat:

> B./T.: Das ist ja interessant, dass Sie hier gar kein Thema mitbringen, nachdem wir in der letzten Stunde ja doch einen Eindruck davon bekommen haben, wie konfliktbeladen Ihre Beziehung ist. Wie erklären Sie sich das denn?
> Herr K: Ach, es ist ja meistens so, dass mein Mann viele Themen hat, die sind ja auch wichtig und das bringt uns ja auch oft weiter.
> B./T.: Da sind Sie also ganz an Ihrem Mann orientiert und geben es auf, eigene Bedürfnisse und Wünsche zu formulieren?
> Herr K: Das bringt ja auch nicht so viel, weil mein Mann meist durchsetzungsstärker ist.
> B./T.: Das hört sich sehr resigniert an. Ihre fehlende Initiative hier hat demnach etwas damit zu tun, dass Sie befürchten, einen Konflikt mit Ihrem Mann nicht bestehen zu können. Offenbar ist es für Sie leichter, sich zurückzuziehen und sich damit vor unangenehmen Gefühlen zu schützen.
> Herr K: Ja, das ist leichter.
> B./T.: Ja, das wird uns ja hier sehr deutlich. Irgendwie scheinen Sie Angst zu haben, Ihrem Mann entgegenzutreten.
> Herr K: Ich weiß ja, dass das nichts bringt.
> B./T.: Sie schauen jetzt wieder auf Ihren Mann, könnte es denn noch andere Gründe geben, die eher etwas mit Ihnen zu tun haben?
> Herr K: Ich habe einfach nicht die Kraft und das Stehvermögen, so zu kämpfen.

Der Therapeut thematisiert hier die innere Emigration von Herrn K als eine Abwehr seiner Angst vor dem Erleben seiner Schwäche seinem Partner gegenüber. Zugleich birgt sein Vergessen einen deutlichen Protest gegenüber den erlebten Beziehungserwartungen. Seine emotionale Emigration stellt demnach eine Abwehr seiner Angst bereit, in einer Konfrontation mit seinem Mann zu unterliegen, und birgt zugleich die Möglichkeit, seine Aggressionen ihm gegenüber relativ schuldgefühlsfrei zum Ausdruck zu bringen.

Thematisierung von Grenzüberschreitung als Abwehr

> B./T.: Sie sind gerade sehr erregt und sehr verärgert, dass Ihr Mann sich an das Gespräch, das Ihnen so wichtig war, nicht erinnert. Was löst das denn in Ihnen aus?
> Herr J: Eine rasende Wut. Sie glauben ja nicht, wie oft sich so was bei uns abspielt, das geht ja bis dahin, dass er einfach mitten im Gespräch einschläft!
> B./T.: Das stelle ich mir für Sie nicht einfach vor!
> Herr J: Das kann man wohl sagen, das erlebe ich nun schon seit sieben Jahren, und es wird immer schlimmer statt besser.
> B./T.: Sie sind auch jetzt ganz empört über das Verhalten Ihres Mannes, von diesem Ärger kommen Sie gar nicht los.
> Herr J: Nein, wenn ich daran denke, werde ich immer wütender.
> B./T.: Mhm, das ist Ihnen sehr wichtig, sich da mit voller Energie zur Wehr zu setzen. Dabei bekommen Sie gar keinen Kontakt zu anderen Gefühlen, die dabei auch auftauchen könnten.
> Herr J: Na ja, ich finde das Verhalten meines Mannes in solchen Situationen schon sehr verletzend.
> B./T.: Das ist verständlich, nur zeigen Sie nichts von Ihrer Verletzlichkeit.
> Herr J. schweigt.
> B./T.: Haben Sie eine Idee, warum es Ihnen so schwerfällt, Ihre Verletzung zu zeigen?
> Herr J: Ach, damit habe ich keine guten Erfahrungen gemacht, da wird man nicht mehr ernst genommen und als zu sensibel abgestempelt.
> B./T.: Das heißt, Sie brauchen Ihre Heftigkeit und Aggressivität, damit Sie nicht mit dieser weichen und verletzlichen Seite in Kontakt kommen.

Der Therapeut thematisiert hier die hohe Aggressivität von Herrn J als Abwehr seiner großen Bedürftigkeit und der Enttäuschungen angesichts der wiederholten Abweisungen durch seinen Mann. Indem er eine aktive und dominante Position einnimmt, kann er das Erleben von Schwäche und Ohnmacht vermeiden.

Thematisierung der interpersonellen Abwehr in einer zusammenfassenden Intervention

> B./T.: Wir haben gerade verstanden, dass Sie sich beide einander mit einer Seite zeigen, hinter der viel Angst steht: Sie, Herr K, haben Angst vor Ihren aktiven Wünschen und Ihren ärgerlichen Gefühlen und verstecken sie hinter Ihrer Passivität und Ihren Rückzügen. Sie, Herr J, haben Angst vor Ihrer Verletzlichkeit und Ihren Gefühlen von Schwäche und verstecken sie hinter Ihrer Aktivität und Aggressivität. Wenn wir das so verstehen, dann wird deutlich, dass Sie sich eigentlich immer hinter einem Schutzwall befinden und sich vermutlich nur selten mit den Gefühlen zeigen, vor denen Sie selbst so große Angst haben.

Vor dem Hintergrund des Zwiebelmodells (siehe Kapitel 3.7) wird in dieser Beratungssequenz, ausgehend von der interaktionellen Ebene, die emotionale Ebene thematisiert. Hier geht es zunächst um eine Bewusstmachung der interpersonellen Abwehr und das Bemühen, die abgewehrten Inhalte zu konkretisieren. Im weiteren Verlauf würde die beziehungsdynamische Ebene zur Sprache kommen, indem das Paar sensibilisiert wird für die Auslöser der interpersonellen Abwehr und den persönlichen Beitrag, den jeder für die Aufrechterhaltung der Abwehr leistet. Mit dieser Perspektive wird dem Paar verdeutlicht, dass abwehrbedingtes Verhalten nicht eine Zwangsläufigkeit ist, sondern in gewissem Umfang auch der Entscheidungsfreiheit des Einzelnen unterliegt. Diese wird begrenzt durch biografisch bedingte Verletzungen, die im Kontext der Paarbeziehung ausgelöst und wiederholt werden. Die Thematisierung der psychodynamischen Ebene stellt diese Kontinuität in den Mittelpunkt und würde mit dem Paar nicht nur ein Verstehen der Reinszenierungen entwickeln, sondern mit der veränderungsinduzierenden Perspektive konkrete Loslösungsschritte aus der Fixierung erarbeiten.

5.2 Widerstand

Ebenso wie Abwehr ist Widerstand kein zu vermeidendes Phänomen, sondern integraler Bestandteil jeder Paarberatung. Als Widerstand werden alle Handlungen von Klienten definiert, die ein Weiterkommen und eine Entwicklung in einem beraterisch-therapeutischen Prozess verhindern. Der Hintergrund für Widerstand ist in der Angst begründet, die auftauchen würde, sobald im Beratungsprozess unangenehme Themen und Affekte gespürt werden könnten.

Paare, die in Beratung kommen, leiden unter einer Beziehungskonstellation, die ihnen einstmals Schutz und Sicherheit gewährt oder zumindest versprochen hat, nun aber zur Belastung, oft auch unerträglich geworden ist. Die Unzufriedenheit mit einem unbefriedigenden Zustand impliziert aber noch lange kein Veränderungsbedürfnis mit Blick auf die eigene Person. Zwar wird in der Regel von Paaren durchaus Veränderung gewünscht, nicht aber zwangsläufig die der eigenen Person. Diese Ambivalenz ist weder verwunderlich noch ist sie dem Einzelnen vorzuwerfen, da die gefundene Stabilität die bisher bestmögliche war und ihre Dysfunktion zunächst im Außen verortet wird. Darüber hinaus ist sich das Paar der stabilitätsfördernden Aspekte auch der einschränkenden Seiten der Paarbeziehung meist nicht bewusst. Diese Ambivalenzspaltung ist daher immer ein Merkmal beziehungsgestörter Partnerschaften und deren Bearbeitung eine wesentliche Aufgabe der Beratung (siehe Kapitel 1.9). Insofern impliziert ein Veränderungswunsch zwar immer die Hoffnung, die Situation möge sich verändern, am besten allerdings durch eine Veränderung des Partners. Diese Perspektive auf die Paardynamik ist insofern bedeutsam, als es sich hier um einen ganz üblichen Externalisierungsprozess handelt, der als Widerstandsphänomen in jeder Paarberatung vorzufinden ist. Damit wird Widerstand nicht zu einer unerwünschten Blockade, sondern zu einem »normalen«, die gesamte Beratungsarbeit begleitenden Thema, das vom Berater in derselben Weise bearbeitet werden muss wie alle anderen Konflikte des Paares auch.

Doch nicht nur die innerhalb von Paarbeziehungen möglichen Externalisierungs- und Delegationsprozesse bedingen Widerstand in der Beratungsarbeit, darüber hinaus existiert in jedem Menschen die Tendenz, das einmal entwickelte seelische Gleichgewicht zu bewahren, auch dann, wenn es durch massive Störungen, Symptomatik und in deren Folge reale Beeinträchtigungen beschnitten wird. Da die innerseelische Balance immer das Ergebnis einer Bearbeitung und Kompromissbildung angesichts widerstreitender innerer Affekte und Impulse ist, strebt jeder Mensch bei vorhandenem Veränderungswunsch zugleich auch nach Vertrautem und Sicherheit Spendendem. Neue Erlebens- und Handlungsmöglichkeiten sind damit immer auch mit Angst assoziiert und werden unbewusst boykottiert und vermieden. Im Grunde befindet sich ein Mensch, der nach Hilfe sucht, in einem Dilemma: Er sucht ein Beratungsgespräch, weil er möchte, dass sich etwas ändert, und zugleich möchte er, dass sich nichts in seinem Inneren ändert. Einerseits hat er die Hoffnung, Änderung könnte sich günstig auswirken, und andererseits befürchtet er, Änderung könnte sich ungünstig auswirken. Sind die beiden Pole annähernd gleich stark ausgebildet, wird es trotz bestehender Belastungen und Einschränkungen nicht zum Aufsuchen einer Beratung kommen; überwiegt der Veränderungswunsch, kommt es zwar möglicherweise zur Kontaktaufnahme mit einem

Berater, die Angst vor der zugleich erhofften Veränderung ist damit jedoch nicht verschwunden, sondern wirkt im Hintergrund und äußert sich im Beratungsprozess als Widerstand.

Vor dem Hintergrund dieser Überlegungen wird deutlich, dass die Arbeit in der Paarberatung mit zwei verschiedenen Widerstandsphänomenen zu rechnen hat:

- Der paardynamische Widerstand manifestiert sich über die Partnerwahl und die interpersonellen Abwehrstrategien und trägt zu einer stabilen paardynamischen Konstellation bei (siehe Kapitel 1.6).
- Der individuelle Widerstand der beiden Partner verteidigt die innerpsychische Balance des Einzelnen mithilfe spezifischer Abwehrmechanismen (siehe Kapitel 5.1.1).

In beiden Fällen bildet Angst den entscheidenden dynamischen Hintergrund für das Auftauchen von Widerstand.

5.2.1 Dynamik von Widerstand

Diese in jedem Menschen vorhandene Ambivalenz Veränderungen gegenüber lässt sich in Paarbeziehungen gemäß dem Polaritätsprinzip leicht auf zwei Personen aufteilen. Dies führt dann dazu, dass ein Partner den Veränderungswunsch vertritt, während der andere den Beharrungswunsch repräsentiert. Beiden gemeinsam ist, dass im Hintergrund die jeweils andere Tendenz vorhanden ist und wenn nötig auch wirksam wird. Zu Beginn einer Beratung kann sich dies zum Beispiel so äußern, dass ein Partner hochmotiviert ist und vieles mithilfe von Beratung verändern möchte, während der andere Partner eher skeptisch und abwartend ist und deutlich seine Zweifel am Sinn einer Beratung formuliert. Dass die gegenteiligen Tendenzen in den Beteiligten dennoch wirksam sind und lediglich an den Partner delegiert wurden, zeigt sich oft dann, wenn der zunächst unmotiviert erscheinende Partner für die Mitarbeit in der Beratung gewonnen werden konnte. Plötzlich kommen dem motiviert erscheinenden Partner Bedenken und Einwände, er wirkt unzufrieden mit dem Beratungsprozess, gelegentlich scheint es, als müsse er jede Begegnung boykottieren. Einer derartigen Entwicklung des Beratungsprozesses begegnet der Berater nur dann mit Verärgerung, wenn er die Dynamik von Wunsch und Widerstand nicht reflektiert hat. Bedeutsam ist demnach nicht die Tatsache, dass es zu einer Widerstandsverschiebung zwischen den Partnern kommt, sondern wie die Ängste des Paares verstanden und produktiv bearbeitet werden können.

Bei all diesen polarisierten Widerstandsphänomenen handelt es sich um Paare, die zum Erleben von Ambivalenzen nicht ausreichend in der Lage sind, weil sie möglicherweise die damit einhergehende innerpsychische Spannung nicht ertragen können. Eine Voraussetzung, Widerstände überwinden zu können, ist nach den bisherigen Überlegungen demnach die Überwindung der Ambivalenzspaltung und die Ermöglichung von Ambivalenzerleben in den Partnern. Konkret bedeutet dies, mit jedem der Partner zu erarbeiten, welche Ressourcen jedem zur Verfügung stehen, um sich seelisch stark genug zu fühlen, dass Themen wie Schuld, Scham oder Versagen innerpsychisch ausgehalten werden können und nicht in der Beziehung agiert und an den Partner delegiert werden müssen.

5.2.2 Äußerung von Widerständen: Formale Aspekte

Widerstände können alle Verhaltensweisen beinhalten, die sich gegen das Erreichen der angestrebten Veränderungen und das Fortschreiten des Beratungsprozesses richten. Häufig werden Widerstände an rein äußeren Merkmalen wie der Gestaltung des Settings sichtbar.

Anmeldemodus: Die Art und Weise der Anmeldung birgt vielfältige Möglichkeiten der Widerstandsmanifestation. So kann es etwa sein, dass sich ein Paar mit einem drängenden Beratungswunsch anmeldet, es dann jedoch nicht gelingt, zu einer gemeinsamen Terminabsprache zu gelangen. Hier sollte nicht nur an überfüllte Terminkalender des Paares gedacht, sondern auch die Möglichkeit in Betracht gezogen werden, dass nach dem mutigen Entschluss die Angst vor möglichen Veränderungen die Oberhand gewonnen hat. Auch Hinweise auf die in der Paardynamik realisierten Widerstandsphänomene werden oft bereits bei der Anmeldung kommuniziert. So ergeben sich Konstellationen, in denen ein Partner zur Beratung »mitkommt« oder »noch überredet werden muss« oder aber keine Zeit für einen Rückruf zur Bestätigung eines Termins findet. All dies sind Widerstandsmanifestationen des Paares, wobei sich bereits in der Anmeldung deren Polarisierung in Szene setzt.

Stundenfrequenz: Die Vereinbarung der Stundenfrequenz signalisiert, welche Vorstellungen das Paar von der Intensität der Arbeit in der Beratung hat. Ängste konkretisieren sich dabei häufig in dem Wunsch nach einer möglichst geringen Stundenfrequenz, da diese vor einer allzu intensiven Konfrontation mit konfliktbelasteten Themen und daraus möglicherweise entstehenden

Ansprüchen des Partners schützt. In anderen Fällen kann es geschehen, dass nach einem anfänglich produktiven Prozess das Paar eine Veränderung der Stundenfrequenz wünscht, die den Berater zweifeln lässt, ob eine Arbeit in den gewünschten zeitlichen Abständen zu den angestrebten Ergebnissen führen kann. Auch hier könnten Widerstände wirksam sein, die oft allerdings überdeckt werden durch »Erfolgsmeldungen«, die der Berater auch mit Blick auf deren Widerstandspotenzial überdenken sollte.

Settinggestaltung: Dass es sich bei versäumten Stunden oder Verspätungen trotz Erklärungen und Rationalisierungen um Widerstandsphänomene handelt, ist in den meisten Fällen anzunehmen. Aber auch Veränderungen des Settings müssen als Widerstandsmanifestationen verstanden werden. So kann der Wunsch, das triadische Setting gelegentlich in ein dyadisches aufzulösen, durchaus nachvollziehbar sein und paardynamisch einleuchtende Gründe haben. Gleichwohl muss unter einer paardynamischen Perspektive der Frage nachgegangen werden, welche Befürchtungen im Zusammenhang mit den jeweiligen Themen nur unter der Bedingung der Abwesenheit des Partners reguliert werden können. Kommt es zu spontanen Settingveränderungen, die durch das Erscheinen eines Partners allein inszeniert werden, kann diese gemeinsame Reflexion nicht erfolgen. Derartige Inszenierungen sollten daher zunächst konsequent abgelehnt werden. Die folgende Stunde dient dann dazu, gemeinsam ein paardynamisches Verständnis für ein derartiges Agieren des Paares zu entwickeln.

5.2.3 Äußerung von Widerständen: Beziehungsdynamische Aspekte

Kein gemeinsames Thema: Auch das Formulieren des Beratungsfokus eignet sich zur Inszenierung von Widerstand. So kann es geschehen, dass das Paar sich nicht auf ein gemeinsames Thema einigen kann, an dem gearbeitet werden soll: Während er besprechen möchte, sich zu trennen, möchte sie darüber sprechen, die Beziehung aufrechtzuerhalten. In einem solchen Fall sind Trennungs- und Beziehungswunsch so aufgeteilt, dass nicht beide Partner ihre Ambivalenz mit Blick auf den Zustand ihrer Beziehung erleben, sondern jeweils nur einen Pol besetzen, den sie dann ambivalenzfrei vertreten können.

Schuldzuweisungen: Eine andere Widerstandskonstellation finden wir vor, wenn ein Partner meint, der andere trage die Schuld an den Paarkonflikten, und nun eine Änderung vom Partner erwartet. Hier wird der Partner benutzt, um sich von eigenem Schulderleben zu befreien, indem es im anderen deponiert wird. Selbst in Beziehungskonstellationen, in denen es einen Partner gibt, der sich schuldig gemacht hat, indem er etwa gewalttätig geworden ist, wäre es ein grober therapeutischer Fehler, die Dynamik einer derartigen Beziehung zugunsten von oberflächlicher Schuldzuweisung zu vernachlässigen. Auch hier stoßen wir auf das Motiv, von eigener »Schuld« bzw. Verantwortung abzulenken und damit die persönliche Integrität zu wahren.

Änderungserwartung an den Partner: Dieser mit der Zuweisung von Schuld in enger Beziehung stehende Aspekt verweist auf die Intensität der Externalisierungsneigung des Paares. Dass zu Beginn einer Paarberatung beide Partner zunächst, zumindest implizit, der Überzeugung sind, dass die Paarkonflikte durch die Veränderung des Partners gelöst werden können, ist üblich und aus einer phänomenologischen Perspektive nachvollziehbar. Bleibt diese Überzeugung auch nach dem Erarbeiten wesentlicher Facetten der Beziehungsdynamik bestehen, so realisiert sich hier ein oft schwer zu überwindender Paarwiderstand, da die Partner häufig in der Tat erhebliche beziehungsbeeinträchtigende Verhaltensweisen und Haltungen aufweisen.

Heilserwartungen: Nicht nur eindeutige Schuldzuweisungen, sondern auch übertriebene Heilserwartungen haben Widerstandscharakter. Sie lenken davon ab, sich mit dem persönlichen Beitrag zu beschäftigen, den der Einzelne für das Zustandekommen der Paarkonflikte hat, und dienen in erster Linie dem Wunsch, sich nicht mit dem mühsamen Veränderungsprozess konfrontieren zu müssen.

5.2.4 Widerstand und Angst

Wenn hinter Widerständen mannigfache Ängste verborgen sind, so müssen diese zunächst erforscht und verstanden werden, ehe eine Auflösung des Widerstands zu erwarten ist. Solange die Motive des Widerstands fortbestehen, werden keine Ermahnungen, Argumente oder gar Vorwürfe vonseiten des Beraters zu einer wirklichen Veränderung führen. Für die Paarberatung mit ihrem polarisierten Widerstand müssen die Ängste des nicht motivierten Partners von denen unterschieden werden, die den motivierten dazu bewegen, dem Partner die Rolle des Beratungsunwilligen zuzuweisen (Willi, 1978/2008, S. 88 ff.).

Der unmotiviert erscheinende Partner könnte zum Beispiel Angst vor den Manipulationsversuchen seines Partners haben. Unter dem Anschein von Offenheit und Verständnis könnten in einer Paarberatung Erwartungen und Verpflichtungen für den Betreffenden formuliert werden, gegen die er sich möglicherweise nicht zur Wehr setzen kann. Er könnte möglicherweise darauf verpflichtet werden, sich noch mehr um den anderen zu kümmern, während er selbst den Eindruck hat, bereits genug in die Beziehung einzubringen. Der unmotiviert erscheinende Partner könnte sich aber auch vor den Schuldvorwürfen seines Partners schützen, indem er sich der Mitarbeit in der Beratung verschließt. In einer solchen Konstellation würde ein Partner die Beratung möglicherweise als Forum für Anklagen gegen den anderen benutzen, zumindest aber wäre eine entsprechende Fantasie virulent.

Auch eine Beschämungsangst kann der Hintergrund für Widerstände sein, indem befürchtet wird, dass in der Beratung durch den Partner Themen zur Sprache gebracht werden, die mit Schamgefühlen verbunden sind und sonst verleugnet werden. Dies ist häufig der Fall bei sexuellen Einschränkungen oder einer Suchtthematik, die im betreffenden Partner mit einer hohen Beschämung verbunden sind.

Häufig aber ist es auch die Angst vor dem Verlust von Privilegien und Bequemlichkeiten, die Widerstandsphänomene motivieren. So hat ein Partner, der von einer traditionellen Rollenaufteilung profitiert, wenig Interesse daran, sich damit zu beschäftigen, wie er Verantwortung bei der Bewältigung von Alltagsanforderungen oder der materiellen Lebenssicherung übernehmen könnte.

Nicht nur der unmotiviert, auch der motiviert erscheinende Partner hat Angst. Er könnte Angst haben, die Position des Anklägers verlassen zu müssen, sofern der bislang nicht beratungswillige Partner seinen Forderungen entgegenkommt. Obwohl als Wunsch formuliert und sicher auch so gefühlt, kann eine derartige Veränderung Angst machen, sofern das Gefühl auftritt, dem Partner nichts Eigenes entgegensetzen zu können, oder aber man vor der Aufgabe steht, sich mit den eigenen Anteilen der Beziehungsstörung beschäftigen zu müssen. Die Angst, eine moralisch überlegene Position in der Partnerschaft zu verlieren, kann bei dem motivierten Partner dazu führen, dass er nicht möchte, dass sich in der Beziehung etwas verändert. Auch könnte ein Widerstand dagegen bestehen, einen sekundären Krankheitsgewinn aufzugeben, weil er Vorteile verschafft und möglicherweise als Grundlage für das Weiterbestehen der Beziehung wahrgenommen wird.

5.2.5 Widerstände des Paartherapeuten und -beraters

Nicht alle Widerstände gehen vom Paar aus, auch der Berater bringt ein Widerstandspotenzial mit in die Beratung. So ist die Haltung des empathischen Verstehens für die Paarberatung eine ganz besondere Herausforderung, da es kaum gelingen dürfte, zwei unterschiedlichen Menschen die gleiche Empathie gegenüber zu realisieren (siehe Kapitel 3.3). In Abhängigkeit vom Geschlecht und den Besonderheiten der Biografie des Beraters ist Einfühlung in die jeweiligen Partner oft nicht in gleicher Weise möglich, sodass Empathieunterschiede die Quelle von Widerständen im Paar sein können (siehe Kapitel 6.2). Ebenso ist daran zu denken, dass auch der Berater Übertragungen vornimmt, sodass er in Gefahr stehen könnte, in der Paarberatung eine Elternübertragung zu konstellieren, die dazu führt, dass er die Frau beantwortet wie die eigene Mutter oder den Mann wie den eigenen Vater (siehe Kapitel 6.6). Dass ein Paar, das eine derartigen Übertragungsbeziehung vonseiten des Beraters erlebt, sich nicht im empathischen Sinne verstanden fühlt und entsprechende Widerstände mobilisiert, ist nachvollziehbar.

Nicht nur von der Person des Beraters, auch von seiner Technik können Widerstände provoziert werden. So sollte beispielsweise ein nicht ausgeführter Auftrag nicht ohne Weiteres als Widerstandsphänomen gedeutet werden, da er möglicherweise vom Berater zwar als hilfreiches beraterisches Mittel angesehen, von dem Paar aber als unpassend erlebt wurde (siehe Kapitel 6.2.9). Ebenso kann ein Beharren auf der Bearbeitung eines Themas Widerstände provozieren, auch wenn die jeweilige Thematik als unabdingbar für das Fortschreiten des therapeutischen Prozesses erachtet wird.

Vor dem Hintergrund dieser Überlegungen wird deutlich, dass hinter jeder Widerstandsäußerung verständliche Gründe stehen, die wahrgenommen werden und als nachvollziehbare Antworten auf ängstigende innere und äußere Situationen erkannt werden müssen. Erst wenn dem Paar erlebbar geworden ist, dass Widerstand als sinnvolle Schutzmaßnahme der Betreffenden gewürdigt wird, kann Widerstand aufgegeben werden. Insofern kann niemals von einer dauerhaften Überwindung von Widerständen beider Partner in der Beratung ausgegangen werden, vielmehr muss diese immer wieder erarbeitet werden und bleibt damit als Aufgabe über den gesamten Beratungsprozess hinweg erhalten.

5.2.6 Arbeit am Widerstand: Grundlegende Fragestellungen

Wenn Widerstand ein sinnvolles, dem Schutz des Paares und des Einzelnen dienendes Manöver ist, muss er ernst genommen und verstanden werden. Widerstand zeigt an, dass der erwünschte Beratungsfortschritt mit Positionen des Paares und des Einzelnen kollidiert, deren Aufgabe oder Relativierung bedrohliche Gefühle auslösen würde. Um eine gute Balance zwischen der auftauchenden Angst und dem Veränderungswunsch zu ermöglichen, muss der Beratungsprozess ein »optimales Widerstandsniveau« (König, 1995) herstellen, indem der Wunsch des Paares nach Veränderung immer wieder geschützt wird gegen die Dominanz der Angst vor Veränderung.

Das Verstehen der Funktion von Widerstand thematisiert folgende Aspekte:

- Widerstand wahrnehmen: Handelt es sich bei dem jeweiligen Phänomen um einen Widerstand?
- Widerstand beschreiben: Wie manifestiert sich der Widerstand?
- Widerstand verstehen: Was soll mithilfe des Widerstands vermieden werden?
- Widerstand erforschen: Welche Ängsten und Befürchtungen motivieren den Widerstand? (Greenson, 1981, S. 89).

Die Bearbeitung von Widerstand thematisiert folgende Aspekte:

- Haben die Befürchtungen der Partner eine realistische Grundlage?
- Ist dies der Fall, so ist zunächst die Berechtigung des Widerstands anzuerkennen und zugleich dessen Inszenierung durch beide Partner zu erarbeiten.
- Die Anerkennung des Widerstands beinhaltet zugleich eine Anerkennung der den Widerstand motivierenden Befürchtungen.
- Die weitere Bearbeitung überprüft, ob und in welchem Umfang die infrage stehenden Befürchtungen durch ihre Thematisierung eine Veränderung erfahren.
- Ist dies nicht der Fall, müssen weitere Möglichkeiten entwickelt werden, die das Paar in eine ausreichend stabile Position versetzen, sodass die Befürchtungen relativiert werden können.

Das methodische Vorgehen des Beraters hängt dabei zentral von der jeweiligen Beratungsphase, der Art und der Fixierung des Widerstands, der Mentalisierungsfähigkeit des Paares und der psychischen Stabilität der Partner ab. So geht es immer auch darum, abzuwägen, ob und in welcher Weise ein Widerstand überhaupt thematisiert wird. Oft müssen zunächst beraterische Umwege gesucht werden, um eine ausreichende Stabilität zu erarbeiten, auf deren Grundlage dann Widerstandsphänomene betrachtet werden können. Insofern ist es stets der beraterischen Kunst geschuldet, vor dem Hintergrund eines guten diagnostischen Verständnisses des Paares eine Methodik anzubieten, die nicht erneuten Widerstand provoziert. In den folgenden Abschnitten werden am Beispiel von Fallvignetten Möglichkeiten des beraterischen Umgangs mit Widerstandsphänomenen veranschaulicht.

5.2.7 Widerstand in der Anfangsphase

In der Anfangsphase der Paarberatung geht es darum, die Widerstände des Paares zu erkennen und ein paardynamisches Verständnis für deren Persistenz zu entwickeln. Dies beinhaltet zugleich aber auch eine Überprüfung der Indikationsfrage, inwieweit es dem Paar möglich ist, sowohl ein gemeinsames Beratungsziel als auch Vorstellungen zu entwickeln, welchen Beitrag jeder der Partner dazu beisteuern kann. Dies kann einen längeren Prozess umfassen und ist bei zähen Widerständen gelegentlich der zentrale Fokus der Beratung. Widerstände, die unrealistischen Erwartungen der Partner geschuldet sind, müssen daher zunächst exploriert und auf ihre Veränderbarkeit hin überprüft werden. So kann es im Verlauf dieser Arbeit zu der Erkenntnis kommen, dass der Partner schon immer in gewisser Weise einer Fehlwahrnehmung unterlag, indem von ihm Haltungen und Bedürfnisse erwartet wurden, die er in dieser Beziehungskonstellation nicht zu beantworten bereit oder in der Lage ist. Dass derartige Konstellationen trotz meist großer Enttäuschungen und Entbehrungen bei beiden Partnern über lange Zeit stabil sein können, hat mit der jeweils zur Anwendung kommenden Abwehr der Betreffenden zu tun. Eine sehr häufige Abwehr besteht darin, die wahrgenommene Realität des Partners durch unermüdliche Veränderungsversuche beeinflussen zu wollen, in der Hoffnung, dass sich das gewünschte Ergebnis einstellt.

Wird in diesem Prozess deutlich, dass keine Bewegung innerhalb der chronifizierten paardynamischen Abwehr- und Bewältigungsmuster möglich ist, stellt sich für das Paar die Frage nach deren Akzeptanz. Kann das Paar die Realität des Partners nicht akzeptieren, müsste über die Fortführung der Beziehung nachgedacht werden. Diese wird nicht selten trotz unüberbrückbarer Differenzen beibehalten, was unter einer paardynamischen Perspektive durchaus verständlich sein und befürwortet werden kann. Gleichwohl besteht dann keine Indikation mehr für eine Paarberatung, selbst dann nicht, wenn das Paar deutlich unter den meist aggressiv bzw. autoaggressiv getönten Fixierungen seiner Interaktion leidet.

Methodisch geht es daher zunächst darum, Art und Intensität des inszenierten Widerstands wahrzunehmen und erste Wege zu dessen Auflockerung anzubieten. Dies kann zum Beispiel eine Thematisierung und Anerkennung des Widerstands als verständliche Reaktion auf eine unbekannte und verunsichernde Situation sein, wie es die erste Stunde einer Paarberatung ist. Bei sehr fixierten Widerstandsphänomenen, wie sie im nächsten Fallbeispiel bei Herrn L und Frau M zu beobachten sind, kann es aber auch angezeigt sein, deren Schwere nicht durch eine forcierte Thematisierung zu vertiefen, sondern den Prozess auf weniger angstauslösende Themen zu zentrieren.

Fall Herr L und Frau M: Frau M (31 Jahre) hat sich mit ihrem Lebenspartner Herrn L (37 Jahre) angemeldet. Sie ist lebhaft und kommunikativ, er ist reserviert und höflich, Wärme geht nicht von ihm aus.

Unmittelbar nach der Eröffnung der ersten Stunde durch den Berater ergreift Frau M das Wort:

> Frau M: Ich bin jetzt an einem Punkt, wo ich nicht weiß, ob es überhaupt einen Sinn hat, zu kommen. Er will ja gar nicht und ich meine, wenn nicht beide wollen, hat das sowieso keinen Sinn.
> *Frau M nutzt ihre ersten Mitteilungen, um ihren Partner als den Schuldigen darzustellen.*
> B./T.: Sie beschreiben, was Sie bei Ihrem Partner vermuten; vielleicht könnten Sie erst einmal von sich sprechen?
> Frau M: Ich will natürlich kommen, aber er …
> *Auch nach der Aufforderung des Beraters bleibt Frau M bei ihrer Perspektive. Herr L unterbricht seine Partnerin, wendet sich an den Berater.*
> Herr L: Wie haben Sie sich das denn gedacht, was soll denn hier passieren? *Herr L wirkt verspannt und scheint kein Vertrauen in die Wirkung der Aufforderung des Beraters zu haben, Frau M möge den Blick auf sich und nicht auf den Partner lenken. Mithilfe seiner Skepsis lenkt Herr L die Aufmerksamkeit auf sich und unterbricht damit die Anklage seiner Partnerin.*
> B./T.: Wir habe heute in dieser Stunde die Möglichkeit, herauszufinden, was Ihre Themen sind und wie wir hier daran arbeiten können, wenn Sie das wollen.
> Herr L: Wie lange soll das denn dauern, ich habe da von einer Therapie von drei Jahren gehört. Wie lange geht das denn hier nach Ihrer Erfahrung?
> B./T.: Auch das werden wir gemeinsam entwickeln, wenn wir besser verstanden haben, worum es Ihnen geht. Vielleicht können Sie beide einmal beschreiben, was Ihr Anliegen ist.
> Frau M: Das ist ja genau das Problem. Noch heute Vormittag sagte mein Partner, ich solle hier allein hingehen, das ist ja der Grund, warum ich glaube, dass er das gar nicht will.
> Herr L: *(spürbar aufgebracht)* Wissen Sie, wie das war? Sie ruft mich im Betrieb an und erklärt mir, wenn ich heute nicht mitkomme, zieht sie heute Abend noch aus. Das ist eine komplette Drohung! Ich war hinterher nass geschwitzt und unfähig zu arbeiten. Ich habe eine Tätigkeit, die mich voll fordert, aber diesen Druck mache ich nicht mit, das geht so nicht weiter.
> B./T.: Heißt das denn, Sie hatten gar keine gemeinsame Vereinbarung darüber, ob Sie eine Beratung aufsuchen wollen?

Herr L: Sie hat halt immer diesen Druck gemacht, damit kann ich nicht umgehen.
B./T.: Druck scheint ja für Sie beide ein großes Thema in Ihrer Beziehung zu sein. Sie, Herr L, erleben den Druck Ihrer Partnerin, wenn sie Ihnen mit Auszug droht, und Sie, Frau M, erleben den Druck Ihres Partners, wenn er Ihnen droht, zu der verabredeten Beratungsstunde nicht mitzukommen.
Nach dieser Intervention entsteht ein Streit über die Frage, wer mit dem Druck aus welchem Grund begonnen hat.
B./T.: Sie geben sich gerade gegenseitig die Schuld für die schwierige Situation in Ihrer Beziehung und haben den Eindruck, Sie würden nur auf den anderen reagieren. Möglicherweise haben Sie beide damit aber schon ein wichtiges Problem Ihrer Beziehung beschrieben, dass es um Druck und Verweigerung geht und Sie beide in dieser Dynamik so gefangen sind, dass Sie auch hier erst einmal gar nicht da rauskommen.
Beide schweigen und wirken ein wenig ratlos, zugleich aber hoch angespannt und »kampfbereit«.

Dieses Paar ist in einem fixierten Interaktionszirkel gefangen, in dem jeder der beiden Partner den anderen ausschließlich aus einer reaktiven Perspektive erlebt und beantwortet.

B./T.: Wenn wir uns die heutige Situation etwas genauer betrachten, wird ja zugleich deutlich, dass Ihnen beiden etwas an Ihrer Beziehung liegt: Sie, Frau M, setzen Ihren Partner unter Druck, weil Sie sich von einer Beratung eine Veränderung versprechen, und Sie, Herr L, geben diesem Druck nach, weil Sie nicht möchten, dass Ihre Partnerin auszieht. Ein Problem aber scheint zu sein, dass Sie nur wenige, vielleicht gar keine anderen Mittel zur Verständigung als Druck und Verweigerung miteinander haben, kann das sein?

Die Fixierung der Interaktion stellt einen zunächst unüberwindlich erscheinenden Widerstand dar, in dem es dem Paar nicht gelingt, die verbindende Intervention des Beraters, der den gemeinsamen Wunsch nach Beibehaltung der Beziehung thematisiert, zu nutzen und für kurze Zeit die chronifizierte interaktionelle Abwehrdynamik zu verlassen.

Herr L: Meiner Freundin ist nichts recht und sie macht dauernd diesen Druck, das ganze Wochenende geht das so, das halte ich nicht mehr aus.

Mit dieser Antwort bestätigt Herr L die Hypothese des Beraters, indem er sein Leiden unter dem Druck verdeutlicht und zugleich signalisiert, dass ihm eine andere Bewältigungsform als Verweigerung nicht zur Verfügung steht.

> Frau M: Ja, weil die Wochenenden am schlimmsten sind, wir können nicht miteinander reden, er schläft, sieht fern und trinkt ein Bier nach dem anderen. Im Haushalt kann ich alles allein machen, das ist unter seiner Würde. Wenn ich alles gemacht habe, sitze ich rum, weil er schon wieder schläft. Und dann sagt er noch, was soll ich in der Beratung! Ich möchte ja, dass wir was zusammen machen, wann denn sonst, wenn nicht am Wochenende?

Beide Partner sind sich demnach gegenseitig ausgeliefert: Frau M der Passivität und dem geringen Interesse an ihrer Person durch Herrn L, der wiederum dem Druck und den Vorwürfen von Frau M lediglich durch Rückzug entkommen kann.

> B./T.: Ich verstehe, dass Sie beide in großer Bedrängnis sind und sich beide sehr unglücklich in Ihrer Beziehung fühlen. Da wir heute ja hier zusammen sind, damit ich Sie ein wenig kennenlernen kann, möchte ich Ihnen vorschlagen, dass jeder von Ihnen mal ein wenig von sich erzählt. Ich denke, dann können wir besser nachvollziehen, wie es zu dieser Verhärtung in Ihrer Beziehung gekommen ist und worum es hier möglicherweise gehen könnte.

Angesichts einer derart fixierten Paardynamik ist ein weiterer Klärungsversuch der Paardynamik prognostisch nicht sehr aussichtsreich, da es unklar ist, über welche Möglichkeiten der Mentalisierung und Binnenwahrnehmung innerer Prozesse das Paar verfügt. Um dieser Frage nachgehen zu können, ist es daher notwendig, diese Interaktionsdynamik zu unterbrechen und die Partner jeweils einzeln zu Wort kommen zu lassen. Diese Intervention des Beraters dient demnach einem diagnostischen Zweck mit Blick auf die strukturellen Gegebenheiten des Paares und nicht in erster Linie der Erhebung biografischer Informationen zur Paarbeziehung.

5.2.8 Widerstand in der Mittelphase

In der Mittelphase der Beratung zeigen sich Widerstände in der Regel am Ausbleiben einer beraterisch-therapeutischen Entwicklung, die in den gemeinsamen Beratungszielen formuliert worden waren. Ein chronisches Sistieren bedeutet immer auch, dass die bisher erarbeiteten Verstehens- und Veränderungsperspektiven trotz gemeinsamer Übereinkunft nicht erfolgreich angewendet werden können. Vor diesem Hintergrund ist es notwendig, zu überprüfen, inwieweit der Stillstand einem interaktionellen Widerstand geschuldet ist, der die bisher eingenommenen Positionen der beiden Partner vor deren Infragestellung schützt. Die Bearbeitung dieser Widerstände entwickelt sich entlang der innerpsychischen und paardynamischen Konfliktthemen. Ein häufiger Widerstand in der Mittelphase der Beratung zeigt sich, wenn das Paar immer wiederkehrende Themen anspricht, ohne dass eine innere oder äußere Bewegung der beiden Partner sichtbar wird. Hier geht es darum, sowohl die Abwehrstrategien zu benennen, die eine produktive Bearbeitung des Themas verhindern, als auch den Sinn dieses Widerstands zu eruieren. Häufig geraten damit Paarthemen in den Fokus, die zwar eine Belastung für die Beziehung darstellen, von dem Paar aber nicht infrage gestellt werden.

Fall Herr und Frau N: Das Paar ist Ende dreißig, seit 18 Jahren ein Paar, seit zehn Jahren verheiratet und hat zwei Kinder (sechs und acht Jahre). Herr N meldet sich in der Beratung wegen massiven Streits mit seiner Frau und auftauchenden Trennungsabsichten. Bereits im Erstgespräch thematisiert Frau N ihr Gefühl der Zurücksetzung durch seine Arbeit und äußert den Wunsch, er möge sich eine neue Arbeit suchen, um mehr und zuverlässig für sie und die Familie da sein zu können. Dies ist für Herrn N undenkbar, da er seine Arbeit liebt und damit einen großen Teil des Lebensunterhalts der Familie verdient. In diesem Kontext und mit Blick auf die Einbindung von Herrn N in seine Herkunftsfamilie entstehen immer wieder heftige Auseinandersetzungen, bei denen Herr N sich durch Rückzug schützt, während Frau N ihre geringe Affektsteuerung als unveränderbar beschreibt. Seit Jahren kommt es immer wieder zu schwerwiegenden Streitsituationen, in denen Frau N angesichts ihrer chronischen Frustration zu affektiven Durchbrüchen neigt und ihren Mann heftig attackiert. Herr N hingegen erlebt sich vor allem reaktiv und vertritt eine aus seiner Sicht realitätsorientierte Haltung, da er sich stets in Verpflichtungen und »Notwendigkeiten« gefangen sieht, denen nachzukommen nicht seiner freien Entscheidung unterliege. Mit seinem Verhalten und seiner rationalisierenden Argumentation provoziert er in der Folge immer wieder emotionale Entgleisungen seiner Frau, die wiederum seine rationale Argumentation verstärken. So ist das Paar über lange Zeit in eine sich immer weiter aggravierende aggressive Dynamik einer emotionalen versus rationalen Logik geraten, die zunehmend destruktive Züge angenommen hat.

Das Paar verharrt in einer zähen Widerstandsdynamik: Herr N fühlt sich durch die Erwartungen seiner Frau unfrei und fremdbestimmt, für sich selbst bleibt keine Zeit angesichts seiner Verpflichtungen ihr gegenüber. Frau N fühlt sich enttäuscht, zurückgestoßen und verlassen und macht ihn für ihre Instabilität verantwortlich.

> *Die Beraterin eröffnet die zehnte Stunde:*
> B./T.: Was wollen Sie heute besprechen?
> Frau N: Wieder das leidige Thema: Helfen bei seinen Eltern. Wie siehst du das?

Herr N: Meinst du die Auseinandersetzung am letzten Wochenende?
Frau N: Ja, das Wochenende war danach gelaufen, oder?
Beide blicken sich an, er stimmt zu.
Frau N: Mein Schwiegervater ist seit einiger Zeit krank, er darf keine Gartenarbeit mehr machen und seine Mutter schafft es nicht allein. Wir hatten kinderfrei, hätten endlich mal die Zeit wieder gut für uns nutzen können. Aber mein Mann wollte Bäume fällen mit seinem Bruder bei seinen Eltern, das fand ich nicht in Ordnung. Eine Woche später sollten bei deiner Mutter die Kartoffeln geerntet werden.
B./T.: Was hatten Sie denn geplant für das Wochenende?
Frau N: Ursprünglich war geplant, zu meinen Eltern zu fahren, weil meine Schwester mal kam. Die sehe ich ja sonst auch kaum.
Herr N: Das wusste ich auch nicht, kam auch kurzfristig.
B./T.: Sie haben die Vorhaben nicht miteinander abgesprochen, sondern jeder hatte seine Idee davon, die er dem anderen dann kurzfristig mitgeteilt hat?
Herr N: Nein, wir haben darüber nicht gesprochen, ich wusste es ja auch nicht vorher. Mein Bruder wohnt in D und hatte spontan gesagt, dass er kommt. Es ist schon längst höchste Zeit für die Bäume, die alle trocken sind. Und dann dachte ich, wir könnten das gut zu zweit schaffen.
B./T.: Bei dem, was Sie beschreiben, sind viele alte Themen wieder aufgetaucht, über die wir hier bereits öfter gesprochen haben. Immer wieder gibt es Anforderungen von außen, die Ihr Handeln bestimmen. Wie erklären Sie sich denn, dass Sie wieder in so eine verfahrene Situation geraten sind?
Frau N: Das hat mit dem Bruder zu tun, das hat das das Fass zum Überlaufen gebracht. Als ich hörte, dass der Bruder am nächsten Tag kommen wollte, hatte ich die Idee, dann kann er ja die Bäume rausmachen und du hast frei und dann können wir ja zu meinen Eltern fahren, wenn meine Schwester schon mal kommt.
Herr N: Was mein Bruder macht, ist uninteressant für mich. Es sind meine Eltern, da helfe ich eben. Mein Vater wäre der Letzte, der uns nicht helfen würde, er hat uns immer geholfen.
B./T.: Na, vielleicht hat es tatsächlich nichts mit dem Bruder zu tun, aber mit der Bedeutung, die Ihre Herkunftsfamilien für Sie beide und Ihr Familienleben spielen. Offenbar hat sich der Streit daran entzündet, wie viel Raum Ihre Familie, Herr N, in Ihrem gemeinsamen Leben einnehmen darf und muss.
Herr N: Ja, wir hatten ja hier über Absprachen gesprochen, aber die funktionieren nicht, wenn so unvorhergesehene Dinge passieren. Mein Vater ist krank, die Kartoffeln müssen jetzt raus, und wenn mein Bruder spontan mal sagt, dass er kommt, bin ich doch froh, dass ich Hilfe bei den Bäumen habe.
B./T.: Da haben Sie recht, dass Absprachen nicht unbedingt taugen für solche Situationen. Könnte das denn auch daran liegen, weil es um ein tiefer liegendes,

sehr emotionales Thema zwischen Ihnen geht, was man nicht so einfach durch Absprachen lösen kann?
Frau N: Ja, klar, es geht immer um die alte Frage, wie sehr mein Mann in P (Ort der Eltern) involviert ist. Seiner Mutter kann er nicht absagen, aber mir eine Absage zuzumuten fällt dir leicht, und ich soll dann zurückstecken.
Herr N: Ja, mich mit meiner Mutter auseinanderzusetzen ist nicht leicht für mich.
B./T.: Darüber haben wir ja schon öfter gesprochen, da geraten Sie immer wieder in einen richtigen Loyalitätskonflikt: Sie fühlen sich zwischen den Ansprüchen Ihrer Frau und denen Ihrer Mutter hin- und hergerissen, und es wirkt auch ein bisschen so, als würden Sie sich dabei selbst verlieren.
Herr N: Na ja, meine Frau ist ja auch knallhart. Wenn ich wegen der Arbeit anrufe, weil ich zu spät komme, sitze ich trotzdem wie auf heißen Kohlen, dass ich zusammengeschissen werde.

Herr N unterwirft sich den Erwartungen seiner Mutter, ohne einen inneren Konflikt mit Blick auf seine Entscheidung zu erleben. Vielmehr leidet er ausschließlich unter dem äußeren Konflikt, der durch die Vorwürfe seiner Frau entsteht.

B./T.: Da haben Sie regelrecht Angst vor Ihrer Frau und deren Heftigkeit, und ein bisschen wirkt es so, als würden Sie sich in solchen Situationen wie ein kleiner Junge fühlen, der der strengen Mutter gegenübersteht. Das fühlt sich sicher sehr ausweglos für Sie an, wenn Sie merken, dass sich diese Wehrlosigkeit auch in Ihrer Beziehung zu Ihrer Frau wiederholt.
Herr N hört nachdenklich zu.
B./T.: Ich möchte jetzt noch einmal auf Sie, Frau N, zurückkommen. Am Anfang der Stunde hatten Sie beschrieben, dass Sie für das Wochenende eigentlich einen Besuch bei Ihren Eltern geplant hatten.
Frau N: Ja, meine Schwester ist überraschend zu Besuch gekommen, und wir sehen uns ja nicht so oft.
B./T.: Ja, das ist verständlich, dass Sie gern Ihre Schwester sehen möchten, doch fällt auf, dass Sie dies nicht mit Ihrem Mann besprochen haben. Wie erklären Sie sich das denn?
Frau N: Das kann ich gar nicht so genau sagen, ich glaube, das ist bei all den vielen Sachen ein bisschen untergegangen.
B./T.: Das kann sicher mal passieren, doch wirkt es so, als ob Sie das beinah für selbstverständlich gehalten haben, dass Ihr Mann an Ihrem kinderfreien Wochenende gern zu Ihren Eltern fährt.

Frau N: Normalerweise wäre das ja auch kein Problem gewesen, wenn die Sache mit den Eltern und dem Bruder nicht dazwischengekommen wäre.

Frau N ist offensichtlich ebenfalls sehr an die Herkunftsfamilie gebunden, was keinerlei Konflikt zwischen den Partnern auslöst, da Herr N damit einverstanden zu sein scheint, indem er angesichts der Entscheidung seiner Frau keinerlei Widerstand leistet.

B./T.: Das kann ich mir gut vorstellen, denn auch Sie, Herr N, haben offenbar nichts gegen die Planung Ihrer Frau einzuwenden gehabt. Man könnte sagen, da sind Sie beide sich einig, dass ein kinderfreies Wochenende durchaus für einen Besuch bei den Herkunftsfamilien genutzt werden kann. Aber möglicherweise zeigt uns dies ein wichtiges Problem zwischen Ihnen: Sie haben offenbar an vielen Stellen Ihrer Beziehung noch kein richtiges »Wir-Gefühl« entwickelt, in dem Sie beide Ihrer Paarbeziehung und Ihrer Familie eine eindeutige Priorität geben. Es wirkt so, als ob das bisher noch ein ganz ungeklärtes Thema zwischen Ihnen ist, das dann verständlicherweise mit jedem Alltagskonflikt wieder auftaucht. Gerade im Zusammenhang mit dem Thema Ihrer Arbeit wird das ja immer wieder angestoßen.
Beide sehen sich an und schweigen.

Im Verlauf der weiteren Stunde fokussiert die Beraterin auf den Zusammenhang zwischen den Abgrenzungsproblemen des Paares mit Blick auf die Herkunftsfamilien und fehlende Absprachen de Paares.

B./T.: Vielleicht kann uns der aktuelle Konflikt doch sehr dabei helfen, besser zu verstehen, warum die Absprachen, über die wir schon oft gesprochen haben, so wenig helfen. Denn wir haben ja eben verstanden, dass Sie gemeinsame Absprachen und gemeinsames Überlegen, wie bestimmte Anforderungen für Sie als Paar gut geregelt werden könnten, gar nicht als ein besonderes Bedürfnis empfinden. Könnte es sein, dass dieser Impuls gar nicht so richtig auftaucht, weil Sie beide sich noch unklar sind über die Bedeutung Ihrer Paarbeziehung im Vergleich zur Beziehung zu Ihren Herkunftsfamilien?

Mit dieser Intervention beschreibt die Beraterin die Auswirkung der Abgrenzungsprobleme des Paares mit Blick auf die innerpsychische Situation der Partner. Indem keine Priorisierung der Paarbeziehung im Vergleich zu anderen Beziehungen entwickelt wurde, entsteht innerlich bei beiden Partnern kein Impuls, sich über Absprachen mit dem Partner verbinden zu wollen.

Im weiteren Verlauf thematisiert die Beraterin den biografischen Hintergrund der Abgrenzungsprobleme.

> B./T.: Bei Ihnen, Herr N, haben wir öfter schon Ihre ängstliche Haltung Ihrer Mutter gegenüber angetroffen, wenn Sie sich zwischen den Forderungen Ihrer Frau und denen Ihrer Mutter entscheiden mussten. Sie, Frau N, fühlen sich ebenfalls Ihrer Herkunftsfamilie sehr verbunden und verbringen einen kinderfreien Tag lieber dort als allein mit Ihrem Mann. Dagegen ist natürlich nichts einzuwenden und das kann selbstverständlich sehr schön auch für Sie als Paar sein. Das Problem scheint mir aber zu sein, dass Sie beide innerlich immer wieder in Konflikte geraten, welche Beziehung für Sie an erster Stelle steht: die zu Ihrem Partner oder die zu Ihrer Herkunftsfamilie.

Die Beraterin thematisiert die implizite Übereinkunft der Partner, dass die Herkunftsfamilien einen großen Stellenwert in ihrem Leben einnehmen dürfen; es fehlt allerdings eine Auseinandersetzung darüber, welche Konsequenzen dies für ihre Paar- und Familienbeziehung impliziert. So sind beide Partner durch ein Verharren in ihren konflikthaften Auseinandersetzungen davor geschützt, sich mit den Loyalitätsbindungen an die Herkunftsfamilien zu konfrontieren.

Unter dieser Perspektive dient der Streit dieses Paares der Abwehr der Angst, die auftauchen würde angesichts einer möglichen Loslösung von der elterlichen Bindung hin zu einer stärkeren paarbezogenen Verbundenheit. Dass ein derartiges Konzept offenbar in dieser Beziehung bisher nicht entwickelt wurde, kann auch als Ausdruck unterschiedlicher Nähebedürfnisse von Herrn und Frau N verstanden werden. Insofern würde der Streit des Paares auch davor schützen, sich mit möglicherweise schwer zu vereinbarenden Bindungsbedürfnissen konfrontieren zu müssen. Diese realisieren sich in prominenter Weise in der Arbeit von Herrn N, die ihm, abgesehen von seiner Bereitschaft zur Beantwortung mannigfaltiger unvorhergesehener Termine, ganz offensichtlich auch als Mittel der Distanzierung von seiner Frau dient.

Der in dieser Stunde in Szene gesetzte Widerstand hätte demnach eine zweifache Funktion: Er hilft, die Bedeutung und Funktion der Herkunftsfamilie (und der Arbeit) unangetastet zu lassen, und schützt vor der Wahrnehmung unterschiedlicher Nähe- und Bindungsbedürfnisse des Paares. Würden diese dem Paar bewusst, wäre das Paar konfrontiert mit einer Unterschiedlichkeit, die womöglich bedrohlicher erlebt wird als die über die Streitsituationen hergestellte Verbundenheit.

> B./T.: Insofern hat der Konflikt, mit dem Sie heute gekommen sind, uns doch sehr weitergeholfen, die Hintergründe für diese vielen Streitsituationen besser zu ver-

stehen. Sie sind beide sehr intensiv an Ihre Herkunftsfamilien gebunden und haben es schwer, die Verpflichtungen und Erwartungen, die von da kommen, gemeinsam in Ruhe zu bedenken. Im Grunde entscheidet da jeder für sich allein, so, als wenn es gar keinen Partner gäbe. Ich denke, das ist ein wichtiges Thema, mit dem wir uns beschäftigen müssen, wenn sich an den Streitsituationen etwas ändern soll. Denn die entstehen ja immer dann, wenn Sie Ihre Paarbeziehung nicht vor den Erwartungen von anderen schützen können.

5.2.9 Vom Paartherapeuten und -berater induzierter Widerstand

In der folgenden Falldarstellung geht es ebenfalls um einen Widerstand in der Mittelphase der Beratung, allerdings um einen von der Beraterin induzierten Widerstand, indem sie dem Paar eine Aufgabe gegeben hatte, ohne diese entsprechend mit dem Paar vorzubereiten. Dieses Versäumnis war ihrer Gegenübertragung geschuldet, da sie das Paar als ausgesprochen eloquent und verbalisierungsfähig erlebt und diese Fähigkeit auf alle Erlebensbereiche extrapoliert hatte.

Fall Herr und Frau O: Das Paar, beide Mitte fünfzig, kommt wegen verschiedener Außenbeziehungen des Mannes in die Beratung. In den ersten zehn Stunden werden die Verletzungen, die dies bei Frau O hinterlassen hat, und die für Herrn O sehr unbefriedigende sexuelle Beziehung zu seiner Frau thematisiert. Die Beraterin hatte dann, nachdem sich die Beziehung zwischen den Partnern deutlich in eine positive, dem anderen zugewandte Richtung entwickelt hatte, vorgeschlagen, dass das Paar bis zur nächsten Stunde miteinander über ihre sexuellen Wünsche und Befürchtungen reden sollte. In der darauf folgenden Stunde spricht Herr O sofort mit einem freundlichen Grinsen diese Absprache an:

Herr O: Wir hatten ja eine Aufgabe …
Frau O: Ja, aber wir sind nicht dazu gekommen.

Im Folgenden berichtet Frau O sehr ausführlich von den Anforderungen ihrer neuen Stelle, die sie in umfassender Weise fordern und dazu führen, dass sie nur noch wenig zu Hause ist und dann so erschöpft, dass sie ausschließlich Entspannung benötige. Nachdem die Perspektive von Herrn O beleuchtet wurde, der gegen seine neue Rolle, sich verstärkt um die familiären Angelegenheiten kümmern zu müssen, aufgrund seiner Berufsbiografie überzeugend nichts einzuwenden hatte, blieb die nicht in Angriff genommene Aufgabe gleichwohl paardynamisch zu verstehen.

B./T.: Sie beschreiben die enormen Veränderungen für Sie beide, da durch die neue Stelle auch neue Aufgaben und Funktionen auf Sie zugekommen sind. Zugleich liegen drei Wochen zwischen unserer Verabredung und der heutigen Stunde. Sosehr die neue Situation Sie beide gefordert hat, so glaube ich nicht, dass allein die neue Situation für Ihr »Vergessen« verantwortliche ist. Was denken Sie denn, was dazu noch beigetragen haben könnte?
Frau O: Wir sind das gar nicht gewöhnt, miteinander so zu sprechen. Wir können über alles Mögliche sprechen und das ist auch eine besondere Qualität unserer Beziehung, aber wir sprechen nicht über unsere Sexualität.
Herr O: Ja, das sehe ich genauso, das haben wir bisher immer ausgeklammert.

Beide Partner beschreiben ihre Erfahrungen mit sehr rigiden und normativen Elternhäusern, in denen eine deutliche Triebfeindlichkeit herrschte.

Frau O: Ich glaube, wir haben gar keine Sprache für unsere Sexualität entwickelt.
Herr O. stimmt dem zu.

In diesem Zusammenhang können beide über Schamgefühle angesichts von Sprache und Sexualität sprechen.

B./T.: Es ist in der Tat oft leichter, Dinge zu tun, als sie zu benennen.

Diese Normalisierung führt bei dem Paar zu einer deutlichen Entspannung, beide können sich vertieft mit den Auswirkungen der biografischen Restriktionen beschäftigen.

B./T.: Ich denke, wir haben gerade etwas sehr Wichtiges verstanden, warum es zu Ihrem Gespräch nicht kommen konnte, denn Sie haben beschrieben, dass im Grunde die Voraussetzungen dafür gar nicht gegeben waren, da ich Sie nicht gefragt hatte, ob und wie Sie sich ein derartiges Gespräch vorstellen können. Unter diesem Aspekt, war mein Vorschlag natürlich nicht angemessen, da wir die »Aufgabe« nicht vorbereitet hatten. Zugleich hat uns aber Ihr »Vergessen« etwas sehr Wichtiges verdeutlicht, dass bei diesem schwierigen Thema bei Ihnen beiden Gefühle auftauchen, die Ihnen im wahrsten Sinne des Wortes die Sprache verschlagen.

Dieser Widerstand wurde ausgelöst durch eine Unachtsamkeit der Beraterin, die ihre Aufforderung nicht in ausreichender Weise mit dem Paar reflektiert und vorbereitet hatte. Sie hatte nicht bemerkt, dass sie die große verbale Kompetenz des Paares unmittelbar auch auf seine Sprachfähigkeit sexuellen Themen gegenüber extrapoliert hatte. Da das Paar angesichts der »Aufgabe« der Beraterin seine Sprachlosigkeit nicht angesprochen hatte, war sie von deren Angemessenheit ausgegangen. In dieser Sequenz wird nun deutlich, dass Widerstand eine sehr produktive Funktion hat, obgleich er durch die Beraterin mobilisiert wurde. Indem die mit dem Widerstand aufgetauchten Befürchtungen von beiden Partnern ernst genommen und exploriert wurden, begann eine intensive Auseinandersetzung mit den strengen internalisierten Normen ihrer Herkunftsfamilien und deren Auswirkung auf die Gestaltung ihrer sexuellen Beziehung.

5.3 Essentials

- Abwehr und Widerstand haben eine schützende Funktion, sie dienen der Regulation von Angst.
- Abwehr umfasst unbewusste Prozesse, die verhindern, dass unerträgliche Gefühle bewusst werden.
- Die von den Partnern angewandten Abwehrmechanismen charakterisieren nicht nur den Einzelnen, sondern auch die Paarbeziehung.
- Bei interpersonellen Abwehrstrategien vertreten die Partner polarisierte Positionen, denen ein gemeinsames Thema zugrunde liegt.
- Widerstände umfassen alle Verhaltensweisen des Paares, die das Fortschreiten des Therapie- und Beratungsprozesses behindern.

6 Übertragung in der Paartherapie und -beratung[2]

6.1 Übertragung in Partnerschaften

Übertragung ist ein aktiver Prozess, in dem Beziehungspersonen aus einer je individuellen, durch persönliche Erfahrungen geprägten Perspektive wahrgenommen werden. Für die Beziehungsgestaltung bedeutet dies die Tendenz, in aktuellen Beziehungen Erfahrungen mit frühen Beziehungspersonen, wie Eltern und Geschwistern, unterzubringen. Dies wird als Wunsch nach Familiarität (König, 1991) bezeichnet und beinhaltet die Neigung, das Gegenüber entsprechend innerer Beziehungsbilder selektiv wahrzunehmen und nicht selten erheblich zu verzerren. Das heißt, wir wiederholen mit den Mitmenschen immer auch Aspekte früher Beziehungen, die als Beziehungsrepräsentanzen verinnerlicht wurden. Diese beinhalten Grunderfahrungen in Beziehungen, die in weiten Bereichen unbewusst sind. Diese innere Welt der Repräsentanzen bildet sich durch die Internalisierung früher Erfahrungen mit wesentlichen, biografisch relevanten Bezugspersonen. Dies bedeutet, dass wir nicht über eine »objektive« Wahrnehmung des Außen verfügen, sondern diese immer getönt ist von oft unbewussten Hoffnungen und Befürchtungen, die vom jeweiligen Gegenüber ausgelöst werden. Der Hintergrund für Übertragungsprozesse ist demnach das Bedürfnis des Menschen nach Sicherheit und seine Neigung, Fremdes vertraut zu machen, indem die innere Welt in der äußeren Welt wiedergefunden wird.

Das Innere bleibt aber nicht allein im Innen, sondern gelangt wieder in die äußere Welt und gestaltet sie. Dieser als Wiederholungsbedürfnis bezeichnete Prozess beinhaltet nicht nur dir Tendenz, Vergangenes im Aktuellen wahrzunehmen, sondern auch das Bedürfnis, auf das Gegenüber so einzuwirken, dass es den Erfahrungen mit den frühen Objekten möglichst ähnlich wird. Das Gegenüber wird dann nicht nur verzerrt wahrgenommen, sondern auch durch subtile kommunikative Einflussnahme dazu gebracht, sich entsprechend den Projektionen zu verhalten.

2 Dem Kapitel liegt eine überarbeitete Fassung von Volger (1999) zugrunde.

Um also sicherzugehen, Vertrautes wiederzufinden, kann der projektive Anteil der Beziehung durch einen handlungsrelevanten Anteil verstärkt werden. Konkret bedeutet dies, dass wir versuchen, durch unbewusste Manipulation unserer Mitmenschen eine maximale Vertrautheit und Übereinstimmung zwischen der inneren und äußeren Welt herzustellen. Und, so paradox es klingen mag, dies tun wir auch dann, wenn wir unter den Ergebnissen derartiger Manipulationen durchaus leiden, wir uns zum Beispiel plötzlich in einer alten ungeliebten Rolle wiederfinden, die wir bewusst auf keinen Fall erneut erleben wollten. Diesen Prozess, man könnte sagen, diese unbewusste Manipulation, bezeichnet die Psychoanalyse als Externalisierung. Internalisierung und Externalisierung sind demnach zwei Seiten ein und derselben Medaille: Wir leben immer in einer Welt, die wir durch die Externalisierung zuvor internalisierter Inhalte gestalten und die umgekehrt auf uns zurückwirkt.

- ► Ein zentraler Sinn von Beziehungen ist das permanente Bemühen, in unübersichtlichen und fremden Situationen Sicherheit und Orientierung herzustellen. Dies gelingt, wenn möglichst ausreichend viele Früherfahrungen in der Beziehung untergebracht werden können.

Wie in Kapitel 1 beschrieben, vollzieht sich diese Dynamik von Projektion und Manipulation ganz besonders in der Partnerwahl und der Gestaltung der Liebesbeziehungen. Häufig geschieht dies so lange und intensiv, bis der Partner, oft zum größten Erstaunen, gelegentlich auch Entsetzen, tatsächlich Züge etwa von Mutter, Vater, Bruder oder Schwester gewinnt. Der Gewinn besteht darin, ein enges Beziehungssystem, in dem die Befriedigung elementarer Bedürfnisse erhofft wird, so zu gestalten, dass es möglichst vielen Aspekten der Herkunftsfamilie ähnelt und damit für beide Partner eine größtmögliche Vertrautheit und Sicherheit bereithält. Dies ist ein unbewusster Prozess und wiederholt daher auch Beziehungskonstellationen, die bewusst abgelehnt werden, da sie für den Betreffenden schmerzhaft, verletzend, ja sogar traumatisch waren.

Nicht nur das Sicherheitsbedürfnis kommt zum Tragen, sondern auch die Sehnsucht nach einer Auflösung, vielleicht sogar Heilung früher Mangelerfahrungen. Die Beziehungsgestaltung soll in der Wiederholung von frühkindlichem Erleben nicht nur für Sicherheit sorgen, sie enthält auch eine Veränderungshoffnung: Erlittenes Leid und Unrecht soll mithilfe des Partners überwunden und in einer neuen Beziehungsdynamik repariert werden. Indem wir unsere Partnerbeziehungen nach Aspekten der Familiarität gestalten, wiederholen wir

Altes und hoffen zugleich, dessen unerträgliche und destruktive Facetten im Neuen lösen zu können.

- Ein weiterer Sinn von Beziehungsgestaltung besteht in der Sehnsucht nach Veränderung und Auflösung derjenigen inneren Konfliktthemen, die zuvor im anderen deponiert wurden.

Dies mag sich paradox anhören, spiegelt aber die ambivalente Natur innerseelischer Prozesse wider, da innerseelisch regressive Wiederholungstendenzen neben progressiven Veränderungswünschen ohne Widerspruch existieren können.

6.2 Übertragung und Gegenübertragung in der Therapie und Beratung

In Therapie und Beratung bezeichnet man die Tendenz, die innere Welt in der äußeren wiederzufinden, als *Übertragung*. Wie auch in Alltagsbeziehungen bedarf es einiger Übertragungsauslöser, also einer gewissen Ähnlichkeit zwischen dem Berater und dem übertragenen Objekt, damit Übertragung stattfindet. Alter und Geschlecht sind dabei hervorstechende Merkmale, aber auch Aussehen, Verhalten, Kleidung, Mimik, Gestik, also alles, was das Individuelle der Beratungsperson ausmacht, kann Übertragungsauslöser sein. Besonders die asymmetrische Beziehung im Beratungssetting stellt einen wesentlichen Übertragungsauslöser dar: Indem ein Hilfesuchender einem Helfer, ein sich schwach fühlender einem als stark wahrgenommenen Menschen begegnet, wird innerpsychisch die erste vertikale Beziehungserfahrung des Lebens, die zu den Eltern, angestoßen.

Wie oben beschrieben, handelt es sich bei der Übertragung nicht nur um einen innerpsychischen Vorgang, sondern in besonderer Weise auch um einen interaktionellen. Der Berater wird dann nicht nur verzerrt wahrgenommen, sondern durch subtile kommunikative Einflussnahme dazu gebracht, sich entsprechend der Übertragung zu verhalten. Dieser gestisch-mimische Aspekt des Verhaltens von Klienten wird als *Enactment* bezeichnet und ist unbewusst darauf angelegt, beim Gegenüber eine korrespondierende Reaktion oder Handlung auszulösen. Enactments sind Versuche, innere Vorstellungen in äußere Darstellungen umzuwandeln. Während die sprachlichen Mitteilungen von Klienten sich in der Regel auf Themen beziehen, die außerhalb der Beratungsbeziehung angesiedelt sind (z. B. Vergangenheit sowie aktuelle innere und äußere Situation), betonen Enactments die aktuelle Gegenwart der therapeutischen Bühne. Dabei ist in erster Linie nicht der grobmotorische Ausdruck der Klienten gemeint, sondern gestisch-körperliche Elemente in ihren verbalen Äußerungen und ihrem Verhalten. Darüber werden unbewusste Haltungen und Einstellungen vermittelt, die jenseits bewusster Überzeugungen liegen können. So wird beispielsweise das Selbstbild als attraktive, schüchterne, raumgreifende, laute Person kommuniziert, ebenso wie die Erwartung an das Gegenüber, bewundernd, kritisch oder unauffällig zu sein.

In jeder beraterisch-therapeutischen Beziehung finden derartige unbewusste Rollenzuweisungen (Sandler, 1976) statt und sind ein, wenn nicht *der* wesentliche Zugang zum Verstehen der inneren Dynamik von Klienten.

Klienten können der Therapeutin unterschiedliche Rollen zuweisen:

- In der Rolle der Selbstrepräsentanz bekommt die Beraterin Züge des Selbst zugewiesen und soll diese bestätigen.
- In der Rolle der Objektrepräsentanz bekommt sie Züge früherer Bezugspersonen (Objekte) zugewiesen und soll sich entsprechend dieser Rollenvorschrift verhalten.

Ein Klient, der zur Therapeutin eine von Vorsicht getönte Beziehung herstellt und deren Interventionen mit Zurückhaltung und Skepsis beantwortet, kann bei der Beraterin dazu führen, dass sie sich dem Klienten gegenüber insuffizient und bedeutungslos fühlt und spürt, wie unangenehm es ist, wenig Einfluss nehmen zu können. In einem solchen Fall wäre die Therapeutin in der Rolle der ohnmächtigen Selbstrepräsentanz. Sie kann aber auch als potenzielle Angreiferin wahrgenommen werden, die durch dominantes Verhalten mundtot gemacht werden muss. Hier befände die Therapeutin sich in der Rolle der bedrohlichen Objektrepräsentanz, vor deren Ablehnung und Ignoranz sich der Klient schützen muss. Durch subtile, unbewusste Manipulationen, also die soeben beschriebenen Enactments, hätte der Klient sie dann dazu gebracht, die ihr zugedachte Rolle so zu übernehmen, dass sie die Szene im Sinne der verinnerlichten Beziehungsrepräsentanzen komplettiert und in der Beratungsbeziehung Züge des Vaters entwickelt.

- Die Therapeutin muss sich stets die Frage stellen, welches innere Thema der Klient mit seiner Inszenierung komplettieren möchte.

Die jeweils in Szene gesetzten inneren Themen und die darin enthaltenen Rollenzuweisungen lösen bei der Beraterin spezifische antwortende Gefühle aus, die in der Psychoanalyse als *Gegenübertragung* bezeichnet werden. Damit sind alle Gefühle, Vorstellungen, Impulse, Fantasien, Einstellungen und Abwehrhaltungen der Therapeutin dem Klienten gegenüber gemeint. Um die Gegenübertragung beraterisch-therapeutisch nutzen zu können, also die Funktion und den Sinn der Inszenierungen zu erkennen und zu verstehen, muss die Beraterin eine spezifische Haltung einnehmen. Sie muss dazu bereit sein, sich durch das körperlich-gestische Verhalten des Klienten in das interaktive Geschehen hineinnehmen zu lassen, sie muss emotional mitgehen und sich berühren lassen. Mit ihrer Bereitschaft zur Rollenübernahme (Sandler, 1976) wird sie ein Teil in der szenischen Darstellung des Klienten und erlangt über ihr Erleben Zugang zu dessen Erleben, sie wird zu einem Aspekt seiner inneren Welt. Damit bekommt die beschriebene Rollenübernahme der Beraterin den Charakter einer folgerichtigen interaktionellen Antwort auf die Rollenvorschrift des Klienten.

Auf der Grundlage dieser miteinander erlebten und in Szene gesetzten »Koproduktion« kann sich Verstehen entwickeln, wenn es gelingt, den Sinn dieses Handelns zu entschlüsseln. Der Sinn einer Inszenierung kann etwa durchaus darin liegen, dass das Bedürfnis nach Familiarität und Sicherheit dadurch befriedigt wird, dass eine feindlich und aggressiv getönte Welt wahrgenommen wird. Diese gibt Sicherheit und Orientierung, indem der Klient, oft unbewusst, Misstrauen in der Übertragungsbeziehung erlebt, das dann zu je persönlichkeitsspezifischem Verhalten der Beraterin gegenüber führt und bei dieser eine entsprechende Gegenübertragung auslöst.

- In Inszenierungen wird oft ein tragisches Dilemma von Klienten deutlich: Die Mittel, die ihnen zur Kontaktaufnahme zur Verfügung stehen, bringen das Gegenüber gerade in die Position, die bewusst vermieden werden soll, im Grunde jedoch von Anfang an befürchtet wird, im Sinne der unbewussten Überzeugung, erneut den alten Konstellationen zu begegnen.

In der Beziehung des Klienten zur Therapeutin werden demnach dieselben innerpsychischen Themen in Szene gesetzt, wie sie auch vom Klienten in seiner Alltagsrealität reproduziert werden. Die therapeutische Beziehung bildet damit die behindernden, aber auch konstruktiven Haltungen und Einstellungen in der aktuellen Interaktion mit der Beraterin mikroskopisch ab. Jede Inszenierung macht »Sinn«, indem sie auf Früherfahrungen verweist, die durch die Teilhabe der Therapeutin einem diagnostischen Verständnis und einer therapeutischen Beeinflussung zugänglich werden.

Vor dem Hintergrund dieser Konzeptualisierung von Inszenierungen innerhalb der Beratungsbeziehung wird verständlich, warum tiefenpsychologisches Arbeiten diesen Prozessen eine so hohe beraterische Bedeutung verleiht und sie als Schlüssel eines tieferen Verstehens von Klienten begreift.

6.3 Theoretische Konzeptionen zur Übertragung

Die Konzeptualisierung von Übertragungsprozessen hat sich in den letzten Jahren deutlich verändert. Von der frühen Begriffsbestimmung, die Übertragung als Fehlwahrnehmung beschrieb und sie als unangemessene, frühe Erfahrungen wiederholende Einschätzung des Gegenübers konzipierte, konnten für die Paarberatung nur wenige Impulse ausgehen, da sie gänzlich die zwischen den Partnern stattfindenden Interaktionen vernachlässigte. Entsprechend wurde die Gegenübertragung verstanden als von dem Klienten evozierte neurotische Reaktion des Therapeuten, dessen Aufgabe darin bestand, ihren störenden Einfluss durch eine Kontrolle seiner Gefühlsregungen zu minimieren. Dieses Verständnis von Übertragungs- und Gegenübertragungsprozessen war nicht geeignet, die Übertragungsprozesse in der Paarberatung abzubilden: Zum einen werden die in die Partnerwahl einfließenden Übertragungen nicht berücksichtigt. Im interaktionellen Austausch des Paares beeinflussen sich die Partner aufgrund übertragungsbedingter Prozesse gegenseitig, eine bewusste Wahrnehmung oder gar gefühlskontrollierende Reaktionen finden nicht statt. Zum anderen eignet sich dieses Konzept nicht für das Verständnis einer triadischen Beratungssituation, in der auch bei größtem Bemühen eine konsequente und zugleich distante Haltung zu den von dem Paar evozierten Gefühlen nicht gelingt.

Mit der Betonung des interaktionellen Prinzips in den 1980er Jahren änderte sich die Konzeptualisierung der Übertragung. Auf das Gegenüber werden demnach Objektrepräsentanzen, Selbstanteile oder Teilstrukturen projiziert, die über diesen Externalisierungsprozess eine äußere Realität gewinnen. Die Gegenübertragung ist hier nicht mehr ein Indikator für eine Störung, sondern eine wesentliche Informationsquelle für das Verständnis der inneren Konflikte von Klienten und wird gleichsam als konsequente emotionale Antwort auf das Gegenüber verstanden. Damit bekommt die von Sandler (1976) beschriebene Rollenübernahme des Therapeuten den Charakter einer folgerichtigen interaktionellen Antwort auf die Rollenvorschriften des Klienten. Für das Verständnis der in der

Partnerwahl stattfindenden Übertragungsprozesse ist diese Begriffsbestimmung äußerst fruchtbar, da sie die gegenseitige interaktionelle Verbundenheit des Paares betont. Damit stellt sie ein Modell zur Verfügung, das die Trennung von Subjekt und Objekt aufhebt und die Interdependenz und Zwangsläufigkeit des Aufeinanderreagierens betont. Endlich konnten auch tiefenpsychologische Konzepte erklären, dass der Impuls, einem schwachen und inkompetenten Partner helfen zu wollen, keine neurotische Antwort oder Ausdruck eines Helfersyndroms ist, sondern eine über eine komplementäre Identifikation ausgelöste Rollenübernahme. Mit diesem Konzept konnten zugleich erstmals genauer die Übertragungs- und Gegenübertragungsprozesse der Paarberatung beschrieben werden, da sie die emotionalen Reaktionen von Therapeuten als nützliche, den Beratungsprozess erhellende dialogische Antworten auffassten.

Der damit eingeführte systemische Gesichtspunkt ist das Ergebnis eines langen Prozesses, der bereits in den 1930er Jahren von Ferenczi in Gang gesetzt und in den 1990er Jahren in einer noch konsequenteren systemtheoretischen Weiterführung fortgesetzt wurde (Körner, 1990; Daser, 1993). Unter einem transaktionalen Aspekt ist der Therapeut nicht mehr in erster Linie Reagierender, sondern zugleich auch aus eigener Motivation Handelnder. Damit betont diese Position, dass jede Interaktion zweier Menschen ein sich selbst regulierender Prozess ist. Indem jede Aktion die Reaktion und wiederum die Reaktion auf diese Reaktion beeinflusst, entwickelt sich in jeder Beziehung eine spezifische und nur für sie charakteristische Situation, die bestimmt ist von dem bewussten, vor allem aber unbewussten Austausch der beiden Interaktionspartner. Spitz (1976, S. 66) beschrieb diesen Prozess bereits früh in seinem Werk, wenn er betonte, dass jede Reaktion eines Partners sich in der Psyche des anderen niederschlägt und dessen nachfolgende Reaktion verändert.

Unter transaktionalem Aspekt ist Übertragung dann als Externalisierung innerer Strukturen mit dem Ziel der Integration zu verstehen. Hier wird im Gegensatz zu den frühen Konzepten Übertragung als progressiver, veränderungsinduzierender Prozess beschrieben, der nicht nur aus Gründen des Widerstands inszeniert wird, sondern in der Hoffnung, in einem äußeren Dialog eine Klärung für einen innerlich nicht zu lösenden Konflikt zu finden. Entsprechend ist die Gegenübertragung die bewusste und unbewusste Auseinandersetzung des Therapeuten mit diesen Externalisierungen. Dabei besteht die besondere Herausforderung für den Therapeuten darin, sich seines bewussten, insbesondere aber unbewussten Beitrags, den er zur Gestaltung der Szene leistet, bewusst zu sein bzw. sich um Bewusstheit zu bemühen.

Dieses Übertragungs- und Gegenübertragungskonzept beschreibt in überzeugender und sehr differenzierter Weise die sich durch unbewusste und bewusste dialogische Prozesse entwickelnde und stabilisierende Einmaligkeit jeder Paarbeziehung. Jede Externalisierung des einen Partners trifft auf eine je spezifische innere Situation des anderen Partners und führt so zu einem je charakteristischen interaktionellen Dialog. Geht es unter therapeutischem Aspekt um den Wunsch nach Integration, können Paarbeziehungen erst recht als ein Versuch verstanden werden, durch einen Austauschprozess mit dem Partner gefürchtete Selbst- und Objektanteile integrieren zu können. Für das Verständnis der triadischen Beratungsbeziehung scheint mir dieser Ansatz zurzeit noch nicht tauglich, da er an sehr differenzierten inneren Prozessen ansetzt, die sich in jeder Paarberatung zweifelsohne abspielen, die allerdings angesichts des hohen Interaktionstempos nur schwer zu erfassen sind.

6.4 Übertragung im triadischen Therapie- und Beratungssetting

Übertragungsprozesse in der Paarberatung sind Ausdruck sowohl der individuellen Übertragungsneigungen der Partner als auch der durch die Dreiersituation ausgelösten innerpsychischen Themen. So wird die Beziehungsaufnahme der Partner zur Therapeutin unter anderem dadurch gestaltet, welche Objektrepräsentanzen bei den Einzelnen jeweils aktualisiert werden. Insofern werden unterschiedliche Übertragungen stattfinden, je nachdem, ob die Therapeutin als potenziell hilfreiche und unterstützende Person fantasiert wird oder aber bei einem der Partner keine positiv getönte Erwartung hinsichtlich Hilfe existiert. Vor allem aber werden in einem triadischen Setting immer auch Gefühle und Impulse aus triangulären Beziehungserfahrungen mobilisiert (siehe Kapitel 7). Eine vollständige Triade ist nach Rohde-Dachser (1987, S. 782) durch verschiedene Merkmale gekennzeichnet:

- Die drei Pole müssen klar voneinander differenziert sein, die drei Personen müssen sich als voneinander getrennte Individuen wahrnehmen;
- zwischen den drei Polen müssen reziproke Beziehungen bestehen;
- die Beteiligten müssen die Situation billigen und loyale Teilbeziehungen ermöglichen;
- die drei Relationen müssen zu einem positiv getönten Zustand tendieren;
- jede dieser Relationen muss bei den Beteiligten repräsentiert sein.

Für die Beratung bedeutet dies, dass in jeder Paarberatung verschiedene Komponenten der triangulären Situation virulent sein können. Wird das Erleben wechselseitiger Beziehungen aller drei Personen von dem Paar oder einem der Partner als bedrohlich erlebt, muss dies durch geeignete Mittel abgewehrt werden. In einer solchen Konstellation werden Eifersuchts- und Konkurrenzgefühle aktualisiert, die die Reziprozität der triadischen Beziehungen verhindern sollen. So kann einem Therapeuten die Frau möglicherweise werbend und aufgeschlossen begegnen, während der Mann vielleicht abwartend, möglicherweise sogar konkurrierend auftritt. Umgekehrt kann eine Therapeutin eine distanzierte und skeptische Haltung bei der Frau mobilisieren, während bei dem Mann ein zugewandtes und interessiertes Verhalten ausgelöst wird. Hier hätten sich ödipale Übertragungsmuster in Szene gesetzt, in denen sich die Dynamik eines positiven Ödipuskomplexes aktualisiert, das heißt, der gegengeschlechtliche Elternteil wird umworben, während zum gleichgeschlechtlichen eine rivalisierende Beziehung besteht. Umgekehrt würde sich auch ein negativer Ödipuskomplex auf die Übertragungsbereitschaft in der Paarberatung auswirken, indem die Frau die Therapeutin ganz für sich haben möchte oder der Mann den Therapeuten. In all diesen Übertragungskonstellationen wäre die Möglichkeit zur Herstellung loyaler Teilbeziehungen erheblich eingeschränkt.

In der ödipalen Situation erlebt das Kind nicht nur Rivalitätsgefühle, sondern muss auch die Erfahrung des Ausgeschlossenseins aus der elterlichen Beziehung bewältigen. Hier handelt es sich um ein Erleben, das in jeder triangulären Therapiesituation angestoßen wird, wenn sich die Therapeutin dem einen Partner zuwendet, während der andere aus dieser Verbindung, wenn auch nur kurzzeitig, ausgeschlossen bleibt. In Abhängigkeit von der innerpsychischen Konstellation der Partner kann dies bei stabilen inneren Repräsentanzen ohne Weiteres ertragen werden, da die Partner in der Lage sind, loyale Teilbeziehungen herzustellen, ohne sich von dem Ausschluss bedroht zu fühlen. Bei weniger gut entwickelten strukturellen Fähigkeiten und mangelnder Frustrationstoleranz führt dies zu großer Unruhe bei den Betreffenden und Störungen in der beraterischen Kommunikation, da das Erleben des Ausgeschlossenseins nicht ertragen werden kann und mit aller Macht verhindert werden soll. Dies kann beispielsweise durch Aggressionen der Therapeutin gegenüber in Szene gesetzt werden oder durch ein beständiges Bemühen, deren Aufmerksamkeit zu erlangen.

Indem im Rahmen eines triadischen Therapiesettings immer wieder dyadische Teilbeziehungen auftreten, stellen sich auch Übertragungen aus Geschwisterkonstellationen ein, die dann ebenfalls triadisch ge- und erlebt werden. So kann ein Partner eine positive Vaterübertragung auf den männlichen Berater entwickeln, die er allerdings, anders als in der Einzelberatung, nicht ohne Weiteres in Ruhe entfalten kann, da der Partner als Dritter in dieser Übertragungssituation anwesend ist und mitfantasiert wird. Auf diese Weise kann sich eine unbewusste Konkurrenzsituation konstellieren, deren Hintergrund sowohl ödipaler als auch geschwisterlicher Natur sein kann. Erneut geht es dann um die Akzeptanz von Teilbeziehungen und die Frage, inwieweit die positive Vaterübertragung vom Therapeuten beantwortet und vom Partner toleriert werden kann. So kann eine Befürchtung, der Partner könnte diese Übertragung stören, durch vermehrte Anstrengung und Werbung um den Therapeuten beantwortet werden. Sie kann aber auch, je nach Persönlichkeitsstruktur des Betreffenden, zu einem resignativen Rückzug führen, der alte Vergeblichkeitsfantasien hervorruft angesichts eines als »stärker« oder »liebenswerter« wahrgenommenen Konkurrenten. Eine solche Entwicklung wiederum kann die Beziehungsdynamik innerhalb des Paares empfindlich stören und unbewusst zu heftigen Widerständen beitragen, indem der Wert der Therapie relativiert, gelegentlich sogar negiert wird. Dieses Abwehrmanöver dient dann dazu, Konkurrenzgefühle zu minimieren, indem das begehrte Objekt entwertet und damit in seiner Attraktivität zerstört wird.

Eine weitere Konstellation einer Geschwisterübertragung liegt vor, wenn das Paar keine eindeutigen individuellen Übertragungen entwickelt, sondern sich im gemeinsamen Ringen um die Anerkennung der Therapeutin verstrickt. Häufig zeigt sich in derartigen Konstellationen ein partnerschaftlicher Machtkampf, in dem beide versuchen, sich gegenseitig schlechtzumachen in der Hoffnung, von einer Elternfigur wahrgenommen und dem geschwisterlichen Rivalen gegenüber bevorzugt zu werden. Die große Angst beider Partner, zu kurz zu kommen und eine erneute narzisstische Kränkung erleben zu müssen, wird dann durch heftige Auseinandersetzungen in Szene gesetzt, die verhindern sollen, dass die Therapeutin sich einem der Partner zuwendet.

Vor dem Hintergrund dieses Modells wird deutlich, welche hohen psychischen Voraussetzungen gegeben sein müssen, um reife Beziehungen leben und die triadische Situation einer Paarberatung positiv besetzen zu können.

6.5 Übertragungsformen in der Paartherapie und -beratung

Grundsätzlich lassen sich zwei unterschiedliche Übertragungsmanifestationen unterscheiden: Zum einen stellen sich *polarisierte Übertragungen* ein, in denen die Partner in je unterschiedlicher Weise ihre Übertragung auf die Beraterin entwickeln. Diese Übertragungsform ist ein Kennzeichen polarisierter Paare, in denen eine deutliche Ambivalenzspaltung mit Blick auf wesentliche Beziehungsthemen zu beobachten ist. Dem gegenüber stehen zum anderen *gemeinsame Übertragungshaltungen,* in denen die Partner auf die Beraterin ähnliche innere Themen projizieren. Auch hier findet eine Ambivalenzspaltung statt, die allerdings eher globaler Natur ist, da die im Partner deponierten Themen nicht dauerhaft zu einer Entlastung beitragen.

6.5.1 Polarisierte Übertragung

Willi (1978/2008, S. 98 ff.) unterscheidet verschiedene polarisierte Übertragungsmanifestationen: Bei einer *gleichsinnigen Übertragung* wird auf die Beraterin eine Beziehung projiziert, wie sie von Vater oder Mutter erlebt und im Partner oder der Partnerin wiedergefunden wurde. So könnte der männliche Berater angesichts eines ihm entgegengebrachten Misstrauens vonseiten der Frau prüfen, inwieweit sich diese Haltung auch ihrem Partner gegenüber realisiert. Umgekehrt könnte eine Beraterin angesichts einer entwertenden Haltung des Mannes ihr gegenüber prüfen, ob Entwertungen auch seiner Frau entgegengebracht werden. Dabei könnte die Beratungsperson in ihrer beobachtenden Funktion ihre Aufmerksamkeit auf das spezifische Enactment richten, das sie zur Übernahme der entsprechenden Rolle motiviert. Hier besteht die besondere Chance, einen Zugang zu den subtilen gegenseitigen Beeinflussungsprozessen innerhalb einer Paarbeziehung über das Erleben der Beratungsperson mit den Partnern zu gewinnen. Während der Berater in seiner Gegenübertragung beispielsweise Skepsis und Distanz oder die Beraterin Ablehnung und Kritik erleben könnten, hätten sie zugleich die Möglichkeit, wahrzunehmen, über welche gestisch-mimischen Verhaltensweisen diese inneren Beziehungsrepräsentanzen der Partner kommuniziert werden. Diese zu erkennen und in ihrer Wirkung zu erleben hilft der Beratungsperson, die entsprechenden parallelen Interaktionsprozesse in der Paarbeziehung zu registrieren und eventuell in diesem Kontext zu thematisieren.

> Berater/Therapeut: Sie, Frau X, beschreiben immer wieder Ihr Misstrauen Ihrem Mann gegenüber, und ich habe gelegentlich den Eindruck, dass Sie auch hier oft zurückhaltend sind und ein wenig reserviert wirken. Könnte es sein, dass das damit zu tun hat, dass ich auch ein Mann bin und Sie Männern gegenüber ganz grundsätzlich eher vorsichtig sind?
> Beraterin/Therapeutin: Sie, Herr Y, sind oft etwas schroff Ihrer Frau gegenüber, und auch wir haben ja schon eine kleine Meinungsverschiedenheit gehabt. Was meinen Sie, hat das etwas damit zu tun, dass Sie hier mit zwei Frauen konfrontiert sind?

Bei der *aufgespaltenen Übertragung* findet eine andere Dynamik statt, indem auf die Beratungsperson die positiven Aspekte von Vater oder Mutter projiziert werden, während dem Partner oder der Partnerin gegenüber die negativen Aspekte in Szene gesetzt werden. Eine derartige Übertragungskonstellation entsteht vor dem Hintergrund einer Spaltung mit der Folge, dass eine Idealisierung der Beratungsperson erfolgt, während auf den Partner oder die Partnerin Ärger, Enttäuschung oder auch Hass projiziert werden. In einer derartigen Übertragungsdynamik könnte die Frau den Berater bewundern und mit ihm flirten, während sie ihren Partner ablehnt und kritisiert. Umgekehrt könnte ein Mann der Beraterin charmant und kooperativ begegnen, während er seiner Frau gegenüber entwertend und kontaktabweisend ist.

Für den Therapieprozess kann eine derartige Konstellation eine »Gegenübertragungsversuchung« darstellen, indem die Beratungsperson in Gefahr steht, sich mit dieser Projektion zu identifizieren, und zu der Überzeugung gelangt, dass sie sich positiv vom Partner oder der Partnerin abhebt. In der Folge kann sich dem anderen Partner gegenüber eine verleugnete Rivalität entwickeln, die, solange sie der Beratungsperson nicht bewusst wird, zu einer Blockade des Beratungsprozesses führen kann. Kann die Beratungsperson hingegen die Konkurrenzgefühle in ihrer Gegenübertragung als Ausdruck einer durch Spaltung charakterisierten Partnerbeziehung verstehen, hat sie die Chance, diese Abwehr zu thematisieren und ihre beziehungszerstörende Funktion zu bearbeiten.

Bei dieser Übertragungsform wird die Polarisierung des Paares thematisiert, allerdings ohne die auf die Beratungsperson bezogene positive Übertragungshaltung anzusprechen. Dies würde zu einer Vertiefung der Spaltung statt zu deren Auflockerung führen. Gleichwohl kann die negative Übertragung dem Partner gegenüber zum Thema gemacht werden:

> Berater/Beraterin/Therapeut/Therapeutin: Sie blicken mit einem sehr kritischen Blick auf Ihren Partner/Ihre Partnerin, Sie können gar nichts Gutes und Liebenswertes mehr in ihm/ihr entdecken. Angenehmes finden Sie eher bei anderen Personen.

Bei der *rivalisierenden Übertragung* werden Spaltungen in der Beziehung zur Beratungsperson in Szene gesetzt, in denen der Konkurrenzaspekt der mit Vater oder Mutter assoziierten Beziehung im Vordergrund steht. So kann der Mann mit einem Therapeuten rivalisieren, indem er versucht, sich über das Feststellen von dessen Schwächen oder »Fehlern« Aufwertung und Sicherheit zu verschaffen. In derselben Weise kann die Frau mit der Therapeutin rivalisieren, indem sie ihr subtil eine entwertende Haltung entgegenbringt. Hintergrund einer derartigen rivalisierenden Übertragung sind insuffiziente Selbstrepräsentanzen, die vor dem

Hintergrund ödipaler Machtkämpfe nicht überwunden werden konnten und in ähnlichen Beziehungen angetriggert werden. Auch hier geht es um die Wahrnehmung der Gegenübertragungsgefühle und der subtil vermittelten Enactments mit dem Ziel, über die Gestaltung der Therapiebeziehung eine Thematisierung dieser rivalisierenden Abwehr zu ermöglichen. Dies würde die Chance bergen, das hinter der Konkurrenz liegende Gefühl von Schwäche und Insuffizienz anzusprechen und dies vermutlich als gemeinsames Thema des Paares zu identifizieren. Methodisch sollte dabei nicht die entwertende Haltung der Beratungsperson gegenüber angesprochen werden, sondern eher die Anstrengung des Paares, sich dem Partner gegenüber derart massiv behaupten und abgrenzen zu müssen.

6.5.2 Gemeinsame Übertragung

In der gemeinsamen Übertragung werden im Gegensatz zur polarisierten keine eindeutigen und klar voneinander abgrenzbaren inneren Themen von den Partnern in Szene gesetzt, vielmehr wird atmosphärisch ein offener oder subtiler Machtkampf des Paares deutlich. In der geschwisterlichen Konkurrenz der Partner wird die Beratungsperson zum Richter oder Schiedsrichter gemacht und soll die in der familiären Erfahrung vermisste »Gerechtigkeit« wiederherstellen. In der Gegenübertragung erlebt die Beratungsperson eine Verwirrung, möglicherweise eine ärgerliche Reaktion, da sie versucht, den Streit des Paares zu beruhigen, um eine Arbeitsfähigkeit herzustellen. Indem sie in ihrem Bemühen immer wieder scheitert, erlebt sie möglicherweise Ohnmacht und Verärgerung und kann sich fragen, in welcher Weise das Paar entsprechende Gefühle in seiner Beziehung herstellt. Damit könnte die Beratungsperson den Sinn einer derartigen Inszenierung zu entschlüsseln versuchen. So kann es möglicherweise von dem Paar unbewusst intendiert sein, eine Klärung zu verhindern, da diese dazu führen würde, dass jeder Partner seine Klagen und Wahrnehmungsperspektiven vortragen könnte. Wird dies von dem Paar als bedrohlich erlebt, besteht eine Abwehrmöglichkeit darin, zu verhindern, dass eine Beziehung entsteht, in der die Alterität der Partner erlebt werden muss. Ihre ärgerliche Gegenübertragung könnte die Beratungsperson demnach verstehen als Ausdruck eines Kampfes der Partner zur Verhinderung einer für sie unerträglichen Beziehungssituation. Die von der Beratungsperson empfundene Ohnmacht wäre dann ihre emotionale Antwort auf ein entsprechendes Gefühl des Paares, das mittels Streit und Aggression abgewehrt wird.

Vor dem Hintergrund dieses paardynamischen Verständnisses würde die Beratungsperson weder ihre Verärgerung ansprechen noch ein Verbot derartiger Kommunikation postulieren. Stattdessen würde sie das Paar mit der

Frage nach dem Sinn seiner Inszenierung konfrontieren und dabei sowohl ihre aggressiv getönte Gegenübertragung als auch ihr Ohnmachtsgefühl als Kompass für ihre Interventionen benutzen. Folgende Interventionen könnte diese Dynamik thematisieren:

> B./T.: Sie fallen sich ständig ins Wort, lassen sich nicht ausreden. Es ist offenbar für Sie beide schwer, dem anderen jeweils zuzuhören. Könnte es sein, dass Sie in Sorge sind, der Partner könnte etwas in einer Weise darstellen, mit der sie nicht einverstanden sind, weil Sie es jeweils ganz unterschiedlich erlebt haben?
> B./T.: Wenn Sie hier so miteinander im Streit liegen, müssen Sie aber zugleich auch die Befürchtung haben, dass ich durch Ihre Darstellung so beeinflusst werde, dass ich gar nicht mehr offen für den anderen bin.
> B./T.: Sie gehen offenbar davon aus, dass es eine »richtige« und eine »falsche« Wahrnehmung gibt. Und Ihr Streit hier geht demnach darum, dass Sie mich jeweils von der Richtigkeit Ihrer Position überzeugen wollen, so, als müssten Sie um Gerechtigkeit vor mir kämpfen.
> B./T.: Das wirkt so, als ginge es Ihnen gar nicht darum, Ihre Konflikte anzuschauen, sondern darum, zu streiten, wer von mir gehört und anerkannt wird.
> B./T.: Wir können also sehen, dass der Kampf auch gute Seiten hat, denn damit müssen Sie Ihre Ohnmacht nicht empfinden. Dies hat aber leider auch außerordentlich ungünstige Folgen, da es nie zu einer wirklichen Klärung Ihrer Positionen kommen kann, wenn wir sie nicht anschauen können.

6.6 Gegenübertragung im triadischen Therapie- und Beratungssetting

Die Übertragung vermittelt sich der Beraterin in der Wahrnehmung ihrer Gegenübertragung. Gegenübertragung wird hier verstanden als emotionale Reaktion der Beraterin auf die Partner und das Beziehungssystem des Paares. Wie auch in der Einzelberatung löst die Beratungsperson bei jedem der Partner emotionale Reaktionen aus, in denen Übertragungen der Beteiligten zum Ausdruck kommen. In der emotionalen Antwort der Beraterin spiegeln sich diese wider und können auf diese Weise als diagnostisches Instrument genutzt werden. Je unterschiedlicher die Gegenübertragungsreaktionen den Partnern gegenüber sind, umso größer ist deren Polarisierungsgrad, während Paare, die eine vergleichbare Gegenübertragung mobilisieren, durch eine geringere Polarisierung gekennzeichnet sind.

Da es übertragungsfreie Beziehungen nicht gibt, beinhaltet eine emotionale Reaktion auf den einen zugleich eine Antwort auf die Latenz des anderen Partners. Dieser Aspekt ist insofern wichtig, als die Gegenübertragungsgefühle sich im Erleben der Beratungsperson zunächst so abbilden, als seien sie hervorgerufen durch jeweils einen Partner ohne Beteiligung des anderen. Diesem Erleben steht die konzeptuelle Einordnung der Beziehungsinszenierungen des Paares in der Beratung gegenüber. So löst beispielsweise eine entwertende Reaktion auf den Partner, der gerade eine verletzliche Seite gezeigt hat, eine andere Gegenübertragung in der Beraterin aus als eine empathische Antwort des Partners. Anders als in der Einzelberatung, in der Inszenierungen immer über die reale oder fantasierte Einbeziehung der Beratungsperson laufen und Gegenübertragungsgefühle sich in ihr ohne Beteiligung Dritter entwickeln können, ist in der Paarberatung ihre Gegenübertragung immer auch getönt durch die Reaktionen des Partners. Bedenkt man zugleich, dass die sich realisierende Gegenübertragung vor dem Hintergrund der bisherigen Beratungsbeziehung entsteht, wird deutlich, mit welchen komplexen emotionalen Prozessen die Beratungsperson konfrontiert ist. So wird ihre Gegenübertragung eine andere Tönung annehmen, wenn die oben beschriebene Entwertung als Antwort auf einen klagsamen Partner erscheint oder aber als Reaktion auf einen bisher um Autonomie und Abgrenzung bemühten Partner.

Für die Beraterin bedeutet dies, dass sie sich bemüht, ein Bild der Beziehungsdynamik des Paares und der inneren Repräsentanzen der Partner in sich entstehen zu lassen, das in Umrissen die innere Welt der Partner ebenso beschreibt wie deren Beantwortung im Rahmen der Paarbeziehung. Wünschenswert wäre es dabei, wenn dieses Bild nicht konfundiert ist mit persönlichen oder normativen Beziehungsentwürfen der Beraterin. Nicht immer gelingt es, diese sehr anspruchsvolle beraterische Haltung zu realisieren und der »Verführung« zu widerstehen, eine pathogene Szene zu komplettieren.

Die Gegenübertragungsreaktion der Beratungsperson ist oft genug bestimmt durch *ihre* ungelösten eigenen inneren Themen und Konflikte, durch ein eigenes Bedürfnis, die ihr zugewiesene Rolle im Sinne einer Komplettierung *ihrer* inneren Selbst- und Objektrepräsentanzen anzunehmen oder aber sich vor der Übernahme einer ihr zugewiesenen, aber unangenehmen Rolle zu schützen.

Es bedarf aufseiten der Beratungsperson einer guten Selbstkenntnis, da auch sie ihr Gegenüber nur aus der Perspektive ihrer inneren Beziehungsrepräsentanzen wahrnehmen und beantworten kann. Eine Beratungsperson, die aufgrund eigener unbearbeiteter Konflikte von den Themen des Paares in persönlicher Weise angesprochen wird, kann nur aufgrund ihrer verzerrten Wahrnehmungs- und Erlebensweisen reagieren.

Die Einfühlung in die Dynamik eines Paares, dessen Lebensweise mit dem persönlichen Erleben und/oder zentralen gesellschaftlichen Werten konfligiert, scheitert daher oft an der ungenügenden Auseinandersetzung mit den Inhalten und der Bedeutung der Beziehungsrepräsentanzen der Beratungsperson. Hier ist vor allem daran zu denken, in welcher Weise die elterliche Beziehung erlebt wurde, wie die dort gelebten Rollenbilder internalisiert und intrapsychisch bearbeitet wurden. In diesem Zusammenhang ist besonders auch die politische Dimension der gesellschaftlich vermittelten Rollenvorschriften und deren Realisierung im jeweiligen familiären Kontext zu berücksichtigen. So sind die heutigen Beratenden in der persönlichen Prägung ihrer Beziehungsrepräsentanzen nicht ohne die durch Krieg, Flucht und Vertreibung entstandenen Traumatisierungen der Großelterngeneration zu verstehen. In der Elterngeneration führten diese Traumafolgen zu schweren Empathiedefiziten, die deren Kinder in Form eines hohen normativen Drucks und eines weitgehenden Fehlens kommunikativer und empathischer Beziehungsangebote zu spüren bekamen. In der Enkelgeneration klingen diese Erfahrungen nach und sind häufig in Form einer Gegenidentifizierung weiterhin präsent, da die Absicht, keinesfalls eine Ehe wie die der Eltern führen zu wollen, nicht vor Wiederholungen schützt. Gerade die unbewussten, psychodynamisch bedeutsamen Verarbeitungen der erlebten Beziehungsmodalitäten der Eltern sind wesentliche, die Empathie und Arbeitsweise der Beraterin prägende Bedingungen. Dasselbe gilt für die Auseinandersetzung mit »abweichenden« Paarkonstellationen, die von der Beraterin möglicherweise bewusst akzeptiert, unbewusst aber ablehnend und kritisch beantwortet werden. So kann eine Beraterin in der Konfrontation mit Paaren, die eine »offene Beziehung« leben, durchaus in einen Konflikt geraten und die sich ergebenden Verwerfungen in einer Weise bearbeiten, in der möglicherweise ihre kritische Haltung unbewusst ihre Beratungsarbeit dominiert.

Der methodische Umgang mit allen antwortenden Gefühlen der Beratungsperson ist durch deren spezielle paardynamische Bearbeitung geprägt. Indem die Beratungsperson ihre Gegenübertragung nicht ausschließlich als ihre Antwort auf den jeweiligen Partner versteht, sondern sich stets zugleich mit deren paardynamischer Bedeutung beschäftigt, stellt sie in ihrem Inneren immer wieder unmittelbar eine triadische Beziehung her. Die in der Gegenübertragung stattfindende Auflösung der Triade in eine dyadische Beziehung, in der die Beratungsperson emotional zunächst auf die Partner als Individuen und nicht auf ein Paarsystem reagiert, wird zugleich kognitiv relativiert und zurückgenommen, indem der andere Partner angesichts der ausgelösten Gegenübertragung imaginiert und einbezogen wird. Damit kann die Gegenübertragung von der Beraterin dazu genutzt werden, Hypothesen über die Dynamik der jeweiligen Beziehungssituation zu entwickeln. So kann die Beraterin anhand ihrer Gefühlsantworten abgewehrte Themen des Paares erkennen und für die

Beratung nutzbar machen. Stellt sich bei ihr zum Beispiel angesichts fehlender Reaktionen eines Partners auf Attacken des anderen ein Gefühl von Mitleid und Bedauern ein, so kann ihr das als Orientierung dienen, das Fehlen von Mitgefühl in der Beziehung der Partner zu thematisieren. Stellt sich eher eine aggressive Gestimmtheit dem konfrontativen Partner gegenüber ein, könnte sie sich fragen, inwiefern sie sich aufgerufen fühlt, stellvertretend den schwachen Partner zu schützen. Diese Rollenzuweisung könnte sie nutzen, um diese spezielle Dynamik mit dem Paar zu thematisieren. So könnte sie die Ohnmacht des einen Partners benennen und auf die verheerenden Folgen beim anderen verweisen, dessen Aggression nicht begrenzt wird.

In diesen methodischen Überlegungen wird deutlich, dass die Gegenübertragung in aller Regel nicht direkt thematisiert wird, sondern der Beratungsperson als Kompass für ihre Arbeit mit dem Paar dient.

Die Gegenübertragungsreaktionen der Beratungsperson verdeutlichen also zugleich verschiedene Aspekte der Paarbeziehung:

- Als Spiegelphänomen bilden sie das Ausmaß der Polarisierung des Paares ab,
- sie reflektieren in der emotionalen Antwort der Beratungsperson auf den Einzelnen zugleich wesentliche Aspekte des Beziehungssystems des Paares und
- sie dienen der Beratungsperson als Kompass für ihre Arbeit mit dem Paar, indem sie zentrale, oft unbewusste Themen des Paares aufgreifen.

6.7 Übertragung im Prozess der Paartherapie und -beratung

Die Übertragungen treten in unterschiedlicher Weise in Erscheinung, je nachdem, in welcher Phase sich der Beratungsprozess befindet. So ist zu Beginn der Beratung der Übertragung der Partner auf die Beratungsperson besondere Aufmerksamkeit zu widmen, da diese Informationen für den diagnostischen Prozess nutzbar gemacht werden können. Im Beratungsverlauf ist die Gegenübertragung der Beratungsperson dann von besonderer Bedeutung, wenn Widerstände auftauchen und bearbeitet werden müssen. Zugleich stehen allerdings immer die in der Paardynamik zum Ausdruck kommenden Übertragungen im Vordergrund der Beratungsarbeit. Diese werden bearbeitet durch eine Auflockerung der dysfunktionalen Paardynamik, in längeren Beratungsprozessen durch eine intensivere Klärung der Reinszenierung biografisch bedeutsamer Erfahrungen in der Partnerschaft. Die im Folgenden beschriebenen Facetten eines Falles thematisieren in je unterschiedlicher Weise die zwischen dem Paar und der Beraterin auftauchende Übertragungsdynamik wie auch die zwischen den beiden Partnern.

6.7.1 Übertragung im Erstgespräch

Die folgende Darstellung eines Erstgesprächs verdeutlicht, welche wesentlichen Mitteilungen zur Paardynamik und Rollenverteilung der Partner über die sich entfaltende Übertragungsdynamik kommuniziert werden.

Fall Herr und Frau P: Das Paar Anfang ist vierzig und seit 15 Jahren verheiratet. Herr P hatte sie angemeldet mit der Mitteilung, sie hätten sich auseinandergelebt und es komme immer öfter zu Streit, der nicht geklärt werden könne. Zur ersten Stunde erscheinen beide ernst und konzentriert. Frau P wirkt lebendig und beschreibt mit zunehmender Eindringlichkeit eine Beziehungssituation mit ihrem Mann, die ihre Unzufriedenheit spürbar werden lässt und ihn zugleich dafür anklagt: Sie habe das Gefühl, von ihm gar nichts mehr zu bekommen, wirkliche Begegnungen fänden kaum noch statt und sie denke inzwischen an Trennung. Während sie spricht, wirkt er in sich gekehrt, nicht sonderlich auf sie bezogen, gleichwohl ihr zuhörend und ihre Vorwürfe mit einer verschlossenen Haltung beantwortend. Er macht selbst zunächst keine Anstrengungen, sich zu den Vorwürfen seiner Frau zu verhalten, sodass in der Beraterin der Impuls entsteht, Frau P zu stoppen, um ihm zu einem Raum zu verhelfen, in dem er sich darstellen kann. Er spricht sehr rational, gebraucht umständlich anmutende, auch bildhafte Beschreibungen für ihre Beziehungssituation, ohne dabei direkt seine Gefühle, Ängste und Befürchtungen zu thematisieren. Während Frau P in der Beraterin angesichts ihrer Vorwurfshaltung zunächst eine etwas skeptische innere Reaktion ausgelöst hat, beginnt sie nun deutliche Ungeduld zu entwickeln angesichts der Umständlichkeit und Langatmigkeit von Herrn P, was die Beraterin wiederum versöhnlicher Frau P gegenüber stimmt. Diese Haltung festigt sich im Laufe der ersten Stunde, indem ein insgesamt recht guter Gefühlskontakt zu Frau P gelingt, während die Einfühlung in Herrn P nur mit Mühe und durch innere »Übersetzungsarbeit« möglich ist.

Die Anfangsszene dieser Beratung stellt sich wie folgt dar: Frau P formuliert aktiv ihre Unzufriedenheit mit der Beziehung und direkte Kritik an ihrem Mann, Herr P verhält sich reaktiv und übernimmt die Rolle des Zuhörenden, wenn auch mit deutlichen Signalen der Ablehnung, die er durch

Haltung und Gesichtsausdruck zum Ausdruck bringt. Es geht von ihm kein Impuls aus, von sich aus das Wort zu ergreifen, er wartet ab, bis es ihm zugeteilt wird. Bereits in der ersten Inszenierung wird ein kollusives Zusammenspiel deutlich, das die Polarisierung des Paares widerspiegelt: Indem sie sich so differenziert und ausführlich darstellt, kann und muss er sich zurückhalten; indem er so zurückhaltend ist, kann und muss sie den freien Raum füllen.

Dies allerdings ist bereits Produkt der Reflexion, das Erleben der Beraterin geht zunächst in eine weniger ausgewogene, sondern eher parteiische Richtung: Als Gegenübertragung auf diese Szene fühlt die Beraterin sich zunächst aufgefordert, für Herrn P.s Bedürfnis, wahrgenommen zu werden, einzutreten. Zugleich erlebt sie, dass er in der Art seines Sprechens den Bemühungen der Beraterin einen deutlichen Widerstand entgegensetzt. Der zu Anfang der Stunde von Frau P ausgelöste Unmut über ihre Eindringlichkeit weicht einem wohlwollenden Empfinden für sie, nachdem die Beraterin sich angesichts der Resonanzarmut des Mannes in ihr Erleben einfühlen kann und ihre Verärgerung ebenso wie ihre Ohnmacht spürt. Insbesondere die Eindringlichkeit ihres Sprechens angesichts der Umständlichkeit seiner Ausdrucksweise kann die Beraterin emotional nachvollziehen. Herrn P gegenüber gelingt dies nicht, sein Auftreten hinterlässt in ihr eine ärgerlich getönte Gefühlsantwort. Emotional steht sie also sehr bald in einer positiven Gefühlsverbindung zu Frau P, während die Gegenübertragung Herrn P gegenüber durch Gefühle von Anstrengung und beinahe körperlich spürbarer Anspannung geprägt sind. Während Frau P sich bemüht, die Beraterin für ihr Anliegen zu interessieren und als Verbündete zu gewinnen, bleibt Herr P passiv und mobilisiert bei der Beraterin Bemühungen, auf ihn zuzugehen, und zugleich eine Verärgerung angesichts seiner Passivität. Dies könnte als Hinweis auf eine fixierte Polarisierung verstanden werden und zugleich als Ausdruck eines Rivalitätskonflikts des Paares, das offenbar in einer Dynamik gefangen ist, in dem der eine Partner sich attraktiv und bezogen darzustellen vermag, während der andere die Rolle des Unattraktiven und Ungeliebten besetzt.

Wie in Kapitel 1 beschrieben, ist es für den Beratungsprozess hilfreich, für beide Partner die zentralen Selbst- und Objektrepräsentanzen zu konkretisieren, da sie die unbewussten Hoffnungen und Befürchtungen in der Beziehung sowohl zum Partner als auch zum Berater bestimmen. Diese werden dem Paar nicht direkt kommuniziert, sondern dienen dem Berater als Orientierungshilfe für sein Verständnis der Einzelnen und der Paardynamik.

Frau P

Selbstrepräsentanz: Ich kann durch Aktivität und Initiative für meine Bedürfnisse sorgen.

Objektrepräsentanz: Damit andere mich wahrnehmen, muss ich mich deutlich positionieren oder Druck ausüben.

Herr P

Selbstrepräsentanz: Ich kann mich nicht zeigen und mir meinen Raum nehmen.

Objektrepräsentanz: Andere müssen für mich sorgen, auf mich zugehen.

Diese inneren Selbst- und Objektrepräsentanzen bestimmen das Verhalten der Partner untereinander und führen zu einem Erleben, das sich auch in der Gegenübertragung der Beraterin widerspiegelt.

Die Beraterin erlebt Unmut, Verärgerung und Ohnmacht, hat den Impuls, sich vor dem intrusiven Verhalten von Frau P zu schützen, und fühlt sich aufgefordert, Herrn P.s Passivität zu durchbrechen. Zugleich werden ihre Gegenübertragungsgefühle von der Paardynamik, die das Paar in Szene setzt, beeinflusst: Die anfängliche Reserviertheit Frau P gegenüber weicht einer Empathie für deren Ohnmachtserleben, das anfängliche Mitgefühl mit Herrn P wird durch Unmut angesichts seiner Beziehungsabweisung überlagert. Mit dieser inneren Bewegung stellt sich in der Beraterin eine Überwindung der Polarisierung des Paares ein. Indem sie beiden Partnern gegenüber sowohl ärgerliche und distante als auch mitfühlende Empfindungen entwickelt, stellt sich in ihr eine Verbundenheit der Partner her, die in der Beziehungsrealität nicht anzutreffen ist, gleichwohl als ein wesentliches Beratungsziel verstanden werden kann.

6.7.2 Paarbiografie und Übertragung

Übertragungsprozesse finden nicht nur in Beratungen statt, sondern in ganz entscheidendem Maße bereits in der Partnerwahl. Diese wird immer beeinflusst von Übertragungsprozessen – zunächst als gegenseitiger, durch Übertragungsauslöser angeregter projektiver Prozess, dann als interaktioneller Prozess, indem die Partner sich gegenseitig in mehr oder weniger subtiler Weise beeinflussen, sich den Projektionen entsprechend zu verhalten (siehe Kapitel 1.3 und 1.6). Insofern spiegeln sich im Übertragungsgeschehen in der Paarberatung immer auch die Übertragungsprozesse der Partnerwahl, indem dieselben Themen erneut in Szene gesetzt werden.

Findet das Paar zu einem ausgewogenen Verhältnis zwischen den Übertragungswünschen einerseits und dem Selbstkonzept der Partner andererseits, kann die auf diese Weise hergestellte Paardynamik in einer zugleich stabilen und flexiblen Beziehung resultieren. Oft jedoch gelingt diese Balance nicht, und zwar insbesondere dann, wenn gegenseitige Übertragungsprozesse die Entfaltungsmöglichkeiten der Partner erheblich einschränken.

Fall Herr und Frau P: Das Paar lernt sich während des Studiums kennen, er studiert Jura, sie Betriebswirtschaft. Sie fühlt sich angezogen von seinem jungenhaften Charme und seiner Bereitschaft, auf sie einzugehen; er ist fasziniert von ihrer Lebendigkeit und ihrem Blick, in dem er eine große Tiefe, jedoch auch eine Tragik wahrnimmt. Es finden in der Anfangszeit der Beziehung viele intensive und bewegende, oft nächtelange Gespräche statt, insbesondere über die sehr belastende Lebensgeschichte von Frau P. Herr P hört aufmerksam zu, ist betroffen und fühlt sich zunehmend hilflos, die heftigen Gefühle seiner Partnerin aufzufangen. Auf die Mitteilung seiner eigenen Empfindungen verzichtet er, weil sie ihm weniger bedeutsam erscheinen; seine Ohnmachtsgefühle lösen Beschämung darüber aus, seiner Partnerin nicht die Unterstützung anbieten zu können, die sie offensichtlich so dringend benötigt und die sie mit ihrem großen Vertrauen ihm gegenüber erwartet. Frau P fühlt sich sehr wahrgenommen und im Gegensatz zu ihrer Herkunftsfamilie erstmals geborgen und willkommen, ohne dafür kämpfen zu müssen. Seine Betroffenheit über ihr Schicksal ist eine emotionale Bestätigung ihrer Sehnsucht und ein Beweis für ihre Verbundenheit. Neben diesen Gegensätzlichkeiten hat das Paar viele Gemeinsamkeiten: Sie verbindet ein großes soziales Engagement und ein sehr feines Gefühl für Ungerechtigkeiten, gegen die zu kämpfen beide über Jahre miteinander vereint. Mit der Zeit ändert sich diese zunächst gelungene Aufteilung der Aufgaben innerhalb des Paarsystems:

Herr P fühlt sich zunehmend bedrückt angesichts der Erwartungen seiner Frau, für sie weiterhin in dem Maße präsent zu sein wie am Anfang ihrer Beziehung. Es tauchen erste ärgerliche Gefühle auf, die ihn jedoch vor allem ängstigen, da sie die ersehnte und auch immer wieder gefundene Nähe zu seiner Frau infrage stellen. Den einzigen Ausweg aus seinem Dilemma sieht er darin, all diese Empfindungen zu unterdrücken: Er fühlt sich zunehmend verstimmt und kämpft immer wieder heftig gegen seine Schuldgefühle an, wenn er merkt, dass er die Wünsche seiner Frau nach Resonanz und emotionaler Präsenz nicht beantworten kann.

Frau P bemerkt die Veränderungen in ihrer Beziehung daran, dass sie zunehmend das Gefühl hat, ihr Mann verschließe sich ihr gegenüber, allerdings auf eine für sie schwer fassbare Weise, da er nach wie vor für sie präsent ist, sie sich allerdings immer öfter leer und beziehungslos ihm gegenüber fühlt. Frau P wird unzufrieden und beginnt, ihrem Mann Vorwürfe zu machen. Im weiteren Verlauf ihrer Beziehung wendet sich Herr P immer intensiver seiner anwaltlichen Tätigkeit zu und übernimmt zunehmend komplexere Aufträge, die seine ganze Aufmerksamkeit absorbieren. Hier hat er einen Lebensbereich entwickelt, in dem er sich aktiv und erfolgreich erleben kann, im Gegensatz zu seiner Beziehung, in der er sich ohnmächtig und insuffizient fühlt. Die Vorwürfe von Frau P werden heftiger, es kommt zu lautstarken Auseinandersetzungen, erste Trennungsdrohungen tauchen auf.

Herr P empfindet diese Anklagen zwar als ungerecht - schließlich kommt das zusätzliche Geld ihnen beiden zugute -, dennoch erreichen sie sein schlechtes Gewissen. Wie gern hätte er wieder die alte Nähe hergestellt, hätte dies nicht zugleich bedeutet, wieder mit der alten Ohnmacht konfrontiert zu sein. Außerdem empfindet er seine Frau bei aller Bewunderung für ihre Offenheit öfter auch recht egoistisch in ihren Ansprüchen. Diese Rollenaufteilung hat inzwischen auch die Organisation ihres Alltags erfasst: Frau P kümmert sich intensiv um ihr berufliches Fortkommen, wo sie durch kostspielige Fortbildungen viel für ihre Entwicklung tun kann, nachdem ihr Mann für diese Aufgabe weggefallen war. Herr P ist inzwischen ebenfalls beruflich recht erfolgreich und holt sich nun in diesem Bereich die Bestätigung, dass er anderen durch umsichtiges und kompetentes Handeln durchaus hilfreich sein kann.

Ohne bereits etwas von den frühen Beziehungspersonen des Paares zu wissen, können aufgrund der Partnerwahl und der sich daraus entwickelnden Dynamik Hypothesen zu den aus der Elternbeziehung mobilisierten Wünschen und Ängsten formuliert werden:

(!) Frau P suchte einen Zuhörer, dem sie sich anvertrauen, Herr P suchte eine Hilfsbedürftige, der er Gutes tun konnte. Beides waren unerfüllte Wünsche bzw. Aufträge in der Beziehung zu den gegengeschlechtlichen Elternteilen, die der Partner jeweils durch entsprechende Übertragungsauslöser angeregt hatte. Unter diesem Aspekt hatte die gegenseitige Übertragung also eine beziehungsstiftende Funktion, da sie zwei Menschen zusammenführte, die hofften, gemeinsam und im anderen ein Thema aus frühkindlichen Beziehungen lösen zu können. Dass es recht bald zu einer weniger guten Abstimmung kam, wird leicht verständlich aus dem Erleben des Paares: Indem er sich vom Ausmaß ihrer Erwartungen überfordert sah, sich seiner Ohnmacht jedoch schämte und sich zurückzog, erhielt Frau P den zutreffenden Eindruck, ihn nicht mehr zu erreichen, das heißt nichts mehr von ihm zu bekommen. Durch eine Verstärkung des ihr vertrauten Auf-sich-aufmerksam-Machens erreichte sie allerdings nur eine Stabilisierung des ihr vertrauten Beziehungsmusters, denn ein derartiges »Mehr desselben« löste bei Herrn P wiederum ebenfalls ein »Mehr« an Ohnmacht und Rückzug aus (Watzlawick, Weakland u. Fisch, 1974).

Im Laufe der Jahre entwickelt sich also eine pathologische Kollusion: Herr P zieht sich noch mehr in seine eigene Welt zurück, um nicht erleben zu müssen, dass er auch seiner Partnerin nicht »wirklich« helfen kann. Frau P fordert immer mehr Aufmerksamkeit, weil sie sich von ihm abgewiesen fühlt. Hier haben also beide die ihnen vermutlich vertraute Situation real in ihrer Beziehung hergestellt, was gemeinsam Anlass zur Ernüchterung gab: Weder wollte er eine sich seinen Verständnismöglichkeiten entziehende Partnerin, noch suchte sie eine Beziehung, in der sich kein Gefühlskontakt herstellte.

Bei dieser von beiden Partnern realisierten gemeinsamen Beziehungskonstruktion stehen natürlich nicht nur Familiäritätswünsche im Vordergrund, sondern zugleich geht es um den Versuch, eine Entlastung von inneren Konflikten herzustellen, die meist schwerer erträglich sind als äußere. Darin kondensiert sich der Wunsch, die Konflikte nicht nur loszuwerden, sondern sie mithilfe des Partners auch lösen zu können, da über die Externalisierung ein Dialog möglich wird, der einen Beitrag zur persönlichen Integration leisten kann.

6.7.3 Biografie und Partnerwahl

Nachdem die gegenseitigen Enttäuschungen und deren polarisierte Verarbeitung durch die Partner nach einem anfänglich hoffnungs- und verheißungsvollen Beziehungsbeginn ausführlich thematisiert worden waren, war das Paar für eine Reflexion der biografischen Hintergründe für diese Paardynamik bereit.

Frau P

Vordergründig eine selbstbewusste und emanzipierte Frau, suchte Frau P sich in ihrem Mann einen Menschen, der ihren großen Wunsch nach Geborgenheit beantwortet und ihr neben emotionaler Versorgung auch materielle Sorglosigkeit garantieren kann. Den biografischen Hintergrund für diese Partnerwahl bildet eine familiäre Situation, in der Frau P sich in einer langen Geschwisterreihe als ständig zu kurz Gekommene erlebte und der Kontakt zu den Eltern aufgrund deren Überlastung bei Weitem nicht in der Intensität stattfinden konnte, die Frau P benötigt hätte. Als besonders dramatisch erinnert sie zwei längere Krankenhausaufenthalte im Alter von drei bis fünf Jahren und Verschickungen während der Ferienzeit, in denen sie regelmäßig zu der Überzeugung kam, die Eltern könnten sie auf keinen Fall lieben, wenn sie ihr derartiges antun. Während die Beziehung zur Mutter latent aggressiv blieb und eher mit Vorwürfen und gegenseitigen Entwertungen verbunden war, konstellierte sich zum Vater nach vielen Enttäuschungen eine sehr idealisierte Beziehung. Er wurde von Frau P für seine Intellektualität bewundert und zugleich für seine emotionale Kälte gehasst.

Die *Objektrepräsentanzen* von Frau P beinhalten unter anderem folgende Aspekte:

- In der Beziehung zu Männern muss man kämpfen, um wahrgenommen und geachtet zu werden.
- Männer verletzen, da sie nicht zu erreichen sind.
- Männer enttäuschen, da sie nur um die eigenen Bedürfnisse kreisen.

Herr P

Herrn P.s biografischer Hintergrund unterscheidet sich sehr von dem seiner Frau. Als jüngstes von drei Kindern stand er zeitlebens in enger Beziehung zu seiner Mutter, die, enttäuscht in ihrer Ehe mit einem weitaus älteren Mann, Herrn P eng an sich band und ihn damit zugleich dem Vater und den beiden älteren Geschwistern entfremdete, für die er stets »der Kleine« blieb. Die Mutter führte, unterstützt von der Großmutter, ein strenges Regiment und versuchte so, ihre Unsicherheit zu kompensieren, gleichwohl spürte Herr P die große Bedürftigkeit und Verbitterung seiner Mutter und war stets bemüht, sie mit seiner Verbundenheit zu entschädigen für die vermisste Beziehung zum Vater. Umso mehr trafen ihn ihre Rückzüge, die er als Strafmanöver für Fehlverhalten erlebte. Herr P fiel in diesen Situationen immer wieder in ein tiefes Loch, fühlte sich von allen verlassen und abgeschnitten, zugleich aber auch schuldig an ihren Schwierigkeiten – schließlich hatte er den Zustand durch sein Verhalten provoziert. Er versuchte dann verzweifelt, den Kontakt zur Mutter wiederherzustellen, was ihm aber oft erst nach Tagen des Bemühens gelang. Der Kontakt zum Vater blieb zeitlebens distant, der Vater nahm zwar seine berufliche Entwicklung zur Kenntnis, eine emotionale Verbindung zum Vater entwickelte sich aber nie.

Die *Objektrepräsentanzen* von Herrn P beinhalten unter anderem folgende Aspekte:

- Frauen geben Nähe und Geborgenheit, wenn man sie fürsorglich behandelt.
- Frauen ängstigen, weil sie die Macht haben, Beziehungen abzubrechen.
- Frauen nötigen, sie aus ihrem Unglück zu retten.

Das Verständnis der Paardynamik lässt sich nun vor den biografischen Hintergründen von Herrn und Frau P folgendermaßen entwickeln:

Psychodynamischer Hintergrund von Frau P: Frau P war eine in ihren Bindungsbedürfnissen und ihren narzisstischen Wünschen zutiefst verletzte Person, die sich sehnlichst eine Beziehung wünschte, in der sie mütterliche Geborgenheit und Anerkennung erfahren kann. Zugleich erlebte sie die väterliche Ignoranz ihr gegenüber als eine chronische narzisstische Kränkung, die sie mit allen Mitteln zu überwinden suchte. So entwickelte sie zwar eine sehr selbstbewusste und autonome Haltung, blieb innerpsychisch aber an den kühlen und abweisenden Vater gebunden. Genau über diesen Aspekt stellte sich unbewusst eine Verbindung zu Herrn P her: Er war ebenfalls Jurist und erhielt die Aufgabe, vor den kritischen Blicken ihres Vaters zu bestehen, um über diesen Weg ihren Selbstwert zu sichern. Zugleich sollte er vor ihren Augen einen ödipalen Kampf ausfechten, den Herr P nicht gewinnen konnte. Hingegen fand Frau P in den ersten Jahren ihrer Beziehung die vermisste Geborgenheit und Wärme, die sie in der Beziehung zur Mutter so schmerzlich vermisst hatte. Insofern fand in ihrer Partnerwahl eine Mutterübertragung statt, die zunächst eine sehr überzeugende Möglichkeit bereitstellte, die narzisstischen Verletzungen der Kindheit zu heilen und zugleich einen neuen Zugang zum Vater zu ebnen.

Psychodynamischer Hintergrund von Herrn P: Herr P war durch die emotionale Abwesenheit des Vaters sehr in seiner männlichen Identität verunsichert und war froh, in der Beziehung zu seiner Frau die Wesenszüge einbringen zu können, die ihm am geläufigsten waren. So erlebte er sich über lange Zeit als ein geliebter und attraktiver Partner, da seine in der Beziehung zur Mutter entwickelte Empathie auch die Beziehung zu seiner Frau stabilisierte. In dieser Mutterübertragung realisierte sich allerdings zugleich auch seine Aggressionshemmung, indem ihm zu keiner Zeit eine angemessene Abgrenzung von ihren Ansprüchen möglich war. Ganz in Identifikation mit den mütterlichen Kontaktabweisungen konnte auch er sich nur so vor den Erwartungen seiner Frau schützen. Zugleich traf ihn die Entwertung seiner Frau besonders, wenn er ihren Vorstellungen von Männlichkeit nicht entsprach und die von ihm gezeigte Männlichkeit als materiell erfolgreicher Anwalt von ihr nicht honoriert, sondern als ihr zustehend betrachtet wurde.

Paardynamik der Beziehung von Herrn und Frau P: Vor dem Hintergrund ihrer biografischen Erfahrungen hatte sich für beide Partner bald eine Reinszenierung alter Themen hergestellt: Herr P scheiterte wie bei der Mutter auch bei seiner Frau, Nähe und Anerkennung über die Bereitstellung von Empathie zu erlangen, da er über keine Möglichkeiten verfügte, eigene Grenzen als legitime Zeichen seiner Überforderung wahrzunehmen. So konnte er sich nur über Verhaltensweisen schützen, die ihn bei der Mutter geängstigt hatten. Genau diese Kontaktabbrüche stellten nun umgekehrt eine Wiederholung biografischer Erfahrungen für Frau P dar, indem sie erneut konfrontiert war mit einem Mann, der seine mütterlichen Funktionen verloren hatte und zugleich mit dem idealisierten Vater nicht konkurrieren konnte. Daraus lassen sich folgende Beziehungsrepräsentanzen vermuten:

Beziehungsrepräsentanz von Frau P: Beziehungen sind unterstützend, sofern ich den Partner beeinflussen und für meine Bedürfnisse nutzen kann.

Beziehungsrepräsentanz von Herrn P: Beziehungen können mich bedrohen, daher muss ich vorsichtig sein und mich schützen.

6.7.4 Übertragung und Widerstand

Die sich bereits im Erstgespräch realisierende Polarisierung zwischen Herrn und Frau P mit Blick auf die Besetzung des aktiven bzw. passiven Beziehungsmodus setzte sich im Laufe der Beratung fort. Bereits mit Beginn der Beratung war der Beraterin aufgefallen, dass Herr P große Mühe hatte, sich an die Themen der vorangegangenen Stunden zu erinnern. Mit Fortschreiten des Prozesses löste dieses »Vergessen« der jeweiligen Stundeninhalte zunehmend ärgerliche Gefühle bei der Beraterin aus. In der Gegenübertragung erlebte sie einen Vorwurf ihm gegenüber und zugleich einen Anflug von Kränkung, sich von Herrn P nicht wahrgenommen zu fühlen. Der Vorwurf thematisierte den Rückzug und Kontaktabbruch von Herrn P und brachte sie emotional in eine engere Beziehung zu Frau P, die dieselbe Anklage ihrem Mann gegenüber vertrat. In diesem Zusammenhang klang in der Beraterin eine Enttäuschung an, da sie gehofft hatte, seine regressive Abwehr durch ihr zugewandtes Interesse an ihm überwinden zu können. Dies versöhnte sie zwar einerseits mit Frau P, die sie in ihrer eher zwanghaft anmutenden korrekten Selbstdarstellung begonnen hatte, kritisch zu erleben, machte ihr andererseits deutlich, dass es sich bei dieser Widerstandsmanifestation offenbar um ein chronifiziertes paardynamisches Muster handelte, das auch durch Zuwendung nicht aufzulockern war.

Das folgende Verbatim verdeutlicht, in welcher Weise Übertragungsprozesse zur Bearbeitung von Widerstand nutzbar gemacht werden können.

Fall Herr und Frau P

B./T.: Wenn Sie so viel vergessen von dem, was wir in der letzten Stunde hier angesprochen haben, ist das natürlich für Sie sehr bedauerlich, da Sie dann ja gar nicht die Möglichkeit haben, sich auch nach unserer Stunde damit zu beschäftigen. Denn oft ist es ja so, dass einem dann noch wichtige Dinge einfallen, die uns hier sehr nützlich sein könnten.
Herr P: Ja, das ist leider so, das rutscht mir total weg, ich denke auch nach den Stunden gar nicht mehr darüber nach.
B./T.: Das ist ja für Sie sehr ungünstig, da überlassen Sie ja ohne Not hier Ihrer Frau das ganze Feld allein.
Herr P: Also, ohne Not würde ich nicht sagen, Sie sehen ja, wie es hier ist, meine Frau hat ihre Themen auf dem Schirm, was soll ich dann noch sagen, sie beschreibt es ja ganz zutreffend.
B./T.: Ihrer Frau fällt es leichter, ihre Themen hier zu platzieren, aber sie kann ja nicht *Ihre* Anliegen vertreten. Die bleiben dann ganz unberücksichtigt, wenn Sie sie nicht einbringen.
Herr P: Natürlich habe ich meine persönliche Meinung, aber ich bin es leid, immer darum kämpfen zu müssen.
B./T.: Da können Sie offenbar gar nicht für Ihre Interessen sorgen, sobald Sie auf Widerstand bei Ihrer Frau stoßen.
Herr P: Nein, das kann ich nicht und will es auch nicht. Ich hätte erwartet, dass man in einer Partnerschaft nicht um alles streiten muss.
Hier verdreht Frau P die Augen und stöhnt in verhalten aggressiver Weise.
B./T.: Hm, da befinden Sie sich ja in einer schwierigen Situation: Sie möchten gern gesehen und anerkannt werden, aber Sie scheuen gleichzeitig davor zurück, sich mit Ihren Anliegen zu exponieren.
Frau P: Ich kann es nicht mehr hören, es ist wie immer, du hältst dich zurück und sagst nichts, und ich bin daran schuld!
B./T.: Sie sind gerade sehr heftig geworden, Frau P, das scheint einen sehr wunden Punkt bei Ihnen zu treffen.
Frau P: Allerdings, denn nie ist mein Mann an irgendwas schuld, auch nicht, wenn er richtige Fehler macht. Das habe ich ihm schon so oft gesagt, ich pralle aber immer ab.

Hier hätte die Beraterin die Schuldthematik aufgreifen können, gemäß ihrer Gegenübertragungsgefühle verfolgte sie aber die von dem Paar in Szene gesetzten Kontaktabbrüche.

B./T.: Das macht Sie sehr ärgerlich, wenn Sie so an Ihrem Mann abprallen. Und Sie, Herr P, haben ja auch gerade beschrieben, dass es Ihnen nicht gut damit geht,

wenn Sie mit Ihren Themen von Ihrer Frau nicht wahrgenommen werden. Das erleben Sie beide offenbar sehr ähnlich.
Nach einer Pause, in der beide vor sich hinschauen, ohne den Kontakt zum anderen zu suchen, beginnt Herr P.
Herr P: Das habe ich so nicht gesehen, dass du dich auch abgewiesen fühlst.
Frau P: Das verstehe ich nicht, wie oft habe ich dir das schon gesagt!

Hier bleibt Frau P verschlossen und beharrt auf ihrer Position, während Herr P sich einer neuen Perspektive auf seine Frau zuwendet. Vor dem Hintergrund des Kränkungsgefühls, das die Beraterin in der Gegenübertragung erlebt hat, weil sie trotz ihres Bemühens den Mann nicht erreichte, versteht sie die Antwort von Frau P als möglicherweise ebenfalls kränkungsmotiviert.

B./T.: Sie, Herr P, hatten bisher offenbar Ihr großes Schutzbedürfnis vor Augen, das Sie zu Ihrem Rückzug gebracht hat. Dabei hatten Sie die Wirkung auf Ihre Frau gar nicht mitgedacht und sind nun erstaunt, dass sie sich genauso abgewiesen fühlt, wie Sie es erleben, wenn Ihre Frau so selbstbewusst und fordernd auftritt.
Herr P: Ja, das stimmt, das hatte ich so nicht gesehen.
B./T.: Sie, Frau P, sind gerade noch sehr mit Ihrem Ärger beschäftigt.
Frau P: Ja, ich komme mir schon komisch vor, dass ich ihm das schon so oft gesagt habe, dass er so eine Mauer um sich hat, und das will er nicht gehört haben? Das glaube ich nicht.

Unter der Voraussetzung, dass Frau P ihre Vorwürfe möglicherweise als Kontaktsuche erlebt, geht es im Folgenden darum, die von Frau P inszenierten Kontaktabbrüche zu verdeutlichen, um das zuvor angeklungene gemeinsame Thema des Paares zu konkretisieren.

B./T.: Da sind Sie gerade ganz misstrauisch, ob Sie Ihrem Mann glauben können, und vielleicht hat das ja damit zu tun, dass Sie verletzt sind, dass Ihre Rückmeldungen gar nichts bewirkt haben bei Ihrem Mann.
Frau P: Ja, das stimmt, da fühle ich mich wirklich nicht ernst genommen.
B./T.: Das ist verständlich, aber vielleicht haben Sie jetzt auch in erster Linie *Ihr* Schutzbedürfnis im Blick und es fällt Ihnen schwer, zu sehen, dass Sie mit Ihrem deutlichen Auftreten und den Vorwürfen Ihrem Mann gegenüber bei ihm einen Rückzug bewirken, unter dem Sie dann sehr leiden.
Frau P: Ja, ich wollte ihn aus der Reserve locken, dieses Wegtauchen bringt mich auf die Palme.

B./T.: An diesem Punkt sind Sie tatsächlich sehr unterschiedlich: Sie, Frau P, gehen in die Offensive und werden heftig und fordernd, wenn Sie etwas wollen, während Sie, Herr P, nicht kämpfen, sondern defensiv reagieren und sich zurückziehen hinter eine Mauer des Schweigens und, wie wir am Anfang der Stunde gesehen haben, auch des Vergessens. Wie wir aber soeben verstanden haben, wünschen Sie sich beide, vom anderen gehört und wahrgenommen zu werden.

Hier wäre der Raum, um die biografischen Hintergründe der beiden unterschiedlichen Bewältigungsformen zu thematisieren (siehe Kapitel 1.6).

Im weiteren Verlauf der Beratung wurde deutlich, dass Herrn P seine Neigung zu Kontaktabbrüchen sehr bewusst war und er diese sowohl biografisch einordnen als auch in ihrer Abwehrfunktion verstehen konnte. Es erwies sich aber als außerordentlich mühsam, mit Frau P an dem Thema Kontaktabbruch und Näheangst zu arbeiten, da all ihre Wünsche und Handlungen das Gegenteil zu beweisen schienen. Nur sehr zögerlich konnte sie sich damit konfrontieren, dass sie selbst den Kontakt zu ihrem Mann oft innerlich bremste und durch das Thematisieren konflikthafter Bereiche abbrach, wenn er sich ihr in aktiver Weise näherte. Hier wurde dem Paar deutlich, dass von Frau P keine Nähe bzw. Überwältigungsangst erlebt werden musste, solange sie die aktiv Gestaltende, Zugehende war. Dieses Thema betraf aber durchaus ein gemeinsames Erleben beider Partner, sobald sich die zum Zwecke der Abwehr eingespielten Interaktionsmodi des Paares änderten.

6.7.5 Bearbeitung von Reinszenierungen

Mit der Thematisierung biografischer Themen erhält das Paar die Gelegenheit, sich mit den Elternfiguren und deren Einfluss auf die verinnerlichten Objekt- und Beziehungsrepräsentanzen zu beschäftigen und deren Bedeutung für das eigene Beziehungsleben zu erarbeiten und anzuerkennen.

Die Bearbeitung biografischer Themen kann in einem konstruktiven Sinn nur in einer Beratungsbeziehung stattfinden, in der die Partner nicht in erster Linie um die Sicherung der eigenen Abwehr bemüht sind, sondern beide in der Lage sind, sich ohne Furcht vor Beschämung oder Angriffen dem eigenen biografischen Hintergrund zuzuwenden. Dieses Bedürfnis entsteht in der Regel dann, wenn durch die Bearbeitung der Polarisierung deutlich geworden ist, dass nicht allein der Partner das persönliche Wohl- oder Missempfinden beeinflusst, sondern auch die individuelle Verarbeitung des je persönlichen Lebensschicksals. Eine in Gegenwart des Partners geführte Auseinandersetzung mit den persönlichen Selbst- und Objektrepräsentanzen fördert die Entwicklung eines gegenseitigen Verständnisses für die individuellen Lebens- und Abwehrweisen des

Partners. Die biografische Arbeit kann darüber hinaus die Partner von zuvor erlebten Schuldgefühlen und von Verantwortungsdruck entlasten, indem über diese Arbeit deutlich wird, dass Eigenheiten des Partners nicht nur Ergebnis einer konfliktträchtigen Paardynamik sind, sondern auch Ausdruck der innerpsychischen Konflikte und des Beziehungsschicksals eines jeden Einzelnen. Als störend empfundene Verhaltensweisen müssen dann nicht mehr unmittelbar vom Partner als gegen ihn gerichtete Angriffe gedeutet werden und können so, verstanden als individuelle Konfliktverarbeitungsmöglichkeiten, andere, weniger defensive Antworten des Partners evozieren. Die biografische Arbeit an der Übertragung in der Paarbeziehung beinhaltet also immer eine Neudefinition bisheriger partnerbezogener Deutungen hin zu einer stärkeren Betonung der je individuellen Haltungen und Reaktionsbereitschaften und deren Einfluss auf das Erleben und die Bearbeitung von Konflikten.

Fall Herr und Frau P

Ausgangspunkt für die Bearbeitung biografischer Themen bildet hier die polarisierte Interaktion von Herrn und Frau P.

> B./T.: Sie wünschen sich beide eine vertrauensvolle Beziehung und können beide so wenig zu deren Gestaltung beitragen. Sie, Herr P, verfallen in Schweigen und schotten sich ab, Sie, Frau P, werden laut und attackieren Ihren Mann. Sie sind beide offenbar in Verhaltensmustern gefangen, die Sie nicht verlassen können. Mit beiden Reaktionen verletzen Sie einander und zugleich merken Sie, dass Sie sich selbst jedes Mal angegriffen und verletzt fühlen. Woher kennen Sie das?

Frau P beschreibt ihre Familiensituation, in der Sie als fünftes von sechs Kindern immer um Aufmerksamkeit kämpfen musste und stets das Gefühl hatte, zu kurz zu kommen. Bei der Mutter fand sie keine Geborgenheit, »die war mit dem Managen der Familie beschäftigt«, und der Vater war als Patriarch ohnehin nicht erreichbar. Frau P berichtet dann von der Geschwisterkonstellation, in der ihre älteste Schwester sich sehr um sie gekümmert hatte, dieser Kontakt brach aber ab, nachdem sie nach ihrem Schulabschluss ausgezogen war.

> B./T.: Da müssen Sie sich innerlich sehr einsam gefühlt haben, wenn eigentlich niemand für Sie so richtig da war.
> Frau P: Ja, aber das ging irgendwie allen so. Die Jungs hatten es etwas besser, die wurden von unserem Vater wenigstens ernst genommen, die Mädchen mussten sich das erst erkämpfen.
> B./T.: Daher rührt offenbar ihre gute Fähigkeit, sich zu artikulieren und Ihre Ansprü-

che zu vertreten. Das war in der großen Familie ja eine wichtige Stärke, um gesehen zu werden.

Frau P: Ja, sonst wäre ich ganz untergegangen.

B./T.: Es wirkt so, als wenn Sie die ganze Zeit damit beschäftigt waren, Ihren Platz zu verteidigen, und gar kein Raum dafür war, zu spüren, wie es Ihnen geht. Das kennen wir ja auch aus der Beziehung zu Ihrem Mann, Sie kämpfen darum, von ihm gesehen zu werden, und schützen sich möglicherweise davor, zu erleben, wie es hinter dieser kämpferischen Haltung aussieht.

Frau P: Da fühle ich mich schon sehr verletzt, das ist bei meinem Mann dasselbe Gefühl wie in meiner Familie.

B./T.: Und diese Verletzung und Enttäuschung konnten Sie niemanden zeigen, damit waren Sie ganz allein.

Frau P: Das war bei uns nicht üblich, meine Mutter hatte keine Zeit und wenn mein Vater da war, drehte sich alles um ihn, Gefühle hatten da keinen Platz, da ging es um seine Ansichten und das, was er von uns erwartete.

B./T.: Das ist ja sehr schmerzlich, wenn man so allein mit seinen Gefühlen ist, dann macht man lieber einen großen Bogen darum. Sie sprechen auch hier wenig über Wünsche und Verletzungen, Sie sind immer eher kämpferisch.

Frau P: Ja, das ist mir auch unangenehm, da fühle ich mich so schwach.

B./T.: Und das zuzulassen und zu zeigen wäre in Ihrer Familie offenbar gefährlich gewesen.

Frau P: Ja, das wäre nicht gegangen.

B./T.: Und dieses Misstrauen begleitet Sie noch heute, unter anderem in der Beziehung zu Ihrem Mann, dem Sie von Ihrer Verletzlichkeit auch wenig zeigen, wenn Sie so fordernd auftreten. Das wirkt so, als wenn Sie sich da ähnlich fühlen wie Ihrem Vater gegenüber.

Frau P: Mhm, das kann schon sein.

B./T.: Was würden Sie denn befürchten?

Frau P: Ich weiß nicht, aber ich würde mich ganz schutzlos fühlen.

B./T.: Das heißt, wenn Sie so kämpferisch sind, tun Sie etwas für Ihre Sicherheit und schützen sich vor dieser Bedrohung.

Frau P: Ja, das könnte ich nicht ertragen.

B./T.: Das ist sehr verständlich, denn damit würde das ganze Einsamkeitsgefühl von früher wieder spürbar. Und zugleich ist es für Sie auch sehr traurig, dass Sie sich mit so vielen wichtigen Gefühlen so verschließen müssen, weil sich dann ja die Situation von früher immer weiter fortsetzt.

Frau P: Das ist schon so.

B./T.: Ihre Angst können Sie ja nicht einfach negieren, aber zunächst ist es ja sehr wichtig für uns, dass Sie spüren können, dass Sie in Ihrer Beziehung genauso wenig

Vertrauen haben, mit Ihren verletzlichen Gefühlen angenommen zu werden, wie in Ihrer Familie. Ob diese Wahrnehmung der Realität entspricht, können wir jetzt noch gar nicht wissen, auf alle Fälle erleben Sie das aber so.

Herr P beschreibt seine Situation als Jüngster in der Familie, den die Mutter mit viel Liebe und Aufmerksamkeit bedachte, während die Beziehung zum Vater immer distant blieb, da er das Gefühl hatte, ihn nicht erreichen zu können. Im Laufe der Jahre entwickelte sich eine enge, vertrauensvolle, in gewisser Weise grenzüberschreitende Beziehung zur Mutter, die Herrn P als Partnerersatz für den zurückgezogenen und eher depressiv wirkenden Vater benutzte. Diese Vertrautheit erlebte Herr P als sehr ambivalent, da er die Nähe zwar genoss, ihn die Sorgen und Nöte der Mutter allerdings über die Maßen belasteten. So kam es, dass er versuchte, sie durch viele Entgegenkommen zu entlasten, während er zugleich eine große Angst vor ihren Kontaktabbrüchen entwickelte, mit denen sie ihn für Verbotsübertretungen strafte. Die Beziehung zu den beiden älteren Schwestern war durch Streit und Konkurrenz gekennzeichnet, da sie Herrn P verantwortlich für ihre konflikthafte Beziehung zur Mutter machten.

B./T.: In der Beziehung zu Ihrer Mutter konnten Sie sich als geliebtes Kind fühlen und viel Geborgenheit erleben, was weder beim Vater noch bei den Schwestern möglich war. Allerdings mussten Sie für diese Nähe einen hohen Preis zahlen, da Sie sehr viel vom Kummer Ihrer Mutter mitbekamen und nicht wussten, wie Sie ihr helfen sollten. Das hat sicher eine große Anspannung in Ihnen hinterlassen.
Herr P: Ja, ich war immer auf der Hut, um zu sehen, ob es ihr gut geht; dann ging es mir auch gut.
B./T.: Da waren Sie so eng mit der Mutter verbunden, dass Sie gar keinen richtigen Kontakt zu Ihrem eigenen Gefühlsleben entwickeln konnten.
Herr P: Das ging nur, wenn es ihr gut ging, da war meine Mutter auch eine richtig fröhliche Frau und wir haben uns gut verstanden.
B./T.: Irgendwie war Ihr ganzes Gefühlsleben von den Stimmungen Ihrer Mutter abhängig: Wenn es ihr gut ging, konnten Sie unbeschwert sein, wenn sie Sorgen hatte, waren Sie bedrückt, und wenn sie sich über Sie geärgert hatte und den Kontakt zu Ihnen abbrach, hatten Sie Angst.
Herr P: Ja, so kann man das beschreiben, ich lief immer so ein bisschen im Windschatten meiner Mutter mit. Meine Schwestern würden das ganz anders sehen, die mir ja immer vorwarfen, dass ich ihr Lieblingskind bin.
B./T.: Das könnte ja auch eine zutreffende Perspektive sein; für Sie allerdings hatte dieser Status eine sehr belastende Seite, da Sie unter der Verantwortung litten und die Abbrüche fürchteten. Wie sind Sie denn damit umgegangen?

Herr P: Ich habe schon früh versucht, mich ein bisschen aus der Familie rauszunehmen, mein eigenes Ding zu machen.
B./T.: Na ja, da hatten Sie ja auch in Ihrem Vater ein bedeutsames Vorbild, der sich ja ebenfalls in eine eigene Welt zurückgezogen hatte.
Herr P: Das stimmt, sosehr ich ihn dafür gehasst habe, dass er nie wirklich ansprechbar war, habe ich es doch genauso gemacht.
B./T.: Das war Ihre Rettung vor noch mehr Ansprüchen und Erwartungen, hinter dieser Mauer konnten Sie sich dann einigermaßen sicher fühlen. Andere Wege der Auseinandersetzung kamen Ihnen offenbar gar nicht in den Sinn?
Herr P: Na, ich war schon gelegentlich mal ärgerlich und wütend, aber darauf hat meine Mutter immer sehr allergisch reagiert, da verstand sie gar keinen Spaß!
B./T.: Das heißt, wenn Sie sich einmal anders zur Wehr setzen wollten, dann mussten Sie gleich damit rechnen, die Zuwendung Ihrer Mutter zu verlieren! Wenn das so gefährlich ist, dann ist es verständlich, dass Sie sich alle gesunde Aggression abgewöhnt haben.
Herr P: Ja, einen offenen Streit mag ich nicht, dem bin ich auch nicht gewachsen, ich setze mich lieber mit Sachargumenten auseinander.
B./T.: Das kann ich verstehen, da müssen Sie sich ja als Person nicht exponieren und keine Angst davor haben, verlassen zu werden. Das scheint auch das Muster in der Beziehung zu Ihrer Frau zu sein, Sie haben bei Differenzen zwischen Ihnen nur die Möglichkeit, aus dem Kontakt zu gehen, weil eine offene Austragung eines Konflikts wieder die alte Angst vor Verlust anstoßen würde.
Herr P: Ja, vermutlich, ich merke nur, dass ich sprachlos werde und mir eigentlich auch keine guten Argumente mehr einfallen.
B./T.: Solche Situationen erleben Sie dann so, als ob Sie Ihrer Mutter gegenüberstünden, vor der Sie sich in Sicherheit bringen müssen. Und das können Sie nur tun, wenn Sie den Kontakt nach außen abbrechen und den zu Ihrer Gefühlswelt ebenfalls.
Herr P: Ja, im Grunde muss ich dann erst mal wegtauchen.
B./T.: Und hinter diesem Wegtauchen steht offenbar eine große Angst vor Ihren aggressiven Impulsen und die Befürchtung, einer Konfrontation nicht gewachsen zu sein und die Zuneigung Ihrer Frau zu verlieren, wenn Sie sich mit »Eigenem« zeigen würden. Auch hier wissen wir nicht, ob Ihre Befürchtung der Realität entspringt, für Ihre Seele ist das aber ziemlich unerheblich, die reagiert spontan nach den bekannten Schutzmustern.

Eine Zusammenfassung dieses Arbeitsprozesses könnte dann in einer Zusammenführung der beiden polaren Abwehr- und Bewältigungsformen der biografisch bedingten Objekt- und Beziehungsrepräsentanzen formuliert werden.

B./T.: Wenn wir uns jetzt noch einmal angesichts Ihrer beider Lebensgeschichten Ihre Situation anschauen, so können wir verstehen, dass hinter Ihren Verhaltensweisen, die Sie beide als verletzend erleben, offenbar ganz viel Angst steht. Sie, Frau P, haben große Angst davor, Ihre passiven und weichen Gefühle zu erleben, und befürchten, dass Ihr Mann damit nicht sorgsam umgehen würde.
Sie, Herr P, haben Angst davor, Ihre aktiven und aggressiven Impulse zuzulassen, aus Sorge, damit bei Ihrer Frau auf Ablehnung zu stoßen. Wenn wir uns Ihren Konflikten auf diesem Wege nähern, verstehen wir, dass Sie sich beide voreinander schützen müssen, aus Angst, dieselben Kränkungen und Ablehnungen erneut zu erfahren, wie Sie sie aus Ihren Herkunftsfamilien kennen.

Hier erscheint es besonders wichtig, dem Paar mit dieser Verstehensperspektive nicht zu suggerieren, dass sich die Ängste und Befürchtungen bei Überprüfung der Realität auflösen würden. Dies ist aus zwei Gründen nicht zu erwarten:

- Oft hat der Partner in wesentlichen Facetten reale Ähnlichkeiten mit dem übertragenen Objekt, sodass in keinem Fall garantiert ist, dass Frau P bei ihrem Mann keine Kränkung angesichts ihrer passiven Bedürfnisse erlebt bzw. Herr P keine Ablehnung angesichts möglicher von ihm initiierter aggressiver Auseinandersetzungen.
- Ein weitaus wesentlicherer Aspekt stellt demgegenüber die Persistenz innerer Repräsentanzen dar, die in der Regel nur durch einen mühsamen und kleinschrittigen Entwicklungsprozess aufgelockert und überwunden werden können.

Allerdings können in diesem Zusammenhang Paarbeziehungen eine sehr hilfreiche Funktion übernehmen, indem die durch die Beratung beiden bewussteren biografischen Hintergründe mitgedacht und zur Regulation der eigenen Antwortbereitschaften genutzt werden. So könnte Frau P die Entwicklung einer besseren Durchsetzungsfähigkeit ihres Mannes dadurch unterstützen, dass sie ihre gut ausgearbeitete Aggressivität in Streitsituationen so reguliert, dass sie nicht nur seine Positionen wahrnimmt, sondern auf die Umsetzung ihres Impulses verzichtet, als Sieger aus dem Konflikt hervorzugehen zu wollen. Damit müsste Frau P nicht nur einen Verzicht leisten, sondern ein ihr in den Beziehungen zu den Geschwistern zentrales Abwehr- und Bewältigungsinstrument auflockern, was von ihr ebenfalls die Bereitschaft zum Zulassen von Angst voraussetzt. Auch bei bestem Willen können die unbewusst auftauchenden Befürchtungen die bewusste Vornahme vereiteln.

Herr P wiederum könnte seine Frau beim Zulassen passiver Wünsche dadurch unterstützen, dass er angesichts von »Schwächen« seiner Frau die auf das Mutterintrojekt bezogenen Druck- und Verpflichtungsgefühle zwar wahrnimmt, sie allerdings nicht mit den reflexhaft einsetzenden Rückzugsmanövern beantwortet. Auch hier geht es um das Zulassen und Aushalten von Angst und Befürchtungen nicht nur aufseiten von Frau P, sondern auch bei ihm.

Methodisch ist es daher außerordentlich wichtig, dass der Therapeut diese Prozesse mentalisiert und den Schwerpunkt der Arbeit weniger auf deutlich markierbare Ergebnisse fokussiert, sondern vielmehr den Veränderungsprozess begleitet und das Paar darin unterstützt, die Größe und Schwere der Aufgabe anzuerkennen und kleinere Bewegungen positiv zu konnotieren. Diese anzuregen und zu begleiten ist dann die wesentliche methodische Anforderung an die Beratungsperson.

Dieser Prozess kann die Grundlage schaffen für eine von Projektionen weniger verzerrte Wahrnehmung des Partners, in der das Gemeinsame, aber auch das Trennende gesehen werden können. In der Regel kommt es mit der realistischeren Sicht auf den Partner auch zu einem Prozess des Trauerns und Abschiednehmens, da dieser nicht mehr in dem bisherigen Umfang für die Deponierung persönlicher Themen genutzt werden kann. Damit erarbeitet das Paar die Voraussetzung für eine Begegnung, in der es gelingen kann, trotz oft erheblicher Differenzen und Fremdheit immer wieder gemeinsame Standpunkte zu erarbeiten. Diese von Daser (1995) als interaktionelle Integration bezeichnete Bewegung beinhaltet einen wechselseitigen Austausch, in dem es den Beteiligten gelingt, »Gegensätze als individuelle Realisierungen einer gemeinsamen menschlichen Verfassung zu begreifen. Denn dann können sie das Fremde des Anderen als etwas Menschliches akzeptieren, der eigenen Besonderheit als etwas Relativem innewerden und sich trotz aller Unterschiede auf der Basis einer gemeinsamen menschlichen Grundlage verbunden fühlen« (S. 313).

6.8 Essentials

- Übertragungen ereignen sich innerhalb der Paarbeziehung im Rahmen der Partnerwahl.
- Diese wird durch subtile projektive Prozesse und Externalisierungsvorgänge gestaltet, in denen innere Themen der Partner im anderen gesucht und verankert werden. Hier kommt der Übertragung eine *beziehungsstiftende Funktion* zu (siehe Kapitel 1).

- Übertragungen besitzen ein starkes *konfliktintensivierendes Potenzial*, da die von dem Paar erlebten Konfliktlinien immer auf Reinszenierungen biografisch relevanter Themen der Partner verweisen.
- Im Rahmen eines triadischen Therapie- und Beratungssettings ist die jeweilige Beziehungsgestaltung zum Berater ebenfalls durch Übertragungsprozesse des Paares beeinflusst. Hier hat Übertragung eine *beziehungsdiagnostische Funktion*.
- Die Gegenübertragung des Beraters kann ein vertieftes Verstehen der Übertragungen des Paares ermöglichen.
- Im Prozess der Beratung werden die wechselseitig in Szene gesetzten beziehungszerstörenden Übertragungen der Partner thematisiert und bearbeitet. Hier hat Übertragung ein *beziehungsveränderndes Potenzial*.

7 Die Persönlichkeit der Paartherapeutin und -beraterin

Wie in allen beraterisch-therapeutischen Prozessen hat die Person der Therapeutin auch in der Paartherapie eine hervorgehobene Bedeutung für den Verlauf und das Ergebnis der Therapie. Da jede beraterische Arbeit im Kontext einer Beziehung stattfindet, werden nicht nur bei den Klienten persönliche Beziehungsrepräsentanzen im Kontakt mit der Therapeutin aktualisiert, sondern umgekehrt auch bei der Therapeutin deren innere Repräsentanzen durch das jeweilige Paarsystem und dessen Beziehungsdynamik angestoßen. Im Verlauf seiner lebensgeschichtlichen Entwicklung erwirbt jeder Mensch, wie bereits in den vergangenen Kapiteln dargestellt, über identifikatorische Prozesse innere Repräsentanzen, in denen sich persönlich bedeutsame biografische Erfahrungen bündeln. Diese inneren Repräsentanzen bleiben nicht im Binnenraum des Betreffenden wirksam, sondern werden sich immer auch in der Art und Weise wiederfinden lassen, wie Beziehungen und die äußere Welt gestaltet werden. Der Internalisierung steht also immer die Externalisierung gegenüber, was zur Folge hat, dass jedes Gegenüber so beantwortet wird, dass es zu den eigenen inneren Repräsentanzen passt. Dieser Prozess vollzieht sich in der therapeutischen Beziehung nicht nur vonseiten des Paares, sondern in derselben Weise auch bei der Paartherapeutin. Indem sie als Interaktionspartnerin reagieren muss, selbst wenn sie versucht, nicht zu reagieren, wird sie Teil der Inszenierung eines konflikthaften Geschehens, das nun nicht mehr ausschließlich zwischen den Partnern ausgetragen wird, sondern sich auch in der Therapiebeziehung realisiert. Auf diesen interaktionellen Prozess reagiert die Therapeutin nun mit je spezifischen persönlichen Gefühlsantworten, die abhängig sind von den inneren Themen, die bei ihr durch das Paar und dessen Beziehungsdynamik angestoßen werden, sowie von ihrer Persönlichkeit.

Folgende Aspekte der Persönlichkeit der Therapeutin kommen in der Paartherapie besonders zum Tragen:

- Persönlichkeitsstruktur,
- Geschlecht und Geschlechtsidentität,

- triadische Kompetenz,
- empathische Kompetenz.

Diese Merkmale bilden unterschiedliche Facetten der Persönlichkeit ab, die nur als innere Ganzheit zu denken sind und in unmittelbarer Interdependenz zueinander stehen. Im Erleben der Therapeutin bilden sie sich als ein Gefühl von Stimmigkeit ab und werden in der Regel als gegeben erlebt und nicht hinterfragt. Die kritische Auseinandersetzung mit diesen unbewussten Haltungen und Überzeugungen dient als wesentlicher Schutz für den Therapieprozess, indem unreflektierte Übertragungen der Therapeutin auf das Paar kontrolliert und minimiert werden. Aus Gründen der Verständlichkeit und konzeptionellen Klarheit werden im Folgenden die einzelnen Aspekte getrennt voneinander behandelt.

7.1 Die Persönlichkeitsstruktur

Jede Therapeutin reagiert nicht nur aus einer professionellen, sondern auch aus ihrer persönlichkeitsspezifischen Perspektive auf ihre Klienten (König, 2010). Trotz ähnlicher theoretischer Orientierung an einer beraterisch-therapeutischen Schule ist die beraterische Umsetzung stets individuell und von der Persönlichkeit der jeweiligen Beraterin geprägt und führt zu unterschiedlichen Ergebnissen. Auch wenn davon auszugehen ist, dass die tiefenpsychologisch arbeitende Beraterin eine hohe Kompetenz im Zulassen, Halten und Verstehen von Übertragungsprozessen entwickelt hat, so sind ihre antwortenden Reaktionen immer auch Ausdruck ihrer persönlichkeitsstrukturellen Besonderheiten. So erfreulich die Vielfalt unterschiedlicher Persönlichkeitsstrukturen unter den Therapeutinnen und Therapeuten ist, so wichtig ist es zugleich, deren unterschiedliche Wirkung auf den Therapieprozess wahrzunehmen und zu reflektieren.

Nach der tiefenpsychologischen Persönlichkeitstheorie entwickeln sich unterschiedliche Persönlichkeitsstrukturen als Ergebnis der Bewältigung zentraler innerer und äußerer Erfahrungen und Konfliktlinien im Laufe der kindlichen Entwicklung. Diese etablieren sich dann in Form innerer Repräsentanzen als stabile Haltungen und Überzeugungen, aus deren Perspektive alle aktuellen Lebensanforderungen gedeutet und beantwortet werden. In der Paartherapie manifestiert sich dies beispielsweise in der Kontaktaufnahme der Therapeutin, in ihrer Beantwortung des Übertragungsgeschehens und im Charakter ihrer Interventionen. Mit all ihren Haltungen und Verhaltensweisen gestaltet die Therapeutin den Kontakt zum Paar in einer Weise, die ihre innere Balance aufrechterhalten soll. Ob eine Therapeutin einem fordernden Klienten konfrontativ oder nachgiebig begegnet, hängt nicht nur davon ab, wie sie die Übertragungssituation deutet, sondern sehr entscheidend auch von ihrer Persönlichkeitsstruktur. Therapeutinnen und Therapeuten wirken dabei unbewusst immer auch so auf ihre Klienten ein, dass ihre persönlichen inneren Konflikte möglichst gut reguliert werden und in ihnen keine Beunruhigung, Kränkung oder Angst entsteht. Die konfrontative Therapeutin reguliert die Beunruhigung, die durch die Forderungen des Klienten ausgelöst werden, durch Aktivität bis hin zu offener Aggression, die nachgiebige eher durch Entgegenkommen bis hin zur Unterwerfung. Beide Reaktionen sind legitim, sie können in je unterschiedlicher Weise indiziert sein, und ihre Stimmigkeit kann im Prozess logisch begründet werden. Gleichwohl sind sie zugleich auch Ausdruck der je spezifischen Persönlichkeitsstruktur der Beraterin, die im Kontakt mit dem Paar die gemeinsame Beziehungskonstruktion in entscheidendem Maße mitbestimmt.

Die selbstkritische Distanzierung zum eigenen Erleben wird infrage gestellt, sobald Klienten in der Therapeutin persönliche unbewusste Themen antriggern. Aktualisiert ein Paar im Kontakt mit der Therapeutin deren unbearbeitete Konflikte, kann sie nur aufgrund ihrer verzerrten Wahrnehmungs- und Erlebensweisen auf die Klienten reagieren. Jenseits von Reaktionen, die als Gegenübertragungsphänomene einzuordnen sind (siehe Kapitel 6), gestaltet die Therapeutin aufgrund der Reaktualisierung persönlicher lebensgeschichtlicher Themen den Kontakt zu dem Paar dann in einer Weise, die ihrem Schutz und nicht der Bearbeitung der Konfliktthemen des Paares dient. Darauf wiederum reagiert das Paar aus den je persönlichkeitsspezifischen Perspektiven der Partner, was schlussendlich verstrickte, oft nicht mehr zu klärende Interaktionszirkel in Gang setzt. Derartige Verstrickungen sind nicht nur wenig hilfreich, sondern können dem Paar auch real Schaden zufügen, da es mit einem Gefühl des Scheiterns zurückbleibt. Um derartige Prozesse zu verhindern, muss die Therapeutin über eine profunde Selbstkenntnis verfügen, da Therapie in erster Linie die Kunst der Beziehungsgestaltung ist, die mit technischen Mitteln wie Theoriekenntnis und Methodenkompetenz allein nicht zu bewältigen ist. Die professionelle Identität der Therapeutin realisiert sich nur unter der Bedingung gründlicher Selbst(er)kenntnis und ist damit ein integraler Bestandteil ihrer Professionalität.

7.1.1 Reaktualisierung innerer Konfliktthemen

Paare setzen, wie oben beschrieben, also immer innere Konfliktthemen in Szene. Das tun sie mit ihren Partnern, das tun sie im innerpsychischen unbewussten Dialog mit sich selbst und selbstverständlich auch, wenn sie als Klienten eine

Paartherapie suchen. Im Folgenden werden einige Beziehungskonstellationen in Paartherapien beschrieben, die je nach Persönlichkeitsstruktur der Therapeutin dazu neigen, konflikthaft zu entgleisen.

Ein Paar sucht Unterstützung, weil es die vielen Anforderungen, denen es begegnen muss, nicht bewältigen kann. Die Partner berichten von vielfältigen Enttäuschungen und Entbehrungen und verbreiten eine niedergedrückte Stimmung. Die Therapeutin kann durch ihre Fähigkeit zur Empathie unmittelbar eine große Nähe und Bezogenheit zu dem Paar herstellen, was beide Partner zu entlasten scheint. Die Persönlichkeitsstruktur der Therapeutin könnte hier dazu beitragen, dass sie sich mit diesem Paar besonders wohlfühlt, da es ihr durch seine Bedürftigkeit Gelegenheit gibt, sich in ihrer professionellen Identität als Helferin zu profilieren. Diese positive Beziehung muss im weiteren Beratungsprozess jedoch nicht zu einem produktiven Ergebnis führen, vielmehr kann es zu einer Stagnation kommen, wenn das Paar die Anregungen oder das empathische Verständnis der Therapeutin nicht für die Initiierung von Veränderung nutzt. Dieser Widerstand kann bei der Therapeutin zunehmend ärgerliche Gefühle auslösen: Sie hatte sich auf die großen Hilfeerwartungen des Paares eingelassen und spürt nun, dass sie diesen Erwartungen nicht gerecht wird. Ist die Therapeutin zum Beispiel aus einer eigenen depressiven Struktur heraus mit den Ohnmachtsgefühlen des Paares identifiziert, kann es zu einer neurotischen Beziehungsstörung kommen, in der die Therapeutin sich weiterhin empathisch einfühlt und das Paar weiterhin klagt. Je nach dem Ausmaß ihrer narzisstischen Bedürftigkeit kann die Therapeutin nun selbst in einem Strudel aus Hoffnungslosigkeit und Minderwertigkeit versinken. Sie reagiert autoaggressiv, sucht die Schuld für das Scheitern bei sich und beginnt, an ihrer professionellen Kompetenz zu zweifeln.

Umgekehrt kann aber auch eine aggressive Distanzierung der Therapeutin erfolgen, indem sie sich innerlich von dem Paar abwendet und es für das Scheitern der Therapie verantwortlich macht. Beide Varianten, die der depressiven Identifizierung oder der aggressiven Distanzierung, können durch die Paardynamik in der Therapeutin aktualisiert werden; ihre innere und äußere Antwort ist jedoch auch das Ergebnis ihrer persönlichkeitsstrukturellen Gegebenheiten. Die Therapeutin gerät unter Druck, sie wird ärgerlich und kann ihre aggressiven Impulse nun nicht mehr durch Geduld oder Verständnis kontrollieren. Sie wird schärfer im Ton, die Atmosphäre wird gereizt und angespannt, die Therapie endet mit einer Enttäuschung. Statt einer neuen Erfahrung hat die Therapie zu einer Wiederholung alter Erfahrungen beigetragen. Aufgrund der persönlichkeitsstrukturellen Gegebenheiten der Therapeutin hat die »normale« Reinszenierung der konflikthaften Themen des Paares im Kontext der

Therapiebeziehung keine Auflösung erfahren, sondern zu einer Wiederholung, eventuell sogar zu einer Retraumatisierung geführt.

Eine andere Therapiedynamik ergibt sich bei einem Paar, das nichts Persönliches von der Therapeutin will, sondern von ihr ausschließlich eine Veränderung seiner Probleme erwartet. Eine derartige Kontaktabweisung ist für die Therapeutin in zweifacher Hinsicht belastend: Zum einen kann sie ihr Therapieangebot nur im Kontext einer Beziehung realisieren und fühlt sich von daher verunsichert, irritiert, in ihren professionellen Möglichkeiten beschnitten und depotenziert. Zum anderen bleibt ihr eigener Kontaktwunsch ohne Resonanz, sie fühlt sich abgewiesen, erlebt sich isoliert und zunehmend orientierungslos. Beides kann in der Therapeutin ärgerliche bis destruktive Gefühle mobilisieren. Eine eher zwanghafte Therapeutin könnte fordernd und ungeduldig werden, eine eher narzisstische hart und kühl reagieren und das Paar gleichsam für seine Kontaktabweisung bestrafen, ihm möglicherweise sogar direkte Vorwürfe machen. Läuft die Paartherapie dann im gemeinsamen Kampf um die »richtige« Veränderungsstrategie ins Leere, hat sich ein destruktives Beziehungsmuster auch in der Therapie wiederholt; sowohl das Paar als auch die Therapeutin sind enttäuscht, verärgert und wenden sich voneinander ab.

Andere Dynamiken entwickeln sich bei polarisierten Paaren, bei denen in der Therapeutin durch den Kontakt zu zwei sehr unterschiedlich strukturierten Personen divergente innere Objekt- und Beziehungsrepräsentanzen angestoßen werden. Häufig handelt es sich um Paare, bei denen einer der Partner voller Lebendigkeit und Vitalität ist und die Therapeutin verführt, sich ihm voller Interesse und Anteilnahme zuzuwenden, während der andere Partner eher zurückgenommen und verhalten in der Kontaktaufnahme zur Therapeutin ist, sein Anliegen eher nüchtern und sachlich präsentiert und bei der Therapeutin eine distanzierte Haltung auslöst. Hier steht die Therapeutin vor der Aufgabe, die persönlichen Präferenzen, die sich aus ihrer eigenen Persönlichkeitsstruktur ergeben, so zu kontrollieren, dass die Beziehungsgestaltung zum Paar nicht dysfunktional wird. So könnte eine eher depressiv strukturierte Therapeutin in Gefahr stehen, sich voller Empathie dem zurückhaltenden Partner zuzuwenden, um diesem aus seiner Isolation herauszuhelfen. Eine eher histrionische Therapeutin könnte der Versuchung erliegen, sich mit dem aktiven und vitalen Partner zu verbünden, da dieser eher ihrer Neigung zur Lebendigkeit und Vitalität entspricht. Gelingt diese Regulation nicht, kann dies zur Auflösung der Triade zugunsten einer dyadischen Beziehung führen: Die Therapeutin ist mit dem einen Partner empathisch verbunden, mit dem anderen nicht. Der Spagat einer professionellen Beziehungsgestaltung gelingt nur, wenn die Therapeutin sich ihrer Verführbarkeit einerseits und ihrer distanten Haltung andererseits bewusst ist und diese inneren Antworten in der Beziehung zum Paar so reguliert, dass sie sie in ihrem therapeutischen Handeln nicht agiert (siehe Kapitel 3.3 und 6.6).

Eine weitere, sehr anspruchsvolle Beziehungsdynamik stellt sich bei Paaren ein, in denen einer der Partner traumatische Erfahrungen gemacht hat, die in der Therapiebeziehung angetriggert werden, und dadurch starke Affekte auftauchen. Es kann sich um so unterschiedliche Gefühle wie Angst, Wut, Konfusion, Ohnmacht, Hoffnungslosigkeit, Schuld, Scham oder Schmerz handeln, die in der Paartherapie durch den Partner oder Interventionen der Therapeutin ausgelöst werden und den in der traumatischen Situation erlebten unerträglichen Gefühlen entsprechen. Ein solcher Prozess stellt einen gravierenden Angriff auf die Identität und Integrität einer jeden Therapeutin dar, da sie von Gefühlen erfasst wird, die es ihr manchmal kaum ermöglichen, ihre beraterisch-therapeutische Neutralität aufrechtzuerhalten. Für die Therapeutin stellt sich die Aufgabe, diese Gefühle so zu metabolisieren, also sie innerlich zu halten, zu modifizieren und so zu verarbeiten, dass sie dem Paar in ertragbarer Weise zur Verfügung gestellt und auf ihren Ursprung zurückgeführt werden können. Dies setzt voraus, dass die Therapeutin über möglichst umfangreiche stabile Ich-Anteile verfügt, um ihre Affekte zu beobachten, zu begrenzen und zu kontrollieren und zugleich den triadischen Kontakt zu halten.

Ist eine derartige innere Struktur nicht verfügbar, hat die Therapeutin möglicherweise selbst ähnliche Traumatisierungen erfahren, die das Paar nun bei ihr antriggert, wird sie selbst mit Gefühlen von Hilflosigkeit, Bedrohung oder Aggression konfrontiert und nicht mehr in der Lage sein, therapeutisch angemessen zu handeln. Eine Therapeutin mit eigenen unbearbeiteten traumatischen Erfahrungen gerät durch dieses Paar innerlich in Kontakt zu einem desorganisierten Selbstanteil und kann aus dieser Perspektive heraus den oder die Partner nur als Angreifer erleben. Entweder sie reagiert mit Angst oder mit Wut und Hass, was in der Folge zu einer Täter-Opfer-Verkehrung führt, da die Therapeutin sich nun von dem Paar geängstigt fühlt. Dann könnte sie den Impuls haben, sich vor ihm zu schützen, was dazu führt, dass sie den Affekt der Klienten nicht begrenzt. Empfindet die Therapeutin eher aggressive Gefühle den Klienten gegenüber, wird sie den Impuls haben, sich zu »wehren«. Dann könnte sie in Gefahr stehen, das Paar zu entwerten, anzugreifen, zu kränken und zu schädigen. Dazu stehen Therapeutinnen vielfältige subtile Möglichkeiten offen, die sie oft gar nicht unmittelbar als Racheimpulse wahrnehmen müssen, sondern leicht als notwendige Konfrontationen vor dem therapeutischen Über-Ich rechtfertigen können.

7.1.2 Reflexion biografischer Erfahrungen

Nach tiefenpsychologischem Verständnis bilden sich die innerpsychisch wirksamen Persönlichkeitsmerkmale über die Internalisierung früher Erfahrungen und deren innerpsychische Verarbeitung im Kontakt mit den zentralen Bezugspersonen. Um zu verhindern, dass persönlichkeitsspezifische Haltungen unkontrolliert das Beziehungsgeschehen zu dem Paar beeinträchtigen und zu unprofessionellem therapeutischem Handeln führen, ist es für alle Therapeutinnen und Therapeuten von größter Bedeutung, die Besonderheiten der eigenen Biografie zu kennen, Verletzungen und Enttäuschungen ebenso wahrzunehmen wie Unterstützung und Anerkennung und sich der persönlichen Abwehr- und Bewältigungsmodi angesichts der in jedem Therapiekontakt enthaltenen Auslöser für konflikthafte persönliche Themen bewusst zu sein. Folgende Fragen sind dabei hilfreich:

- Durch welche familiären Konstellationen und bedeutsamen Ereignisse wurde Ihr Leben in der Kindheit geprägt?
- Wie waren die Beziehungen der Familienmitglieder untereinander geregelt?
- Wie war der emotionale Austausch der Familienmitglieder untereinander?
- Von wem haben Sie sich wahrgenommen gefühlt, von wem nicht, von wem ausgegrenzt, von wem ignoriert, von wem attackiert, von wem gekränkt, von wem bewundert, von wem anerkannt, von wem unterstützt?
- Wie haben Sie sich in Ihrer Familie überwiegend gefühlt?
- Wie haben Sie Ihre spezifischen familiären Erfahrungen bewältigt?
- Welche Überzeugungen, Haltungen, inneren Konflikte haben Ihre biografischen Erfahrungen in Ihnen hinterlassen?
- Mit welchen biografisch bedeutsamen Themen wurden/werden Sie in Ihrem heutigen Leben konfrontiert?
- Wie gehen Sie heute damit um, sind Sie mit Ihren (inneren und äußeren) Bewältigungsstrategien zufrieden und erfolgreich?
- Welche Ihrer persönlichen inneren Konfliktsituationen könnten in Ihrer Arbeit als Paarberaterin reaktualisiert werden?

7.2 Das Geschlecht und die Geschlechtsidentität

Zwar wurde bereits seit den 1980er Jahren in der Psychotherapieforschung die Rolle des Geschlechts untersucht, aber erst in jüngster Zeit hat sich mit der Intensivierung und Anerkennung der Genderforschung eine besondere Sensibilität für Fragen der Geschlechtszugehörigkeit aller handelnden Personen auch für beraterisch-psychotherapeutische Prozesse entwickelt. Diese Perspektive muss besonders für ein Setting wie das der Paarberatung reflektiert werden, in dem in der Regel stets beide Geschlechter anwesend sind. Ausnahmen davon bilden lesbische Paare mit einer weiblichen Beratungsperson oder schwule Paare mit einer männlichen Beratungsperson.

Vor dem Hintergrund der Entwicklung der Persönlichkeitsstrukturen ist es evident, dass das Geschlecht in diesem Zusammenhang eine hervorgehobene Bedeutung hat, da jeder Kontakt der frühen Bezugspersonen von deren Geschlecht und dem des Kindes strukturiert wird. Die Geschlechtszugehörigkeit eines Menschen bestimmt sich nicht nur über sein biologisches Geschlecht, sondern über eine Vielzahl verinnerlichter Erlebens- und Handlungsschemata, die das Verhältnis der Geschlechter zueinander definieren und regulieren. Über eine genderspezifische Sozialisation findet mit dem Beginn des Lebens eine Einbindung in den Kanon der jeweiligen kulturellen Konstruktionen dessen statt, was als männlich bzw. weiblich definiert wird. In jeder Interaktion kommen demnach genderspezifische Merkmale durch die jeweilige Wahrnehmung, implizite Bewertungen und das explizite Verhalten der Betreffenden zum Ausdruck. Diesen mentalen Repräsentationen (Moscovici, 2001), die die jeweilige Geschlechtsrolle definieren, steht die Kern-Geschlechtsidentität gegenüber (Mertens, 1992; Rauchfleisch 2019), die das bis zum dritten Lebensjahr entwickelte »Wissen« repräsentiert, männlich oder weiblich zu sein. Zusammen mit der Geschlechtspartnerorientierung, die auf dasselbe oder das andere Geschlecht bezogen sein kann, bildet sich die Geschlechtsidentität.

Dass nicht nur Alltagskontakte, sondern ebenso jede beraterisch-therapeutische Begegnung durch Merkmale genderspezifischer, unbewusst wirksamer mentaler Repräsentationen gesteuert wird, ist evident. Dies wird allerdings meist innerlich nicht bewusst repräsentiert, da es uns selbstverständlich ist und sich automatisch vollzieht. Gleichwohl stellen Beraterinnen und Berater mit ihren Klientinnen und Klienten im Augenblick der ersten Begegnung miteinander eine geschlechtliche Zuordnung her und definieren die Art und Weise, wie sie ihre Geschlechtszugehörigkeit verstanden wissen wollen (Schigl, 2021). Diese sich im ersten Eindruck manifestierenden gendertypischen Botschaften vermitteln, welche Form von Männlichkeit oder Weiblichkeit das Gegenüber anbietet: Handelt es sich um eine mütterlich oder väterlich repräsentierte Geschlechtszugehörigkeit, wird sie erotisch attraktiv, zurückgenommen oder unattraktiv kommuniziert, wie sympathisch wirkt das Gegenüber als Frau bzw. Mann? Dieser Prozess läuft im Klienten ebenso ab wie im Berater und definiert unmittelbar und ohne rationale Kontrolle die spontane Beziehungsdynamik. Aufgrund der hohen Identifikation mit den persönlichen genderspezifischen Haltungen gelingt auch dem Berater eine Reflexion der Wirkungen seiner impliziten Beziehungsbotschaften oft erst dann, wenn sie zu Komplikationen im Beratungsprozess geführt haben.

7.2.1 Die Rolle von genderspezifischen Signalen

Dyadische Beratungsbeziehungen umfassen mit Blick auf die Geschlechtszugehörigkeit der beteiligten Personen zwei unterschiedliche Konstellationen: In einer genderhomogenen Dyade haben Klient und Berater dasselbe Geschlecht, in einer genderheterogenen Dyade sind beide Geschlechter vertreten. Dabei ergibt sich für die beraterische Beziehung ein bedeutsamer Unterschied, ob eine Beraterin mit einem Klienten arbeitet oder aber eine Klientin einem Berater gegenübersitzt. Dieser Unterschied hat erneut mit einer genderspezifischen Thematik zu tun. Für Frauen ist es bis heute leichter, sich angesichts persönlicher Belastungen Hilfe und Unterstützung zu suchen. Arbeiten sie mit einer Beraterin, wird sich, je nach deren gendertypischen Merkmalen, eher eine mütterlich geprägte Beziehung einstellen, bei einem Berater eher eine durch väterliche Vorstellungen bestimmte. In beiden Fällen können Beziehungskonstellationen entstehen, die vorwiegend mit positiven Beziehungserwartungen verbunden sind. Anders stellt sich die Beziehungssituation in der Beratung mit Männern dar. Da diese immer noch eher dazu neigen, Konflikte und Beschwerden abzuwehren, könnte die Arbeit mit einer Beraterin möglicherweise Beschämungs- und Insuffizienzgefühle auslösen. Wenn das Aufsuchen von Hilfe mit den persönlichen genderspezifischen Konzepten von Männlichkeit kollidiert, wird es als persönliche Schwäche erlebt. Umgekehrt könnte dies im Kontakt mit einem Berater dazu führen, dass die progressive männliche Abwehr zunächst weiter verstärkt wird und zu einer eher »kämpferischen« Beziehungsdynamik führt, ehe sich der Klient mit Schwäche, Bedürftigkeit oder Sehnsucht zu erkennen geben kann.

Dieses ohnehin komplexe Beziehungsgefüge wird in triadischen Beratungsbeziehungen um eine weitere Dimension aggraviert. Die Anwesenheit beider Geschlechter bedeutet für alle Beteiligten, sich beiden Geschlechtern gegenüber mit den je individuellen genderspezifischen Repräsentanzen zu präsentieren. Für den Berater beinhaltet dies, sich mit seiner Definition von Männlichkeit sowohl einer Frau als auch einem Mann gegenüber zeigen zu müssen. Dasselbe gilt für eine Beraterin, die die von ihr gelebte Form von Weiblichkeit sowohl einem Mann als auch einer Frau gegenüber in Szene setzt. Dass dies zu erheblichen Spannungen in der Beratungsperson führen kann, ist evident, da die genderspezifischen Ausformungen immer auch im Kontext des Geschlechts des jeweiligen Gegenübers erfolgen. Ein Mann verhält sich einem anderen Mann gegenüber anders als einer Frau gegenüber, vice versa werden bei einer Frau einem Mann gegenüber andere genderspezifische Codierungen aktualisiert als in der Begegnung mit einer Frau. Dieselben Anforderungen stellen sich nun dem Paar, das ebenfalls die genderspezifischen Repräsentationen für beide Geschlechter aktualisieren und miteinander in Beziehung setzen muss. Daraus können sich verschiedene Komplikationen ergeben, von denen einige hier benannt werden:

- Ein Berater mit deutlich männlicher Ausstrahlung kann in dem Mann Rivalitätsgefühle und konkurrierendes Verhalten auslösen, bei der Frau möglicherweise Bewunderung, erotische Gefühle oder auch Angst.
- Ein Berater mit eher weicher Ausstrahlung kann bei dem Mann Überlegenheitsgefühle und subtil entwertendes Verhalten auslösen, bei der Frau möglicherweise väterliche Geborgenheitsgefühle und/oder Enttäuschung im Zusammenhang mit Entwertungen.
- Eine Beraterin mit deutlich femininer Ausstrahlung kann bei dem Mann Anziehung und erotisches Interesse auslösen, bei der Frau Bedrohung und/oder Konkurrenz.
- Eine Beraterin mit betont geringer erotischer Ausstrahlung kann bei dem Mann mütterliche Erwartungen hervorrufen, bei der Frau möglicherweise Überlegenheitsgefühle.
- Eine Beraterin mit deutlich »männlich« konnotierter Ausstrahlung kann bei dem Mann Verunsicherung und Abwehr auslösen, bei der Frau Ablehnung oder Faszination.
- Eine Beraterin, ein Berater mit deutlich markierten äußeren Merkmalen, die eine bestimmte Genderdefinition hervorheben (auffällige Haarfärbungen und -schnitte, Tattoos, Kleidungsstil) können bei beiden Partnern vielfältige Reaktionen hervorrufen: Neugier oder Verachtung, Faszination oder Konkurrenz, Abwehr oder Idealisierung.

Auch die beraterische Interaktion ist von den gendertypischen Austauschprozessen geprägt, die in dem triadischen Setting immer auch dazu tendieren, die Triade zugunsten der Dyade aufzulösen:

- Der Mann flirtet mit der Beraterin, während er abfällig von seiner Frau spricht.
- Die Frau flirtet mit dem Berater, während sie über die Schwächen ihres Mannes spricht.
- Der Mann verbündet sich mit dem Berater gegen seine Frau, die er als kapriziös, inkompetent etc. darstellt.
- Die Frau verbündet sich mit der Beraterin, die ihren Mann als unempathisch und autoritär beschreibt.
- Der Mann verbündet sich mit der Beraterin, die er im Gegensatz zu seiner Frau als vernunftbetont und unterstützend erlebt.
- Die Frau verbündet sich mit dem Berater, den sie im Gegensatz zu ihrem Mann als verlässlich und zugewandt erlebt.

Sobald die genderspezifischen inneren Repräsentationen der Einzelnen dazu genutzt werden, das triadische Setting zu zerstören, muss die Beratungsperson sich mit den Hintergründen für dieses Agieren beschäftigen, wobei insbesondere der Frage nach ihrem genderspezifischen Beitrag nachzugehen ist. Dies bedeutet nicht, dass die Beratungsperson ihren Anteil »abstellen« kann oder verändern möchte, sondern weist darauf hin, den diagnostischen Blick zu erweitern und sich selbst als möglichen Auslöser für ein Agieren in der Triade zu betrachten.

Bei homosexuellen Paaren sind im Beratungssetting sowohl genderhomogene als auch genderheterogene Triaden denkbar. Bei der genderheterogenen Triade ist anzunehmen, dass auch hier die gendertypische Thematik virulent ist, da es den Berater bzw. die Beraterin mit der je persönlichen Definition von Männlichkeit bzw. Weiblichkeit konfrontiert. Da in gleichgeschlechtlichen Beziehungsformen immer wieder auch die klassischen Rollenzuweisungen thematisiert und gelebt werden, beinhaltet dies für die Beratungsperson, die eigene Definition von Männlichkeit bzw. Weiblichkeit zeigen zu müssen angesichts eines genderhomogenen Paares, in dem oft unterschiedliche genderspezifische Ausformungen desselben Geschlechts realisiert werden. So kann eine Beraterin sich in der von ihr vertretenen Form von Weiblichkeit bedroht fühlen angesichts der Partnerin in einem lesbischen Paar, die nicht mit ihrer Definition übereinstimmt. Dasselbe ist bei einem schwulen Paar denkbar, indem der Berater sich möglicherweise von dem Partner, der wenig Ähnlichkeiten mit seiner Definition von Männlichkeit zeigt, abgewiesen fühlt oder mit ihm konkurriert. Dies bedeutet, dass in genderhomogenen Triaden die unterschiedlichen genderspezifischen Repräsentationen innerhalb desselben Geschlechts aktualisiert werden und in allen drei Parteien zu je spezifischen Antworten und Reaktionen führen.

7.2.2 Gendertypische thematische Differenzen

Viele Themen, die in einer Paarberatung bearbeitet werden, haben eine deutliche genderspezifische Akzentuierung. Ist oder war der Berater oder die Beraterin in ähnlicher Weise mit diesen Konflikten konfrontiert, ist eine besonders gründliche Reflexion und Kontrolle seiner bzw. ihrer beraterischen Interventionen nötig, da hier mit der Gefahr einer unbewussten Übertragung der eigenen Haltung oder Erfahrung auf das Paar zu rechnen ist.

- *Sexualität* wird von vielen Paaren als konflikthafter Lebensbereich thematisiert, häufig in einer Weise, in der sich die Partner in äußerst polarisierten Positionen befinden: Während er sich mehr Sexualität wünscht, äußert sie weniger Interesse an Intimität. Unabhängig von dem jeweiligen psychodynamischen Hintergrund für diese Polarisierung findet die Bearbeitung dieser Thematik mit einem Berater oder einer Beraterin statt, deren biografische Erfahrungen die jeweilige Haltung zu sexualthematischen Inhalten zumindest unbewusst beeinflussen. Ebenso steuern ihre persönlichen Lebenssituationen, das heißt die eigene sexuelle Aktivität, mögliche Defizite oder unerfüllte Sehnsüchte, unbewusst ihre Haltung dem Paar gegenüber im Beratungsprozess.
- Das Gefühl, vom Partner nicht ausreichend empathisch verstanden zu werden, ist immer noch eine genderspezifische Thematik in Partnerschaften. Während Frauen oft einen *Mangel an Empathie* und Zuwendung ihres Mannes beklagen, wissen Männer oft nicht genau, was ihre Frau eigentlich meint. Während Frauen oft eher beziehungsorientierte Erwartungen an ihr Gegenüber haben, sind Männer oft eher sachorientiert und fühlen sich von den Ansprüchen der Partnerin überfordert. Auch hier sollte der Berater oder die Beraterin seinen oder ihren gendertypischen Beitrag reflektiert haben und die beraterische Haltung vor dem Hintergrund seiner oder ihrer persönlichen Überzeugungen überprüfen.
- Ein weiterer Themenbereich umfasst alles, was mit den Anforderungen und der *Organisation des Alltagslebens* zu tun hat. Hier kommt es häufig zu schweren Konflikten, da noch immer die unterschiedlichen gendertypischen Repräsentationen der Geschlechter zu einer massiven Ungleichheit in der Verteilung und selbstverständlichen Übernahme von Verantwortung in allen alltagsrelevanten Bereichen wie Hausarbeit, Kinderbetreuung, Pflege von Angehörigen zur Folge haben. Indem der Berater oder die Beraterin dieselben

thematischen Schwerpunkte vor dem Hintergrund der eigenen gendertypischen Schablonen erleben, sollten auch diese Haltungen und ihre mögliche Abweichung von etwaigen »idealen« Modellen reflektiert worden sein.

7.2.3 Reflexion persönlicher Genderausformungen

- In welcher biografischen Situation sind Sie aufgewachsen?
- Welche Bedeutung hatte Ihr Geschlecht für Ihre Eltern/Ihre Geschwister/Ihre Familie?
- Welche Zuschreibungen zu Ihrem Geschlecht haben Sie als Kind erfahren?
- Wie haben die Eltern Ihre Geschlechtszugehörigkeit konnotiert?
- Hatten Sie den Eindruck, Sie waren mit dieser Zuschreibung zufrieden/ausgesöhnt?
- Wie haben Sie Rollenzuschreibungen in Ihrer Familie erlebt?
- Waren diese stimmig, starr, flexibel, Ihnen angenehm?
- In welcher Weise haben Sie Korrekturen Ihres Verhaltens mit Blick auf Ihre Geschlechtszugehörigkeit erlebt?
- Welche Ausformung von Männlichkeit bzw. Weiblichkeit leben Sie heute?
- Wozu benutzen Sie diese, wo ist sie Ihnen angenehm, wo störend, was würde eine andere Ausformung bei Ihnen auslösen?
- Über welche Merkmale kommunizieren Sie Ihre Repräsentation von Weiblichkeit/Männlichkeit:
  - Kleidung,
  - Accessoires,
  - Körperlichkeit,
  - Frisur,
  - Stimme,
  - Haltung,
  - nichtverbale Verhaltensweisen.
- Ist Ihnen die Wirkung Ihrer Ausdrucksweise bei Ihrem und dem anderen Geschlecht bewusst?
- Welche Ausdrucksformen des Geschlechts anderer empfinden Sie als attraktiv, welche als unattraktiv?

7.3 Die triadische Kompetenz des Paartherapeuten und -beraters

Da Paartherapie in der hier vorgestellten Konzeption in einem triangulären Setting stattfindet, werden sowohl bei dem Paar als auch beim Therapeuten in besonderem Maße persönliche Erfahrungen im Kontext triadischer Beziehungen aktualisiert. Triadische Erfahrungen sind Grunderfahrungen des Menschen, sie beginnen bereits präkonzeptionell, indem zukünftige Eltern das Leben mit ihrem Kind imaginieren. Alle frühkindlichen Entwicklungsschritte sind in trianguläre Beziehungskontexte eingebettet, in denen die elterlichen Funktionen je nach Entwicklungsphase des Kindes und Lebenssituation der Eltern unterschiedliche Prägungen erfahren. So ist die Dynamik der frühen Triangulierung dadurch gekennzeichnet, dass es dem Kind möglich wird, die dyadisch-symbiotische Beziehung zur Mutter durch die Hinwendung zu einer dritten Person zu erweitern und sich damit als Teil einer Triade zu erleben. In der ödipalen Triangulierung verändern sich die Beziehungswünsche des Kindes den Eltern gegenüber, indem die Triade mit erotischen Wünschen und Rivalitätsgefühlen besetzt wird.

In all diesen Prozessen ist es für die Entwicklung des Kindes von entscheidender Bedeutung, dass der Dritte seine triangulierende Funktion einnimmt und dem Kind damit eine gesunde Ablösung und Individuation ermöglicht, die nur über »ein dialektisches Wechselspiel von Verschmelzung und Spaltung, von Verbindung und Trennung, von Nähe und Distanz« (Grieser, 2015, S. 25) zu erreichen ist. Störungen in diesem Prozess sind daher immer auch vor dem Hintergrund der triadischen Kompetenzen der Eltern zu beurteilen, die in der Lage sein müssen, die Dynamik dyadischer Beziehungen innerhalb der Triade zu regulieren.

7.3.1 Exkurs: Triangulierung im Entwicklungsverlauf

Triangulierung in der Säuglingszeit: Wenn zukünftige Eltern ihr Leben mit einem Kind imaginieren, stellen sie eine präkonzeptionelle triadische Beziehung her. Diese Fantasien setzen sich während der Schwangerschaft fort; Eltern nehmen damit bereits intrauterin eine trianguläre Beziehung zu dem Fötus auf. Mit der Geburt des Kindes wird die dyadische elterliche Beziehung zu einer realen triadischen, in der sich unmittelbar die jeder Dreierbeziehung inhärenten Merkmale von Konkurrenz und Ausschluss inszenieren. Insbesondere sind die durch die unterschiedlichen elterlichen Funktionen entstehenden Beziehungsdifferenzen zwischen Mutter und Vater dazu angetan, vielfältige innere und äußere Konflikte zu aktualisieren. So müssen Väter den Ausschluss aus der innigen Mutter-Kind-Beziehung ertragen, ohne dies mit Gefühlen von Kränkung oder Rückzug zu beantworten. Umgekehrt müssen Mütter bereit sein, die enge dyadische Bindung zum Kind aufzulockern, ihre exponierte Rolle zu verlassen und den Ausschluss aus der Beziehung zum Vater auszuhalten. Je häufiger dem Säugling triadische Beziehungssituationen angeboten werden, desto intensiver bekommt er die Gelegenheit, seine triadische Kompetenz zu entwickeln.

Frühe Triangulierung: Eine frühe Triangulierung findet mit dem zweiten Lebensjahr statt, indem das Kind die enge Beziehung zur Mutter durch die Intensivierung seiner Beziehung zum Vater auflockert. Mit dieser Beziehungsregulierung gelingt dem Kind sowohl eine Loslösung als auch die Aufrechterhaltung der Beziehung zur Mutter. Durch die Besetzung des Vaters entsteht dabei eine »neue« Objektbeziehung, in der Aggressionen leichter als in der Beziehung zur Mutter gelebt werden können. In erste Triangulierungskonflikte gerät das Kind im dritten Lebensjahr, wenn die jeweils dyadischen Beziehungen zu Mutter und Vater zu einer triadischen Objektbeziehung integriert werden müssen (Ermann, 1995/2007). In dem Maße, in dem beide Elternteile für die Betreuung des Kindes verantwortlich sind, werden Abgrenzungs- und Triangulierungskonflikte mit beiden Eltern gelebt, sodass sowohl Mutter als auch Vater in der Rolle des »hilfreichen Dritten« oder aber des »Ausgeschlossenen« sein können. Konnte das Kind bisher nur Dyaden wahrnehmen, an denen es beteiligt ist, wird es nun möglich, die dyadische Beziehung der Eltern aus einer Beobachtungsperspektive heraus wahrzunehmen (Grieser, 2015, S. 43). Hierbei handelt es sich nicht in erster Linie um eine kognitive Leistung, sondern um die Errichtung einer psychischen Struktur, in der Objekte und Beziehungen außerhalb der eigenen Person erlebt und anerkannt werden können. Für die Entwicklung des Kindes bedeutet dies einen wesentlichen Schritt in Richtung größerer Autonomie, indem die »Illusion einer Kontrolle über die Objekte« (Fonagy, 1998/2003, S. 202) begrenzt wird und sich ambivalente Objektbeziehungen entwickeln können. Mit der Anerkennung der autonomen Beziehung der Eltern beginnt nun auch die Verinnerlichung der elterlichen Beziehung, die als Beziehungsrepräsentanz neben den Selbst- und Objektrepräsentanzen den inneren Raum des Kindes strukturiert.

Ödipale Triangulierung: Im vierten und fünften Lebensjahr wird die Beziehung zu den Eltern mit sexuellen Bedürfnissen des Kindes aufgeladen, was zu heftigen inneren und äußeren Konflikten führt, da ein Elternteil umworben wird, während der andere Ablehnung erfährt. Beim positiven Ödipuskomplex kommt es zu Rivalitätsgefühlen dem gleichgeschlechtlichen Elternteil gegenüber, während der gegengeschlechtliche Elternteil umworben und mit erotischen Wünschen besetzt wird. Beim negativen Ödipuskomplex wird der gleichgeschlechtliche Elternteil umworben und geliebt und der gegengeschlechtliche mit feindseligen Gefühlen besetzt. Der vollständige Ödipuskomplex als organisierte Gesamtheit von liebevollen und ablehnenden Impulsen des Kindes seinen Eltern gegenüber ist durch beide Formen gekennzeichnet. Dies bedeutet, dass in unterschiedlicher Intensität sowohl dem gleich- als auch dem gegengeschlechtlichen Elternteil sowohl Liebeswünsche als auch Eifersucht und Aggression gegenüber empfunden werden. In der ödipalen Triangulierung ist das Kind dann bewusst und unbewusst damit beschäftigt, die frühe Triangulierung aufzulösen und eine dyadische Beziehung zu dem begehrten Elternteil herzustellen. Innere Konflikte des Kindes thematisieren seine Schuldgefühle angesichts seiner Aggressionen einem zugleich benötigten und geliebten Elternteil gegenüber und rufen angesichts fantasierter Gegenaggressionen heftige Ängste hervor. Gelöst wird der ödipale Konflikt, indem das Kind den Ausschluss aus der genitalsexuellen Beziehung der Eltern aushalten und akzeptieren kann, was ihm unter anderem durch seine Identifikation mit dem gleichgeschlechtlichen Elternteil gelingt. Im Zuge dieses Triangulierungsprozesses wird durch das Inzesttabu die Generationengrenze erneut markiert und als kulturelle Dimension verankert.

Triangulierung in der Adoleszenz: Die in der Adoleszenz stattfindende Ablösung des Jugendlichen von seinen Eltern vollzieht sich ebenfalls in Rahmen einer Triade. Die außerfamiliäre Beziehungswelt mitsamt ihren kulturellen Erfordernissen steht in Konkurrenz zur familiären, das Leben des Kindes regulierenden und damit Sicherheit und Begrenzung gebenden Welt. Beide müssen vom Jugendlichen vor dem Hintergrund seiner Bedürfnisse in einer Weise integriert werden, die es ihm erlaubt, ein gelingendes Erwachsenenleben zu entwickeln, das seine Individualität ebenso zum Ausdruck bringt wie seine Einbindung in den Kanon der kulturellen Besonderheiten seiner sozialen Umgebung. Alle weiteren Entwicklungsaufgaben und Schwellensituationen des Erwachsenenlebens vollziehen sich ebenfalls stets in triangulären Kontexten, die von kulturellen Strukturen begleitet werden.

Dass in einem derart komplexen Entwicklungsprozess mit mannigfaltigen Störungen durch äußere Bedingungen und/oder interpersonelle Defizite und Beeinträchtigungen der an den jeweiligen Triaden beteiligten Personen zu rechnen ist, ist evident. Vor dem Hintergrund der Ergebnisse verschiedener Untersuchungen (von Klitzing, 2002), wonach die triadische Kompetenz des Kindes in entscheidendem Maße von der Triangulierungsfähigkeit der Eltern bestimmt wird, wird deren bedeutender Einfluss auf die Entwicklung des Kindes unterstrichen. Damit wird auch in diesem Kontext die transgenerationale Weitergabe wesentlicher psychischer Funktionen betont.

Folgende Schwierigkeiten können Eltern angesichts triadischer Herausforderungen in den verschiedenen kindlichen Entwicklungsphasen erleben:

Frühe Triangulierung:

- Verfügt die Mutter über eine mangelhaft triangulierte Beziehung zur eigenen Mutter, können ambivalente Einstellungen während Schwangerschaft, Geburt und Wochenbett nicht angemessen bearbeitet werden und zu diversen Störungen bis hin zur postpartalen Depression beitragen.
- Präkonzeptionell können bei der Mutter Ängste auftauchen, von ihrem Partner zu wenig Unterstützung zu bekommen.
- Beim Vater können Ängste vor einem Ausschluss aus der Mutter-Kind-Dyade entstehen und Befürchtungen, zum Baby keine stabile Beziehung herstellen zu können und damit in der väterlichen Funktion zu scheitern.
- Ist die triadische Kompetenz bei beiden Eltern defizitär, können sie zu ihrem Säugling/Kleinkind keine triadische Beziehung aufbauen.

Ödipale Triangulierung:

Ungelöste ödipale Konflikte der Eltern können unter anderem dazu führen, dass

- bei dem umworbenen Elternteil die Verliebtheit des Kindes eigene Liebesbedürfnisse real anregt,
- sich der umworbene Elternteil durch die Verliebtheit des Kindes narzisstisch aufgewertet fühlt,
- sich der abgelehnte Elternteil ausgeschlossen und gekränkt fühlt,
- der abgelehnte Elternteil die Rivalitätsgefühle des Kindes mit einer Gegenaggression beantwortet,
- sich beide Eltern von dem Liebeswerben und den sexuellen Wünschen des Kindes bedroht fühlen und es mit seinen Bedürfnissen ablehnen und beschämen,
- ein Elternteil die sexuellen Wünsche des Kindes durch Missbrauch beantwortet.

7.3.2 Triangulierungsstörungen in der Paartherapie und -beratung

Die Arbeit in einem triadischen Therapiesetting setzt aufseiten des Therapeuten eine hohe triadische Kompetenz voraus, da er sich sicher in der Dynamik einer Dreierkonstellation bewegen muss, die in Belastungssituationen dazu tendiert, die triadische zugunsten einer dyadischen Beziehung aufzulösen. Für die therapeutische Arbeit ist dabei die Herstellung loyaler Teilbeziehungen von besonderer Bedeutung, da es möglich sein muss, dass der Therapeut immer wieder mit jeweils einem der Partner für kurze Zeit intensiver arbeitet. Diese Voraussetzung ist nur gegeben, wenn reziproke Beziehungen zwischen allen Beteiligten der Triade bestehen und jede der drei Beziehungen von allen mental repräsentiert ist (siehe Kapitel 6.4). Ist eine derartige Konstellation nicht gegeben, können keine autonomen Teilbeziehungen innerhalb der Triade entstehen. Stattdessen kommt es zu miteinander konkurrierenden Dyaden, in denen sich der Dritte ständig von Ausschluss bedroht fühlt, häufig auch faktisch ausgeschlossen wird (Rohde-Dachser, 1987, S. 782).

Hat der Therapeut durch seine familiären Beziehungserfahrungen defizitäre Triangulierungen internalisiert, deren Wirkung er nicht ausreichend reflektiert und bearbeitet hat, steht er in Gefahr, angesichts der triadischen Konstellation der Paartherapie seine professionelle Rolle zu verlassen und eine dysfunktionale Position in der therapeutischen Triade einzunehmen. Unter dieser Voraussetzung kann bereits das triadische Setting eine Reaktualisierung biografischer Verletzungen bewirken, wenn beim Therapeuten unbewusst Befürchtungen auftauchen, erneut in eine kindliche Position einem »Elternpaar« gegenüber zu geraten. Um einem derartigen Prozess entgegenzuwirken und die beraterische Kompetenz zu stärken, ist eine gründliche Auseinandersetzung des Therapeuten mit der spezifischen Triade seiner Kindheit und insbesondere deren mentaler Repräsentation in ihm eine notwendige Voraussetzung für die Arbeit mit Paaren.

Hat der Therapeut zum Beispiel in einer engen Beziehung zur Mutter gelebt, von der der Vater ausgeschlossen war und keinen triangulierenden Einfluss gelten machen konnte, so wird er es möglicherweise schwierig finden, sich in einem triadischen Kontext sicher und kompetent zu bewegen. Er wird dazu neigen, sich eher in dyadischen Beziehungen aufzuhalten und triadische zugunsten der Herstellung einer besonders engen Beziehung zu einem der Partner der Triade aufzulösen. Eine derartige triadische Repräsentanz kann in der Paartherapie dazu führen, dass der Therapeut sich unbewusst mit einem der Partner solidarisiert, ohne die dabei wirksame Wiederholung seiner biografischen Erfahrungen wahrzunehmen.

Ein Therapeut, der eher biografische Erfahrungen mit distanten und wenig verbundenen Eltern hat, deren fehlenden Kontakt er durch seine Aktivitäten im Außen, aber auch innerhalb der Familie kompensieren musste, um eine elterliche Verbindung herzustellen, wird auch in der Paartherapie in Gefahr stehen, diesen Auftrag zu erfüllen. Er wird möglicherweise dazu neigen, eine fehlende Verbindung des Paares durch seine therapeutische Initiative und Kreativität zu füllen, ohne sich mit den reaktualisierten Gefühlen von Schuld und Verantwortung für das elterliche Wohlergehen zu konfrontieren. Eine derartige Beziehungskonstellation kann den Paartherapeuten in eine chronische Überforderungshaltung dem Paar gegenüber versetzen, was seiner Psychohygiene schadet und dem Paar nicht hilft, da er es aus persönlichen Gründen vermeidet, an deren Beziehungsstörung zu arbeiten.

Einen Therapeuten, der die Erfahrung gemacht hat, aus der elterlichen Beziehung ausgeschlossen zu sein, da die Eltern einander zur narzisstischen Stabilisierung benötigten und keinen Zugang zu ihrem Kind gefunden haben, kann die Wiederholung des Ausgeschlossenseins in der Paartherapie sehr beunruhigen und verunsichern. Vor dem Hintergrund einer derartig verstörenden Grunderfahrung reaktualisiert ein Ausschluss in der Paartherapie beim Therapeuten persönliche narzisstische Verletzungen, die dazu führen können, dass er sich in aufdringlicher Weise ins Spiel bringen muss. Dabei übersieht er, dass das Paar möglicherweise einen wichtigen Entwicklungsschritt erarbeitet, indem es beginnt, sich auf sich selbst zu beziehen. Eine derartige Reaktualisierung verstört den Berater in einer Weise, die ihn seiner therapeutischen Kompetenz beraubt.

Ist in der Biografie des Therapeuten das Erleben des Ausgeschlossenseins eher mit unverarbeiteten ödipalen Gefühlen wie Rivalität, Neid und Eifersucht verbunden, so könnte er in einer Wiederholung dieser Konstellation in der Therapiebeziehung auch zu konkurrierenden und subtil entwertenden Interventionen neigen, um die dyadische Verbundenheit des Paares zu zerstören. Ausgelöst wird eine derartige beraterische Haltung oft durch entsprechende Signale des gleichgeschlechtlichen Partners, gleichwohl sollte sie immer auch vor dem Hintergrund eigener ödipaler Rivalitätserfahrungen reflektiert werden.

Auch der aktive Ausschluss des Dritten im Zusammenhang mit dem ödipalen Werben um den gegengeschlechtlichen Elternteil kann sich in der Paartherapie wiederholen, wenn der Berater sich in vermeintlich guter therapeutischer Absicht intensiv um den gegengeschlechtlichen Partner bemüht und ihn eventuell in besonderer Weise umwirbt. Hier steht der Therapeut in Gefahr, ungelöste ödipale Konflikte in der Therapiebeziehung zu wiederholen, indem er sein narzisstisches Bedürfnis befriedigt, nicht aber das Anliegen des Paares nach Klärung seiner Probleme fördert.

7.3.3 Reflexionen zur triadischen Kompetenz

Da sich derartige Störungen stets durch einen interaktiven Prozess zwischen dem Therapeuten und dem Paar entwickeln, ist deren produktive Bearbeitung und Auflösung davon abhängig, in welchem Maße der Therapeut die sich entfaltende Störung wahrnimmt und sie vor dem Hintergrund der eigenen biografisch erworbenen triadischen Repräsentanzen kritisch reflektieren und einordnen kann.

- In welchen triadischen Situationen sind Sie aufgewachsen?
- Handelte es sich um eine vollständige oder unvollständige Triade?
- Gab es die Möglichkeit zur Bildung loyaler Teilbeziehungen?
- Gab es zu einem der Elternteile eine zu große Nähe, der Sie sich verpflichtet fühlten?
- Gab es ein Elternteil, das Sie schützen mussten?
- Gab es ein Elternteil, vor dem Sie Angst hatten?
- Mussten Sie dafür sorgen, dass die elterliche Beziehung stabil blieb?
- Lief die familiäre Kommunikation in erster Linie über eines der Elternteile?
- In welchen Bereichen wurden Sie aus der elterlichen Beziehung ausgeschlossen?
- In welchen Bereichen gab es keine oder zu durchlässige Grenzen?
- In welchen Bereichen hatten Sie die Tendenz, einen Elternteil auszuschließen?
- Wie wurde dies von dem ausgeschlossenen bzw. aufgesuchten Elternteil beantwortet?
- Wie wurden Besonderheiten in Ihrer triadischen Situation bewältigt?
- Wer spielte dabei eine Rolle, welche Rolle nahmen Sie dabei ein, welche Rolle blieb unbesetzt?
- Was an dieser Konstellation war förderlich, was hinderlich?
- Wie haben Sie sich in dieser Konstellation erlebt, welche Gefühle hat sie bei Ihnen ausgelöst?
- Welche Auswirkungen hatten Ihre triadischen Erfahrungen auf Ihre spätere Beziehungsgestaltung zu Partnern und Kindern?
- Wie haben Sie in Ihrer eigenen Familie triadische Konflikte bewältigt?

- Haben Sie bei sich eher die Tendenz, auszuschließen oder sich ausgeschlossen zu fühlen, erlebt?
- Welche Auswirkungen haben Ihre triadischen Erfahrungen auf Ihre Arbeit als Paarberater bzw. Paarberaterin?
- Welche Paare lösen bei Ihnen Unsicherheiten in Ihrer triadischen Kompetenz aus?
- Sind Ihnen die entsprechenden biografischen Hintergründe bekannt?

7.4 Die empathische Kompetenz des Paartherapeuten und -beraters

Empathie ist die Grundlage jeder beraterisch-therapeutischen Tätigkeit. Sie ist entscheidend für die Kontaktaufnahme und die Entwicklung der Beratungsbeziehung und in hohem Maße mitverantwortlich für deren Erfolg. Empathie gilt als Voraussetzung für tiefenpsychologisches Verstehen, das den unbewussten Bedeutungen des Gesagten auf die Spur kommen soll. Gleichwohl gibt es keinen »wahren Sinn«, sondern: »Sinn verstehen heißt, etwas Neues hervorbringen, nicht: etwas Verborgenes, schon Fertiges finden« (Körner, 1985, S. 66). Dies bedeutet, dass es sich dabei immer um einen interaktiven Prozess zwischen Berater und Klient handelt, innerhalb dessen Sinnstiftung entsteht, und der Sinnfindungsprozess daher immer auch von den empathischen Kompetenzen des Beraters mit beeinflusst und konstruiert wird.

Das Konzept der Empathie wurde für den tiefenpsychologischen Bereich von Kutter (1981) als Fähigkeit zur Identifikation, zur Distanzierung und zum Oszillieren beschrieben Die *Identifizierungsfähigkeit* bezieht sich auf ein vorübergehendes, zeitlich begrenztes Imaginieren, was der Klient denkt, fühlt und erlebt. Die *Distanzierungsfähigkeit* beschreibt die Notwendigkeit, die Identifizierung zurückzunehmen und nicht darin zu verharren, und die *Oszillierungsfähigkeit* betont die Kompetenz, sich zwischen beiden Funktionen hin- und herbewegen bzw. beide gleichzeitig realisieren zu können.

7.4.1 Empathie in triadischen Therapie- und Beratungsbeziehungen

Das Konzept der Empathie beinhaltet bereits für die dyadische Beziehung die innerpsychische Konstruktion einer Triade. Der Berater verlässt beim Imaginieren seinen inneren Fantasieraum und begibt sich ganz in den psychischen Raum des Gegenübers.

Da es beim tiefenpsychologischen Verstehen nicht in erster Linie um ein logisches Verstehen geht, müssen die individuellen symbolischen Bedeutungen des Mitgeteilten kennengelernt und verstanden werden (siehe Kapitel 3.3). Die jedem Menschen eigenen sprachlichen Bedeutungshöfe dürfen nicht nivelliert, sondern müssen im Gegenteil herausgearbeitet werden. Da sich auch dem Klienten diese Konnotationen nicht unmittelbar erschließen, sondern zum großen Teil vorbewusst, oft auch unbewusst sind, handelt es sich hier um eine wichtige Beratungsaufgabe, um ein gemeinsames Sinnverstehen zu ermöglichen. In dieser innerpsychischen Bewegung konstruiert der Berater ein triadisches Geschehen, indem er seine persönlichen Konnotationen zu dem Gesagten verlässt, sich mit denen des Klienten identifiziert und mit ihm gemeinsam ein Drittes, den kommunikativ entwickelten und versprachlichten Sinn der Mitteilung, herausarbeitet.

Dieser bereits in dyadischen Beratungsbeziehungen anspruchsvolle Prozess (siehe Volger, 2021, S. 158 ff.) wird umso komplexer, wenn dieser Prozess parallel in der Beziehung zu zwei Personen stattfindet. Hier muss der Berater simultan eine passagere Identifikation mit zwei Personen entwickeln, die in der Regel das infrage stehende Thema aus sehr unterschiedlichen Perspektiven wahrnehmen. Um Sinnverstehen zu ermöglichen, muss er sich demnach in einer doppelten Triade bewegen, indem er für beide Partner getrennt deren individuelle Perspektive als sinnhaft einordnet und als nachvollziehbar anerkennt. Erst dann kann es in einem weiteren triadischen Schritt darum gehen, die unterschiedlichen Deutungen der Partner zu dem konflikthaften Geschehen in Beziehung zu setzen und einen gemeinsamen triadischen Raum zu entwickeln. In diesem können die jeweiligen Differenzen dann als aufeinander bezogene und sich gegenseitig bedingende Positionen verstanden werden. Für den Berater bedeutet dies, dass er nicht nur oszillieren muss zwischen Identifikation und Distanzierung den einzelnen Partnern gegenüber, sondern zugleich in der dritten Position die Interdependenz beider Perspektiven erfassen und formulieren muss.

Diese beraterische Haltung dient einerseits dem Beziehungsaufbau zu dem Paar, indem beide Partner wahrnehmen können, dass sie mit ihrem Erleben verstanden werden, und andererseits erfahren, dass auch die differente Position des Partners aus der Position des Dritten verstanden wird. Damit repräsentiert empathisches Verstehen eine Haltung, die das Paar in der Regel allein nicht einzunehmen in der Lage ist. Zugleich ist das empathische Verstehen die Voraussetzung für tiefenpsychologisches Arbeiten, da nur so die vor- oder unbewussten Bedeutungen der konflikthaften Positionen der Partner herausgearbeitet und in einen beziehungsdynamischen Verstehenskontext gestellt werden können.

7.4.2 Empathiestörungen

Dieses anspruchsvolle Konzept zur Beziehungsgestaltung birgt insbesondere in der Paarberatung mannigfaltige Störungsmöglichkeiten. Dabei ist zu unterscheiden, inwiefern ein Empathiedefizit eher zu lokalisieren ist in

- der Persönlichkeitsstruktur des Beraters,
- der Beziehungsdynamik des Paares,
- den Auswirkungen der Geschlechterdifferenz oder
- den unterschiedlichen Werthaltungen.

Empathiedefizit aufgrund der Persönlichkeit des Therapeuten und Beraters

Berater können aufgrund ihrer Persönlichkeitsstruktur dazu neigen, eine tiefer gehende emotionale Bezogenheit zu ihren Paaren zu vermeiden. Ihre Einfühlung bleibt dementsprechend eher kognitiv und intellektuell, was sich dem Paar durch »flache«, sachliche und oft unbeholfene beraterische Interventionen vermittelt. Diese Empathiestörung hat viel mit der Persönlichkeit des Beraters zu tun, insbesondere seiner Angst vor einem Ich-Verlust, da die mit der passageren Identifikation intendierte Nähe unbewusst als bedrohlich erlebt wird. Dies führt dazu, dass der Berater insgesamt eine eher distante Beziehung aufbaut. So sind zwanghaft strukturierte Paarberater oft eher damit beschäftigt, viele Informationen vom Paar und seiner Lebenssituation zu erheben, anstatt sich mit der innerpsychischen Situation der Partner empathisch zu verbinden.

Eine zu geringe Identifikation kann sich auch als Antwort auf »schwierige« Übertragungshaltungen ergeben, etwa aggressiv getöntes Verhalten eines Partners. Sie kann ebenso als Einfühlungsverweigerung imponieren, wenn der Berater zum Beispiel mit Abwehr- und Widerstandsmanifestationen des Paares konfrontiert wird, die ihn mit Ohnmachtsgefühlen konfrontieren und seine beraterische Wirksamkeit unterminieren oder zerstören. Hier wäre zunächst zu prüfen, inwieweit seine geringe Identifizierung seinem persönlichkeitsstrukturellen Stil entspricht und von ihm als konkordante beraterische Haltung erlebt wird. Weiterhin wäre zu überprüfen, inwieweit der Berater sich durch emotionale Distanzierung vor eigenen Angst- und Bedrohungsgefühlen, möglicherweise auch aggressiven Impulsen dem Paar gegenüber schützt. In diesem Fall wäre die mangelnde Identifizierung als eine wichtige Gegenübertragungsreaktion des Beraters zu verstehen, der aus Gründen des Schutzes der beraterischen Beziehung das Oszillieren zwischen Distanz und Nähe nicht realisiert und stattdessen in einem emotionalen Abstand zum Paar bleibt.

Eine zu starke Identifizierung des Beraters verweist ebenfalls auf einen persönlichen Konflikt des Beraters, da mit seiner mangelnden Abgrenzungsfähigkeit die Vorstellung verbunden ist, sein Erleben sei identisch mit dem des Paares. Mit dieser Hypothese gibt der Berater seine Aufgabe, sich den Prozessen des Paares zuzuwenden, auf und beschäftigt sich implizit mit eigenem Erleben. Eine zu starke Identifizierung beschreibt demnach nicht eine besonders ausgeprägte empathische Kompetenz des Beraters, sondern im Gegenteil seine Neigung, seine Gefühle im Klienten auszuleben. In Paarberatungen stellt sich diese Haltung in der Regel nur einem der Partner gegenüber ein, während dem anderen Partner eher mit einer besonderen Distanz begegnet wird. Diese Empathieunterschiede werden von dem »abgelehnten« Partner als kränkend erlebt und führen zu mannigfachen aggressiven Reaktionen und Widerstandsphänomenen.

Empathiedefizit aufgrund der Beziehungsdynamik des Paares

Insbesondere bei polarisierten Paaren ist es für den Berater oft eine große Herausforderung, zu beiden Partnern eine ähnlich intensive empathische Haltung zu entwickeln, da häufig eine der Positionen ihm persönlich näher liegt und daher die Identifikation erleichtert. So können aus persönlichkeitsstrukturellen Eigenschaften der Partner Empathieunterschiede resultieren, indem dem Berater die Einfühlung in eine ihm ähnliche Struktur leichter fällt als in eine ihm fremdere oder möglicherweise abgelehnte Persönlichkeitsstruktur. Gerade in diesen Konstellationen ist eine kritische Reflexion des Beraters seiner hohen Identifikationsbereitschaft gegenüber notwendig, um zu überprüfen, inwieweit es sich tatsächlich um eine passagere Identifikation mit einem Gegenüber handelt oder aber um das Erleben eigener Gefühle im anderen. Gleichwohl sind Empathieunterschiede unvermeidbar, sollten vom Berater aber intensiv auf ihren jeweiligen Hintergrund hin überprüft werden.

Es kann Empathieverweigerung angesichts eines abzulehnenden Verhaltens eines Partners entstehen, wenn etwa Manipulationen oder Grenzüberschreitungen als selbstverständlich in Anspruch genommen und dem Partner zugemutet werden. Auch in derartigen Konstellationen geht es darum, ein tiefenpsychologisches Verstehen für eine Position zu entwickeln, die möglicherweise deutlich aggressive und den Partner schädigende Haltungen vertritt. Dies ist besonders bedeutsam vor dem Hintergrund des Wissens, dass ein derartiges Verhalten nur bedingt durch Ermahnungen oder Verbote kontrolliert werden kann, da es sich in einer Beziehungsdynamik ereignet, in der derartige Verhaltensweisen vom Partner bislang toleriert wurden. Indem Empathie nicht zu verwechseln ist mit dem Tolerieren eines unangemessenen Verhaltens, kann der Berater mittels seiner Empathie die innerpsychischen Motive erarbeiten und zugleich, insbesondere angesichts manifester Aggressionen, eine strikte

Ablehnung mit Blick auf das entsprechende Handeln formulieren. Dies könnte als Ausgangspunkt dienen, ein Verständnis für die Unterscheidung zwischen der inneren Welt und der im Außen in Szene gesetzten Handlungen zu implementieren.

Empathiedefizit aufgrund geschlechtsspezifischer Differenzen

Das Geschlecht des Beraters stellt insofern ein wesentliches seine Empathie beeinflussendes Kriterium dar, da alle geschlechtsbezogenen Erfahrungen als unmittelbar evident erlebt werden und zunächst oft unreflektiert auf das Gegenüber desselben Geschlechts übertragen werden. Dies bedeutet, dass meistens eine kritische Reflexion von Themen und Gefühlen des gleichgeschlechtlichen Partners in der triadischen Paarberatung oft weit weniger erfolgt, die Übereinstimmung vielmehr als »nachvollziehbar« erlebt wird, als dies dem gegengeschlechtlichen Partner gegenüber der Fall ist. Dies bezieht sich zum einen auf die Tatsache, dass insbesondere das körperliche Erleben des anderen Geschlechts nur über intensive Imagination erfasst werden kann und sich viele daraus abgeleitete genderspezifische Verhaltensweisen, etwa männliche versus weibliche Sitzpositionen, mit gendertypischen persönlichen Reaktionen verbinden. Zum anderen können etliche genderspezifische Ausformungen männlicher bzw. weiblicher Rollen unmittelbar sehr persönlich getönte Reaktionen des Beraters mobilisieren, die in der Folge zu einer profunden Empathiestörung beitragen können. So werden Beraterinnen deutlich patriarchale Beziehungsvorstellungen eines Mannes nicht ohne Vorbehalte empathisch beantworten können, während sich Berater möglicherweise in weibliche Machtausübung nur schwer »vorurteilsfrei« einfühlen können. Insgesamt führt der Geschlechtsunterschied immer auch zu einer Empathiedifferenz, die bei kritischer Reflexion wahrgenommen und in Grenzen überwunden werden kann.

Empathiedefizit aufgrund unterschiedlicher Werthaltungen

Paarberater sind oft mit Beziehungsmodellen von Paaren konfrontiert, die sehr von dem abweichen, was sie als »richtig« oder angemessen empfinden. Es gibt Paare, die sich in einem zähen untergründigen Machtkampf mit hoher Aggressivität begegnen, darunter offenkundig leiden, aber keine Veränderung herbeiführen können. Andere Paare leben Beziehungsarrangements, die vom Berater möglicherweise nicht nur als fremd erlebt, sondern moralisch abgelehnt werden. Dazu gehören beispielsweise dauerhafte Außenbeziehungen, patriarchale Beziehungsformen mit rigiden, dominant gelebten Rollenvorschriften, unauflösbar erscheinende Verstrickungen mit Ex-Partnern oder aber sexuell ungewöhnliche Beziehungsformen. In all diesen Fällen gerät der Berater leicht in ein Empathiedefizit dem Paar gegenüber, da die beschriebenen Themen bei ihm Fremdheit, Befremden oder Ablehnung auslösen. Hier ist zu betonen, dass dem Berater seine ethisch-moralischen Werthaltungen bekannt sein sollten, er sie aber als etwas Relatives begreifen kann. Insofern ist eine Bewertung des vom Paar gelebten Arrangements nicht Aufgabe der Beratung, gleichwohl führen größere Unterschiede zu den vom Berater als angemessen definierten Beziehungsformen unweigerlich zu Irritationen seiner Empathiefähigkeit. Diese kann sich als aufdringliche Neugier ebenso entfalten wie als ablehnend-kritische Haltung dem Paar gegenüber. Hier besteht die besondere Aufgabe für den Paarberater, seine durch die Irritation seiner Werthaltungen provozierte Empathiestörung so zu bearbeiten, dass sie keine allzu großen Verzerrungen im Erforschen der inneren und interpersonellen Welt des Paares zur Folge hat.

Grundsätzlich gilt, dass Empathieunterschiede in der Paarberatung normale Phänomene darstellen, Empathiedefizite jedoch immer auf eine Störung verweisen. Beide sollten vom Berater reflektiert und, wenn möglich, so weitgehend bearbeitet und kontrolliert werden, dass sie diagnostisch eingeordnet und methodisch so gehandhabt werden können, dass sie nicht zur Störung des Beratungsprozess führen.

7.4.3 Reflexionen zur empathischen Kompetenz

- Wie beurteilen Sie Ihre Nähe- bzw. Distanzbedürfnisse in der Paarberatung: Stellen Sie aufgrund Ihrer Persönlichkeit eher Nähe oder eher Abstand her?
- Wie gut gelingt Ihnen Einfühlung in Fremdpsychisches?
- Können Sie leicht zwischen unterschiedlichen Perspektiven oszillieren?
- In welche persönlichkeitsstrukturellen Besonderheiten können Sie sich gut, in welche schlecht einfühlen?
- Wie gelingt Ihnen die Einfühlung in Persönlichkeitsanteile, die Sie als unangenehm bewerten, eventuell sogar ablehnen?
- Wie gut gelingt Ihnen die synchrone Einfühlung in zwei unterschiedliche Personen?
- Bei welchen Themen gelingt sie besser, bei welchen schlechter?
- Erleben Sie genderspezifische Empathieunterschiede? Wenn ja, mit Blick auf welches Geschlecht?

- Können Sie sich in gendertypische Ausdrucksformen von Männlichkeit und Weiblichkeit einfühlen, in welche gelingt Ihnen dies leichter, in welche schwerer?
- Können Sie sich in erotisch-sexuelle Wünsche und Empfindungen des anderen Geschlechts einfühlen?
- Welche Partnerschaften entsprechen weniger Ihren Norm- und Wertvorstellungen? Warum?
- Wie gelingt es Ihnen, sich in unvertraute Partnerschaftsmodelle einzufühlen?
- Wie lösen Sie sich von eigenen Wertvorstellungen?

Literatur

Bauriedl, T. (1980). Beziehungsanalyse: das dialektisch-emanzipatorische Prinzip der Psychoanalyse und seine Konsequenzen für die psychoanalytische Familientherapie. Frankfurt a. M.: Suhrkamp.

Berne, E. (1961/2001). Die Transaktionsanalyse in der Psychotherapie. Paderborn: Junfermann.

Berne, E. (1967/2002). Spiele der Erwachsenen: Psychologie der menschlichen Beziehungen. Reinbek: Rowohlt.

Boll-Klatt, A., Kohrs, M. (2018). Entwicklungspsychologische Grundlagen und wichtige Konzepte der Bindungstheorie. In A. Boll-Klatt, M. Kohrs, Praxis der psychodynamischen Psychotherapie (2. Aufl.). Stuttgart: Schattauer.

Bowlby, J. (1975). Bindung: eine Analyse der Mutter-Kind-Beziehung. München: Kindler.

Bowlby, J. (1976). Trennung: psychische Schäden als Folge der Trennung von Mutter und Kind. München: Kindler.

Bowlby, J. (1983). Verlust, Trauer und Depression. Frankfurt a. M.: Fischer.

Buchholz, M. (1983). Psychoanalytische Aspekte der Kommunikation: Überlegungen zu einem oft gebrauchten familientherapeutischen Konzept. Psyche – Zeitschrift für Psychoanalyse und ihren Anwendungen, 40, 625–641.

Daser, E. (1993). Die Heilung im Dialog oder: das Erkennen des Eigenen im Anderen. Forum der Psychoanalyse, 11, 311–323.

Dornes, M. (2004). Mentalisierung, psychische Realität und die Genese des Handlungs- und Affektverständnisses in der frühen Kindheit. In C. Rohde-Dachser, F. Wellendorf (Hrsg.), Inszenierungen des Unmöglichen (S. 297–338). Stuttgart: Klett-Cotta.

Ermann, M. (1995/2007). Psychosomatische Medizin und Psychotherapie. Ein Lehrbuch auf psychoanalytischer Grundlage (5., überarb. Aufl.). Stuttgart: Kohlhammer.

Ermann, M. (2016). Psychotherapie und Psychosomatik: ein Lehrbuch auf psychoanalytischer Grundlage (6. Aufl.). Stuttgart: Kohlhammer.

Fonagy, P. (1998/2003). Die Bedeutung der Dyade und der Triade für das wachsende Verständnis seelischer Zustände. In P. Fonagy, M. Target, Frühe Bindung und psychische Entwicklung (S. 197–218) Gießen: Psychosozial.

Fonagy, P., Gergely, G., Jurist, E. L., Target, M. (2004). Affektregulierung, Mentalisierung und die Entwicklung des Selbst. Stuttgart: Klett-Cotta.

Fonagy, P., Target, M., Allison, L. (2003). Gedächtnis und therapeutische Wirkung. Psyche – Zeitschrift für Psychoanalyse und ihren Anwendungen, 57, 841–856.

Freud, S. (1914). Zur Einführung des Narzißmus. Gesammelte Werke, Bd. 10 (S. 137–170). Frankfurt a. M.: Fischer.

George, C., Kaplan, N., Main, M. (1985). The Adult Attachment Interview. In J. Solomon, C. George, C. (Ed.): Attachment disorganization. Berkely: University of California.

Greenson, R. R. (1981). Technik und Praxis der Psychoanalyse. Stuttgart: Klett-Cotta.

Grieser, J. (2015). Triangulierung. Gießen: Psychosozial.

Kernberg, O. F. (2000). Merton Gills Beitrag zur Deutung der Übertragung. In A.-M. Schlösser, K. Höhfeld (Hrsg.), Psychoanalyse als Beruf (S. 311–328) Gießen: Psychosozial-Verlag.
Kerz-Rühling, I. (1989). Die Psychoanalytische Erzählung: zum Problem der Objektivität. Psyche – Zeitschrift für Psychoanalyse und ihren Anwendungen, 43, 307–330.
Klitzing, K. von (2002). Frühe Entwicklung im Längsschnitt – von der Beziehungsgewalt der Eltern zur Vorstellungswelt des Kindes. Psyche – Zeitschrift für Psychoanalyse und ihre Anwendungen, 56, 863–887.
Köhler, L. (1992). Formen und Folgen früher Bindungserfahrungen. Forum der Psychoanalyse, 8, 263–280.
König, K. (1991). Praxis der psychoanalytischen Therapie. Göttingen: Vandenhoeck & Ruprecht.
König, K. (1995). Widerstandsanalyse. Göttingen: Vandenhoeck & Ruprecht.
König, K. (1996). Abwehrmechanismen. Göttingen: Vandenhoeck & Ruprecht.
König, K. (2010). Gegenübertragung und die Persönlichkeit des Psychotherapeuten. Frankfurt a. M.: Brandes & Apsel.
Körner, J. (1985). Vom Erklären zum Verstehen in der Psychoanalyse. Untersuchungen zur psychoanalytischen Methode. Göttingen: Vandenhoeck & Ruprecht.
Körner, J. (1990). Übertragung und Gegenübertragung. Eine Einheit im Widerspruch. Forum der Psychoanalyse, 6, 87–104.
Kutter, P. (1981). Empathische Kompetenz. Begriff, Training, Forschung. Psychotherapie und Medizinische Psychologie, 31, 37–41.
Kutter, P., Müller, T. (2008). Psychoanalyse: eine Einführung in die Psychologie unbewusster Prozesse. Stuttgart: Klett-Cotta.
Lachauer, R. (1992/2004). Der Fokus in der Psychotherapie. Fokalsätze und ihre Anwendung, nicht nur in der analytischen Kurztherapie (3., erw. Aufl.). Stuttgart: Pfeiffer bei Klett-Cotta.
Lorenzer, A. (1970). Sprachzerstörung und Rekonstruktion. Vorarbeiten zu einer Metatheorie der Psychoanalyse. Frankfurt a. M.: Suhrkamp.
Lorenzer, A. (1983). Sprache, Lebenspraxis und szenisches Verstehen in der psychoanalytischen Therapie. Psyche – Zeitschrift für Psychoanalyse und ihre Anwendungen, 37, 97–115.
Mentzos, S. (1976). Interpersonale und institutionalisierte Abwehr. Frankfurt a. M.: Suhrkamp.
Mentzos, S. (2009). Lehrbuch der Psychodynamik: die Funktion der Dysfunktionalität psychischer Störungen. Göttingen: Vandenhoeck & Ruprecht.
Merbach, M.; Volger, I. (2009). Konfliktverstehen oder Verstören? Zugangswege tiefenpsychologischer und systemischer Beratung. Fokus Beratung, 14, Apr., 32–46.
Mertens, W. (1990). Einführung in die psychoanalytische Therapie, Band 2. Stuttgart: Kohlhammer.
Mertens, W. (1992). Entwicklung der Psychosexualität und der Geschlechtsidentität. Bd. 1: Geburt bis 4. Lebensjahr. Stuttgart: Kohlhammer.
Moeller, M. L. (1990). Die Wahrheit beginnt zu zweit. Das Paar im Gespräch. Reinbek: Rowohlt.
Moscovici, S. (2001). Social representations: explorations in social psychology. Washington, N. Y.: New York Univ. Press.
Rauchfleisch, U. (2019). Transsexualismus, Genderdysphorie, Geschlechtsinkongruenz, Transidentität. Der schwierige Weg der Entpathologisierung. Göttingen: Vandenhoeck & Ruprecht.
Rohde-Dachser, C. (1987). Ausformungen der ödipalen Dreieckskonstellation bei narzisstischen und bei Borderlinestörungen. Psyche – Zeitschrift für Psychoanalyse und ihren Anwendungen, 41, 773–799.
Rosenberg, M. B. (2013). Gewaltfreie Kommunikation (11. Aufl.). Paderborn: Junfermann.
Roth, G. (2014). Wie das Gehirn die Seele macht. Stuttgart: Klett-Cotta.
Roth, G. (2015). Persönlichkeit, Entscheidung und Verhalten: warum es so schwierig ist, sich und andere zu ändern (9. Aufl.). Stuttgart: Klett-Cotta.
Rudolf, G. (2014/2021). Psychodynamische Psychotherapie. Die Arbeit an Konflikt, Struktur und Trauma. Stuttgart: Schattauer.

Rudolf, G. (2006/2020). Strukturbezogene Psychotherapie: Leitfaden zur psychodynamischen Therapie struktureller Störungen (4. Aufl.). Stuttgart: Schattauer; Klett-Cotta.

Sandler, J. (1976). Gegenübertragung und Bereitschaft zur Rollenübernahme. Psyche – Zeitschrift für psychoanalyse und ihre anwendungen, 30 (April), S. 297–305.

Satir, V., Bandler, R. Grinder, J. (1976/2011). Mit Familien reden: Gesprächsmuster und therapeutische Veränderung (7. Aufl.). Stuttgart: Klett-Cotta.

Schigl, B. (2021). Doing Gender im therapeutischen Prozess: eine Grundlage der Genderkompetenz in der Psychotherapie. Psychotherapeutenjournal, 2, 120–125.

Schulz von Thun, F. (1981). Miteinander reden. Bd. 1: Störungen und Klärungen: Psychologie der zwischenmenschlichen Kommunikation. Reinbek: Rowohlt.

Schwing, R., Fryszer, A. (2013). Systemisches Handwerk. Werkzeug für die Praxis. Göttingen: Vandenhoeck & Ruprecht.

Spence, D. P. (1982). Narrative truth and historical truth: Meaning and interpretation in psychoanalysis. New York: W. W. Norton & Co.

Spitz, R. (1976). Vom Dialog. Studien über den Ursprung der menschlichen Kommunikation und ihrer Rolle in der Persönlichkeitsbildung. Stuttgart: Klett-Cotta.

Strauß, B., Schwartze, D. (2016). Vernachlässigung und Misshandlung aus Sicht der Bindungstheorie. In U. T. Egle, P. Joraschky, A. Lampe, I. Seiffge-Krenke, M. Cierpka (Hrsg.): Sexueller Missbrauch, Misshandlung, Vernachlässigung: Erkennung, Therapie und Prävention der Folgen früher Stresserfahrungen (4. Aufl.; S. 104 ff.). Stuttgart: Schattauer.

Strupp, H., Binder, J. (1991). Kurzpsychotherapie. Stuttgart: Klett-Cotta.

Volger, I. (1999). Arbeit mit und Arbeit an der Übertragung in der Paarberatung. Wege zum Menschen, 51, 331–344.

Volger, I. (2000). Vom Chaos zur Struktur: zur Fokusbestimmung in der Beratung. Wege zum Menschen, 52, 272–287.

Volger, I. (2002). Interpersonelle Abwehrprozesse in der Paartherapie. Familiendynamik, 27, 74–103.

Volger, I. (2021). Tiefenpsychologische Beratung. Ein Leitfaden für die Praxis. Göttingen: Vandenhoeck & Ruprecht.

Volger, I., Merbach, M. (2010). Die Beziehung verbessern: Beratung von Paaren, die unter ihrer Kommunikation leiden. Göttingen: Vandenhoeck & Ruprecht.

Watzlawick, P., Beavin, J., Jackson (1969). Menschliche Kommunikation. Bern u. Stuttgart: Huber.

Watzlawick, P., Weakland, J., Fisch, R. (1974). Lösungen. Zur Theorie und Praxis menschlichen Wandels. Bern: Huber.

Willi, J. (1975/2012). Die Zweierbeziehung. Das unbewusste Zusammenspiel von Partnern als Kollusion. Reinbek: Rowohlt.

Willi, J. (1978/2008). Therapie der Zweierbeziehung. Einführung in die analytische Paartherapie; Anwendung des Kollusionskonzeptes, Beziehungsgestaltung im therapeutischen Dreieck (vollst. überarb. Neuaufl.) Stuttgart: Klett-Cotta.

Wöller, W., Kruse, J. (Hrsg.) (2018). Tiefenpsychologisch fundierte Psychotherapie. Basisbuch und Praxisleitfaden (5. Aufl.). Stuttgart: Schattauer.